素问新论：中医的逻辑

王济武 著

清华大学出版社

北京

图书在版编目（CIP）数据

素问新论：中医的逻辑 / 王济武著 . —北京：清华大学出版社，2020.9（2024.11重印）
ISBN 978-7-302-55624-4

Ⅰ. ①素… Ⅱ. ①王… Ⅲ. ①《素问》—研究 Ⅳ. ① R221.1

中国版本图书馆 CIP 数据核字（2020）第 093949 号

责任编辑：孙　宇
封面设计：钟　达
责任校对：王淑云
责任印制：宋　林

出版发行：清华大学出版社
　　　　　网　　　址：https://www.tup.com.cn, https://www.wqxuetang.com
　　　　　地　　　址：北京清华大学学研大厦 A 座　　邮　　编：100084
　　　　　社总机：010-83470000　　　　　　　　　邮　　购：010-62786544
　　　　　投稿与读者服务：010-62776969，c-service@tup.tsinghua.edu.cn
　　　　　质量反馈：010-62772015，zhiliang@tup.tsinghua.edu.cn
印 装 者：三河市龙大印装有限公司
经　　销：全国新华书店
开　　本：165mm×235mm　　印　张：15.75　　字　数：233 千字
版　　次：2020 年 10 月第 1 版　　印　次：2024 年 11 月第 3 次印刷
定　　价：108.00 元

产品编号：088573-01

作者简介

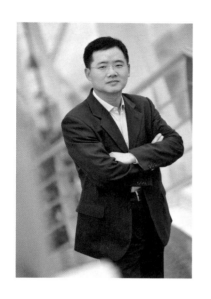

王济武

江苏句容人，1988 年就读于清华大学经济管理学院，获经济学学士及工商管理硕士学位。现任启迪控股股份有限公司董事长。

王济武先生是宏观经济、公司治理及科技创新方面的资深学者，是科技创新工作者，同时也是中医逻辑研究学习者。

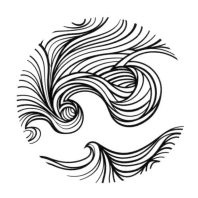

前　言

　　毛泽东主席曾说："中国对世界有三大贡献，第一是中医，第二是曹雪芹的《红楼梦》，第三是麻将。"以毛泽东的思想之高深与学识之伟大，为何要将看似风马牛不相及的三样（医学、文学、博弈游戏）摆在一起？特别是《红楼梦》，从文学角度看，《诗经》、唐诗、宋词都不比《红楼梦》逊色。因此，笔者认为，"中国对世界有三大贡献"，更多的是指系统性的文明与思想的贡献，也就是存在于这三样背后的统一的思想与逻辑。因为这三样只有中国能创造，他们蕴含了独创且伟大的中华文明思想和逻辑。而这也正是我研究中医、麻将与《红楼梦》的初心。

　　继《红楼大梦》出版之后，《素问新论：中医的逻辑》也即将面世。感谢清华大学出版社的老师们以及多位学者、科学家提供的帮助！既让我完成了夙愿，也为新时代中医事业的进步，特别是为中医典籍的重新梳理和确立"守正创新"的逻辑基础出了一分力。

　　在创作《红楼大梦》和《素问新论：中医的逻辑》之前，笔者梳理了世界5000年科技与产业革命历史，完成了《易经》与《圣经》两个世界文明之源的比对研究。很清晰的结论是：正本清源的中医，特别是《素问》的逻辑是非常科学的；中医、麻将与《红楼梦》背后的逻辑是统一的，就是《周易》的"天、地、人三螺旋"思想。然而因为世人对中华文明之源《周易》的误读，特别是从晋朝开始立法，严禁对"天"学的研究，"三螺旋"失去了一个支点，让本来很科学、很合逻辑的中医和中药越来越神秘，越来越说不清楚。国宝蒙尘，子孙有愧。

笔者出生于西医家庭，父母、妹妹和妹夫都是科班出身的各科医生。自己作为清华大学毕业生（工学学士），科学与逻辑精神是深入骨髓的。作为我国第一大科技服务企业启迪控股的董事长，我的日常工作就是与世界各地、各专业的科技精英交流合作。因此，我来为中医的科学精神与理性逻辑发出一声"呐喊"，相信应该不会被鲁迅先生批评为"有意无意的骗子"吧。

老子说："不知知，病；知而不病。"笔者从 34 岁到 40 岁曾被严重的痛风折磨得痛苦不堪，虽然妹妹就是三甲医院的内分泌科主任，也只能帮我用药物控制，不能完全治愈。正是因为自学《素问》，通过灵活应用《素问》的逻辑，在没用任何"药物"的情况下，仅仅通过"态"的控制与转变，调整自己的工作状态、生活状态和思想状态，我的病全好了。这就是"知"。

当然，我说完全不用"药"，这话不科学，也不严谨，不吻合中医的逻辑。中医认为，"态"从甲到乙到丙，第三阶段就是"病"态。按照"六爻"逻辑与时机干涉策略，把丙调回到甲乙，病自然就好了。调态的"药"本身可以是万事万物的辩证组合，包括我们 中餐的日常饮食，只要"知"而对症，万物都是"药"，而且是药字的古文本义：快乐的草，即"本草"。

王济武

2020 年春

目录

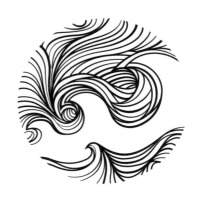

【第一章】
中医的发生、发展与回归

　　医学随着科技在不断进步。对古老中医要扬弃，不能买椟还珠。其实现代文明的进步只是科学的进步，《易经》与《黄帝内经》的哲学思想远比现代人认识得高远并超前，包括三螺旋的思想、藏象生命系统等。《易经》与《黄帝内经》在哲学上又是完全一致的。自从《易经》《黄帝内经》形成后，一直在有效应用，却没有一个人能动摇这套理论框架，历史上的儒家、道家以及无数名医的实践，仅仅对两经的某些条文多了一些心得，却没有按照实践与理论来螺旋升级两部经典。本书正是从回归理解两部经典的角度重新梳理中医学的逻辑。幸运的是，目前已经发现的各个版本的《周易》与《黄帝内经》，除了字的写法不同外，文字内容基本上是完全一致的。回归原著，只以原著文字为基，将后世解读的象文之类忽略或只作为一种解读参考，就可以找到本源。

一、《黄帝内经》溯源

中医始于《黄帝内经》，中华文明源自《易经》，西方文明源自《圣经》。但中西方不同，西方人能明明白白地阅读、理解《圣经》，我们华夏子孙却没几个人能看懂《易经》与《黄帝内经》。原因主要是成书太早，早于战国时代（战国时代的作品现代人都能理解），因为几千年前的文字字义与现代已经差别很大，甚至完全不搭界，导致很难理解书里的内容。比如《易经》中的"君子、大人、小人"，指的是王室、贵族、平民百姓。"小人勿用"的"勿"指的是军旗，成语意思本来指的是用军旗召集人民开会、祭祀、准备春耕、备战等。《周易》一书中，一个"包荒用冯"把几百年后的孔子都难倒了，更何况是现代人。商、周时期的文字刻在甲骨与青铜器上才得以保存，之前夏的经典都记录在玉石上，可想而知，书写用字只能简之又简，也必然引起歧义。《周易》任何一卦都是一篇理论、逻辑、历史事件案例齐备的论文，任何一个卦名都含义无穷。比如"乾"字就是一部天象；《蛊卦》就可以覆盖姜子牙的"阴谋修德"；《文伐》十二条，比美国的"中情局十条""希拉里十条"更丰富。另外，现代人的肤浅，让我们过于低估了历经几千年积累的文明（包括第一次产业革命、政权更替与战争、年复一年的天地观察记录等）。

《黄帝内经》包括《素问》《灵枢》两篇，各八十一卷。《素问》侧重于讲藏象生命哲学以及人、天、地的三螺旋关系，并细分阴阳五行、五运六气、五藏六腑、五谷五味、气血精神等，论述病因、病理以及平衡调养；而《灵枢》则侧重于讲经络、针灸，更像专业中医技法。几千年来，《易经》的原文与后世解读，后人只是在《易传》部分不断加入自己的理解。由于《黄帝内经》是集纳本，所以内容、编排上都有些混乱，后人添加的内容与原本内容混杂，给研究《黄帝内经》带来了巨大困难。张仲景《伤寒杂病论》"序"中提示《素问》是原本。"感往昔之沦丧，伤横夭之莫救，乃勤求古训，博采众方，撰用《素问》《阴阳论》《胎胪药录》，并《平脉辨证》，为《伤寒杂病论》，合十六卷。"《灵枢》作为书名，始见于唐代王冰《素问》注："《灵枢》曰，经脉为里，支而横者为络，络之别者为孙。"后文详述，《灵枢》中很多内容与《素问》不一致，甚至恰恰是黄帝本人批评指正雷公的"五过四失"之类。《素问》强调"道"、系统论、整体论、平衡调养论，甚至明文"刺法"也只是和"按摩""汤药"同类的调节平衡方法之一。《素问》的"道"与《周易》是一致的，只是《素问》适用于人体组织，而《易经》适用于社会政权组织。可以推断：《黄帝内经》原文就是《素问》和遗失部分，当《素问》与《灵枢》不对应时，可采信《素问》。

正史记载的第一位医生是战国时期的扁鹊。扁鹊在诊视疾病中，已经应用了中医全面的诊断技术，即后来总结的四诊法："望、闻、问、切"，当时扁鹊称为"望色、听声、写影和切脉"。《扁鹊见蔡桓公》文中体现的望诊与表里脏腑；治疗虢太子所用的砭石针刺法、汤药法等都与《黄帝内经》是一致的。可以证明至少扁鹊之前，《黄帝内经》已经成型。扁鹊约生于周威烈王十九年（公元前407年），卒于赧王五年（公元前310年）。

"扁鹊"之名是对古代医术高超者的通称。"扁"的金文𥃥就是"门 + 围栏"。杰出的医生治病救人，带来安康和快乐，好比喜鹊飞到门前院内。署名为扁鹊（秦越人）的《黄帝八十一难经》，一般认为是后人根据扁鹊的脉诊等医术整理成书的。实际是想解释《黄帝内经》中的疑难，后文会解读《黄帝八十一难经》努力解释《素问》中"三焦"的难题。这也证明了，对《黄帝内经》的合乎逻辑的解读，在战国时代就已经是难题了。周室密藏的《周易》《阴符经》《黄帝内经》《山海经》流散各国后，在各自的解读中，逐渐形成了老子、孔子、鬼谷子、庄子、屈原等的不同流派。

在《史记》中记录下了扁鹊的"六不治"，包括：信巫不信医；骄恣不论于理；轻身重财；衣食不能适；形赢不能服；阴阳并，藏气不定。其中"信巫不信医；骄恣不论于理"，包含着明确的科学与逻辑精神。近代一些学者，一方面号召不读中国古书；另一方面又因为无知而攻击中医是封建迷信的"巫术"，十分浅薄可笑。甚至还由于学识不足，扭曲妄解先哲的经典，而那就是如老子说的"不知知，病"了。比如明清之际东西方文明的十字路口，怎么能看懂"字字血泪"的《红楼梦》？《红楼梦》以易学布局，全篇不断用各种"药"提示反常（几乎都是假药错方），目的就是要在贾府这个没有一个新生命的炼丹炉中提炼出救治中华的神药"通灵宝玉"，"一除邪祟，二疗冤疾，三知祸福"。有兴趣的读者可以阅读笔者的另一专著《红楼大梦》。

《黄帝内经》形成于黄帝时期，但很少有人相信。人们一般认为《黄帝内经》"出现"在战国，这和《易经》很相似；《连山》形成于夏或更早，基本被认可。它们都是帝王密学，根本不外传，所以孔子看到《周易》的兴奋可想而知。因为王子朝奔楚等原因，周室典籍才得以流散。老子是周王室的"图书馆馆长"，有学习的便利条件。《黄帝内经》中有许多文字与《道德经》几乎完全相同，老子的许多名言可以直接引用于中医，有人认为庄子就是在阐述《黄帝内经》的《素问》，甚至可以进一步认为老子和庄子都是"医学家"。比如《黄帝内经》第一篇《上古天真论》不就是《道德经》中的内容吗？而《道德经》的开篇就是讲"牝"这个"根"，通过"玄"（阴阳三螺旋）这个"门"，化成了宇宙与生命（《黄帝内经》说都来自《太始天元册》）；老子《赤子篇》就是在解释"先天之精"等。其中如"美其食，任其服，乐其俗"之类，文字与意境都一样。《道德经》第八十章"使有什伯之器而不用；使民重死而不远徙。虽有舟舆，无所乘之；虽有甲兵，无所陈之。使民复结绳而用之。甘其食，美其服，安其居，乐其俗。邻国相望，鸡犬之声相闻，民至老死，不相往来。"描述了老子理想中的"小国寡民""无为而治"的社会图象。《黄帝内经》："故美其食，任其服，乐其俗，高下不相慕，其民故曰朴。是以嗜欲不能劳其目，淫邪不能惑其心，愚智贤不肖，不惧于物，故合于道。所以能年皆度百岁而动作不衰者，以其德全不危也。"《道德经》文风类似格言警句摘抄，每一句都是结论和观点，没有中间论述，这在古代经典中是独一无二的。《道德经》的另一个特点是书中没有任何时间、人物、事件，这在各国哲理书中也是独一无二的。《道德经》的哲理与《周易》下经以及《阴符经》也高度一致。据以上三点，可以推论：老子在担任周王室"图书馆馆长"期间摘抄提炼整合了《周易》《阴符经》《黄帝内经》等的内容，最终完成《道德经》。

《列子·汤问》中记载有偃师制作"机器人"敬献周穆王的故事，偃师"机器人"应用的"物质"和"五藏"原理与《黄帝内经》理论完全一致。一方面说明偃师时代已经掌握《黄帝内经》理论；另一方面也似乎说明古人在说"人"是什么，人是如何构成，甚至被制造的。

周穆王西巡狩，越昆仑，不至弇山。反还，未及中国，道有献工人名偃师，穆王荐之，问曰："若有何能？"偃师曰："臣唯命所试。然臣已有所造，愿王先观之。"穆王曰："日以俱来，吾与若俱观之。"翌日偃师谒见王。王荐之曰："若与偕来者何人邪？"对曰："臣之所造能倡者。"穆王惊视之，趋步俯仰，信人也。巧夫！领其颐，则歌合律；捧其手，则舞应节。千变万化，惟意所适。王以为实人也，与盛姬内御并观之。技将终，倡者瞬其目而招王之左右侍妾。王大怒，立欲诛偃师。偃师大慑，立剖散倡者以示王，皆傅会革、木、胶、漆、白、黑、丹、青之所为。王谛料之，内则肝、胆、心、肺、脾、肾、肠、胃，外则筋骨、支节、皮毛、齿发，皆假物也，而无不毕具者。合会复如初见。王试废其心，则口不能言；废其肝，则目不能视；废其肾，则足不能步。穆王始悦而叹曰："人之巧乃可与造化者同功乎？"诏贰车载之以归。夫班输之云梯，墨翟之飞鸢，自谓能之极也。弟子东门贾、禽滑厘闻偃师之巧，以告二子，二子终身不敢语艺，而时执规矩。

如果《列子》记载的偃师造"机器人"的事情后人觉得太离奇，那么《黄帝内经》描写的地球被大气包围着的知识是不是也令我们很惊讶？《黄帝内经·素问·五运行大论》：

帝曰：地之为下，否乎？

岐伯曰：地为人之下，太虚之中者也。

帝曰：冯乎？（靠，凭借）

岐伯曰：大气举之也。（"下"而"举"，且"太虚之中"，地只能是圆的，包着大气层，悬于太空中）

《黄帝内经·灵枢》里明确记载的血液循环理论比 17 世纪英国人哈维早了多少年？区别是《黄帝内经》的"脉"附加了如河流网的开放漫延

能力。"脉"包含了血管的结构、路经、功能，但是"脉"不是完全封闭的管，离开"脾"等的控制也会漫延。后文会详述，《黄帝内经》的五藏不是五脏，脾藏不是脾脏，藏看不见。"心"不是心脏和解剖学上的心脏不是对等关系。

庄子说："非理不通，非事莫显。"《黄帝内经》建立的生命哲学与医学在自然观、平衡观、系统论、整体论等方面远远超前：

1. 发现人体经络体系，开辟用针灸、按摩等物理刺激方法从体部治病。这一点是已经被"科学进步"验证了的。

2. 建立了人体外观特征参数与人体系统内部状态信息之间的关系。"望、闻、问、切"通过人体外观特征参数推断系统状态。四条路径验证，肯定比单项指标更合逻辑。在各种检测仪器发明前，这就是最可行的检测手段了。

3. 通过调节五藏平衡、气血平衡等，以系统平衡理论防病和治病。如今，在自动化、互联网、区块链技术诞生后，我们要能理解平台型系统的意义。

4. 用"六气地理生万物"的思想来认识地上环境的无数天然物质，选出了单个药材药性清晰、整体完备的中药体系。中药组方不是简单化学元素的叠加，它的原理类似拓扑学；《周易》的《巽卦》对此思想的解释更明确。可以用麻将的组合价值论理解，但必须在"局"中，离开了人的生命这个"局"，中药方就没有了意义。

其中，第2和第3在中医的实践中被广泛长期验证；在系统论、量子科技、区块链等技术进步后，逐渐被科学验证。第4完全吻合基因科技的进展以及"基因、环境和生物体"三螺旋，不是简单适应的理论。但是，虽然"六气地理"能够解释中医选药材的逻辑，"神农们"如何测试无数种自然材料，仍然是个谜。比如，葛洪选用重庆等湿热地区出产的青蒿治湿热病（疟疾是一种）可以理解，但是相比汤药煎熬等，"渍"这种古代的冷萃取方法并不常用。

《五帝本纪》记载五帝的功业，都有教化，"治气""养材以任地"却是从黄帝的孙子颛顼开始的。黄帝"淳化鸟兽虫蛾"，颛顼"治气以教化"，帝喾"抚教万民而利诲之"，尧"能明驯德"，舜"使布五教于四方"。《礼记·五帝德篇》说："帝颛顼高阳者，黄帝之孙而昌意之子也。静渊以有谋，疏通而知事；养材以任地，载时以象天，依鬼神以制义，治气以教化，絜诚以祭祀。"

《国语·楚语下》对中国早期历史之描述，围绕着民和神的关系展开。颛顼之前，是一个《黄帝内经》与《道德经》等都描述过的美好时代：

> 古者民神不杂。民之精爽不携贰者，而又能齐肃衷正，其智能上下比义，其圣能光远宣朗，其明能光照之，其聪能月彻之。如是，则明神降之。在男曰觋，在女曰巫。是使制神之处位次主，而为之牲器时服，而后使先圣之后之有光烈，而能知山川之号、高祖之主、宗庙之事、昭穆之世、齐敬之勤、礼节之宜、威仪之则、容貌之崇、忠信之质、禋洁之服，而敬恭明神者，以为之祝。使名姓之后，能知四时之生、牺牲之物、玉帛之类、采服之仪、彝器之量、次主之度、屏摄之位、坛场之所、上下之神、氏姓之出，而心率旧典者为之宗。于是乎有天、地、神、民、类物之官，是谓五官，各司其序，不相乱也。民是以能有忠信，神是以能有明德。民神异业，敬而不渎，故神降之嘉生，民以物享，祸灾不至，求用不匮。

"古者"，正是少昊盛世。后来九黎兴起，民、神杂糅。在此时代，"夫人作享，家为巫史"，神灵不成为神，民众则妄称神意。民众不敬畏，不能自我约束，放纵欲望，相互冲突，因此不能尽其天年。这个时期是中华文明中文献记载的第一次乱世。于是有了颛顼"绝地天通"与《尚书·吕刑》记载尧发扬颛顼之德，恢复敬天，再度"绝地天通"。

颛顼时发生的大事"绝天地通"，即天地分离。从此神完全离开人间，黄帝也飞天了，将帝位传给了颛顼。《尧典》记载："颛顼受之，乃命南正重司天以属神，命火正黎司地以属民。使复旧常，无相侵渎，是谓'绝地天通'"。颛顼以句芒为木正、祝融为火正、句龙为土正，就是五行之道治天下，他严格遵循轩辕黄帝之道，重归太平；中原直至颛顼才形成各民族真正统一，颛顼历一直用到汉初。颛顼"治气"，就是以气修身养生治病，以"治气"之道治天下，这不就是《素问》吗？儒家的"修身齐家治国平天下"也是来源于此。《荀子·修身》："以治气养生，则身后彭祖。"《韩诗外传》："君子有辩善之度，以治气养性则身后彭祖。"颛顼同时"养材以任地"（记于《史记·五帝本纪》），即不同地理养育不同万物，也包括不同地方出产不同"气"的药材，这就是《素问》的"风、火、暑、湿、燥、寒"六气论。总之，颛顼时代已经以"天气、地气、人气"为中心形成"天、地、人三螺旋"的初步思想结构与实践应用。因此可以推断：颛顼总结了黄帝等人的修身治国实践，归纳为《黄帝内经》；类似于周公归纳总结了文王、姜子牙、武王等人的思想与商周时代农业革命、政权革命的实践，修订了《周易》。周人自称黄帝直系，在周朝修订《黄帝内经》也非常可能，《周礼·天官》的一些语言与《素问》都是一个语系，历史上只有一位真实的"岐伯"，即西岐伯姬昌。

孔子赞美帝尧曰："大哉，尧之为君也！巍巍乎！唯天为大，唯尧则之。"经过黄帝、颛顼、帝尧反复努力，天的崇高与伟大被人发现；"唯天为大"，也就是说尧坚持了颛顼对"天、地、人、气"的认知，并明确"天"是决定性的第一性。孔子以为，尧确立华夏中国之治道，故《尚书》始于《尧典》。孔子的思想侧重社会治理，他是说，帝尧是第一位将"天、地、人"哲学完整应用于社会治理的领袖，而且确立了"受命于天"的合法性。《书·洪范》中"天乃锡禹洪范九畴，彝伦攸叙。"上天赐给禹九种大法治国安天下，这就是受命于天。孟子总结说："顺天者昌，逆天者亡。"所以如何认知"天"，如何与"天"对话，既是统治者的合法性，也是统治特权。《礼记》说"天垂象，圣人则之。郊祭，天之道也。""天意"是统治者的"靠山"，"绝地天通"后，人间王权的合法性本源于"天"，"天学"也就成为统治者和官方力求垄断的学说，因此禁止个人私藏天文器物、私习天文。晋代《泰始律》开始明确规定私下传习天文要处徒两年。《唐律》规定："诸玄象器物、天文图书、谶书、兵书、七曜历、太一、雷公式，私家不得有，违者徒二年。私习天文者亦同。""造妖书妖言者，绞"。所以，民间不能学习研究"天"，"天"也就越神秘莫测，即使有人暗暗学会，写出来也用词怪异，让人感觉很玄乎。不研究天道，如何学习《黄帝内经》与《伤寒杂病论》？这正是大医到葛洪、孙思邈，唐宋以后中医失去根本的原因。

颛顼"治气以教"，依五德、定历法、分九洲，而帝尧侧重完善社会治理，就社会治理而言"法律"至关重要。中国司法鼻祖皋陶是与尧、舜、禹齐名的"上古四圣"之一，帮助尧和舜推行"五刑""五教"。《尚书·皋陶谟》时代记载的皋陶法则与五行五藏已经显示出一致性：

> 天叙有典，敕我五典五惇哉。
>
> 天秩有礼，自我五礼有庸哉。同寅协恭和衷哉。
>
> 天命有德，五服五章哉。
>
> 天讨有罪，五刑五用哉。政事懋哉懋哉。

黄帝、颛顼、尧、舜时代，华夏有一次人文爆发。《黄帝内经》应当至少从哲学上成熟于这个时期，比如"五运六气"，仅仅《素问·天元纪大论》中就至少记载了两处证据：一是"鬼臾区曰：臣稽考太始天元册，文曰：太虚廖廓，肇基化元，万物资始，五运终天，布气真灵，揔统坤元"；二是"帝曰：光乎哉道，明乎哉论！请著之玉版、藏之金匮，署曰天元纪"。黄帝时代，用玉版刻字书写应在甲骨、青铜之前；而鬼臾区（大鸿）就是教会黄帝五行的人，他自己说来自更早的《太始天元册》，足以证明历代的积累。《太始天元册》在《黄帝内经》中还出现了两次，另一处在重要的《素问·五运行大论》中："臣览《太始天元册》文：丹天之气经于牛女戊分，黅天之气经于心尾己分，苍天之气经于危室柳鬼，素天之气经于亢氐昴毕，玄天之气经于张翼娄胃。所谓戊己分者，奎壁角轸，则天地之门户也。夫候之所始，道之所生，不可不通也。"

文字与思想的成熟，必然要经历一个长期的过程。中文不可能突然出现成熟的甲骨文，必然由结绳记事、仓颉造字之类演变发展而来。《夏易连山》《黄帝内经》也不会突然出现，它们的起源更早，最早可能要上推到伏羲，演变过程中离不开"巫"。

《黄帝内经·素问·移精变气论》第十三：

黄帝问曰：余闻古之治病，惟其移精变气，可祝由而已。今世治病，毒药治其内，针石治其外，或愈或不愈，何也？

岐伯对曰：往古人居禽兽之间，动作以避寒，阴居以避暑，内无眷慕之累，外无伸宦之形，此恬惔之世，邪不能深入也。故毒药不能治其内，针石不能治其外，故可移精祝由而已。当今之世不然，忧患缘其内，苦形伤其外，又失四时之从，逆寒暑之宜，贼风数至，虚邪朝夕，内至五脏骨髓，外伤空窍肌肤，所以小病必甚，大病必死，故祝由不能已也。

"惟移精变气，可祝由而已。"中的"祝"就是"祝由科"。"祝"者咒也，"由"是指患者得病的原因。祝由之法，即用中草药和符咒禁禳来治疗疾病的方法。"祝由"源自上古巫医，包括禁法、咒法、祝法、符法，唐代开始官方还开设了专科。祝由治病不用药或少用药，而用祝由师的意念、符咒产生的气场来治病，因此对祝由师要求很高、很严，祝由师有很多戒律必需遵守。《论语》也说："人而无恒，不可以作巫医。"《黄帝内经》明确要求祝由"治之极于一"，"闭户塞牖，系之病者，数问其情，以从其意。得神者昌，失神者亡。"祝由师清净斋戒百日，目的是使内心平静，心无杂念，意念专一，纯正无邪，方有疗效；这是治病的先决条件。没有相当的修炼功底和良好的状态，靠"画符念咒"治病就是骗人。祝由对病人要求也很高，《黄帝内经》也说了，只完全适用于远古，"往古人居禽兽之间，动作以避寒，阴居以避暑，内无眷慕之累，外无伸宦之形，此恬惔之世，邪不能深入也。故毒药不能治其内，针石不能治其外，故可移精祝由而已。"

美国杜克大学赖恩博士是超心理学创始人，他将人类心灵能力分为四类：遥视、传心术、预知、心灵致动。《心理范畴》记录了赖恩在妻子路易莎和同事协助下进行了几十万次的实验。赖恩发现心灵能力的发挥需要有利的环境，需要处于轻松的、自然的状态下。超心理实验有很不可思议的现象，如心灵感应（以心传心）、正梦（梦到将发生的事实）等。实验结果证明，人有一种感觉器官不具备的超感觉，同时证实有支配物质的能力（念力）。天主教的圣女等宗教修行到一定程度，能以意念驱使他人。最显著的例子，印度僧人以瑜伽气功修行，达到三昧境界后，具备念力治病与超感觉的洞察力。自然，赖恩导入非物质要素的结果，与既存的科学思想矛盾，引起心理学者、物理学者与数学者等多方面激烈的辩论。但是坚持他的实验并没有错，这项研究由美国军方出资，仍在继续深入；苏联以及俄罗斯在这方面也大量投入。

《礼记·礼运》记载："王前巫而后史，卜巫瞽侑，皆在左右。"古代帝王的左右手一是史官，另一就是巫，而且巫比史的地位高。《诗经·大雅·文王》："上天之载，无声无臭。"孔子："四时行焉，百物生焉，天何言哉？""天"通过巫、觋决定人间事务，巫、觋的功能是降神代言。巫觋不同于西方学说之巫师，不是让人进入迷狂通灵的状态，而是保持专一诚敬，"其聪能听彻之"，神借巫觋之言说出来。从远古到春秋，巫师们都是最杰出的综合人才，是文化的掌握者、传播者，是科学家、音乐家、文学家、星占家、哲学家等。整理《周易》的"元圣"周公根据记载也是如此。他至少两次用祝由之法为武王、成王祈祷治病，都有疗效，一个好转、一个痊愈。《广雅》记载："上医及下医，巫也。"中国古代的巫与医合而为一。从《山海经》开始，古籍中几乎都有相关记载表明巫与医药有关，例如《大荒西经》记载："大荒之中……有灵山，巫咸、巫即、巫盼、巫彭、巫姑、巫真、巫礼、巫抵、巫谢、巫罗十巫，从此升降，百药爰在。"《海内西经》记载："皆操不死之药以拒之。"巫"从此升降，百药爰在""操不死之药"。《山海经》中的"十巫"出现在《海内西经》和《大荒西经》中，他们掌握着一种神奇的药，叫不死药，而且"十巫"的重要工作主要就是炼药。即使经过了春秋时代西门豹等的打击，十巫至少在巴蜀地区一直到汉代都存在，以治病为主。直到张鲁杀了巴巫张修之后，巫才作为一种重要力量退出江湖。《山海经》还记载了大量的草药，它也可认为是中国的一部药典。其中许多给药途径与目前中医基本相同。

上古时代，黄帝以前的历史资料十分贫乏，韩非子、庄子、列子、管子、孔子等都有过记述，但都只有零星记载。孔子根据其价值观，不光删了更多的诗经，而且也删改了史书，遗漏了更多原版资料，所以才有《逸周书》，现代考古反而证明了其中很多史实。司马迁的《五帝本纪》对黄帝以前的历史也因为缺乏系统资料记载较少。伏羲比黄帝更古老，是真正的中国祖先，八卦就是他的发明，因此《黄帝内经》的哲学思想最早可以追溯到伏羲。西晋皇甫谧《帝王世纪》内容也采自诸子杂书中的遗存，补充《史记》等"正史"遗漏的史事，更明确记载："伏羲氏……乃尝百草而制九针，以拯妖枉。"伏羲氏是中医最早的发明人，是中医药学基础理论的奠基人。《黄帝内经》《伤寒杂病论》均以八卦作为生命哲学阐述生理、病理和医理。基于阴阳八卦的哲学，人与自然相统一的整体观与系统论，不仅成为中华千年文明之根，也是中华民族安身立命之根。古人正是以这套生命哲学来认识人体所发生的一切病理变化。

　　最晚到周代，我们的祖先已经建立了完备的国家医疗制度。据《周礼·天官》记载，冢宰属官有医师（卫生部长兼导师）、食医（掌调饮食）、疾医（"掌养万民之疾苦"）、疡医（外科），还有兽医，这是人类历史上记载官医的最早分类。《周礼·天官冢宰下·医师》："医师掌医之政令，聚毒药以共医事。凡邦之有疾病者，疕疡者，造焉，则使医分而治之。岁终，则稽其医事，以制其食。十全为上，十失一次之，十失二次之，十失三次之，十失四为下。""疡医，掌肿疡、溃疡、金疡、折疡之祝药、劀杀之齐（剂）。"杀是指用腐蚀药清除坏死肌肤。周医"府"主管财务、药物和器具等；"史"主管文书和医案档案等；"徒"类似护士与杂工。食医和疾医为中士，疡医和兽医为下士。"十全为上，十失一次之，十失二次之"是对医生疗效的年终考核。"十全"这个词，也出现在《素问》中，就是黄帝与雷公讨论的追求目标，即包治百病。"凡民之有疾病者，分而治之，死终，则各书其所以，而入于医。"医生书写死亡病例报告及治疗过程记录，并归入"史"管理。可以推知，周代已经建立了已知最早的病史记录。《周礼》记载的很多专业语言与《黄帝内经》很类似，如"以五气、五声、五色眂其死生。""以五味、五谷、五药养其病。""春多酸，夏多苦，秋多辛，冬多咸，调以滑甘。凡会膳食之宜，牛宜稌，羊宜黍，豕宜稷，犬宜粱，雁宜麦，鱼宜蓏。凡君子之食恒放焉。""凡疗疡，以五毒攻之。以五气养之，以五药疗之，以五味节之。凡药以酸养骨，以辛养筋，以咸养脉，以苦养气，以甘养肉，以滑养窍。凡有疡者，受其药焉。""人之喜怒阴阳，运与荣卫之间，交通则和，有余不足则病。"

　　《黄帝内经》之所以叫"内经"，是因为它讲解的是身体内部，内容偏哲理。应该有对应的"外经"，或者讲外环境和天文地理，就是《山海经》；或者讲各种药物药性，可能就是《神农本草经》。

　　《神农本草经》托名"神农"，是中医的第一部医药学本草著作，思想与易学八卦一致。载药三百六十五味，取法一年三百六十五天，一天一味。三品分上、中、下三部，上部法天无毒以养生，下部法地有毒以攻顽疾，中部法人有毒无毒以治平常之病。上品一百二十种，无毒，大多属于滋补强壮之品，如人参、甘草、地黄、大枣等，可以久服。中品一百二十种，无毒或有毒，其中有的能补虚扶弱，如百合、当归、龙眼、鹿茸等；有的能祛邪抗病，如黄连、麻黄、白芷、黄芩等。下品一百二十五种，有毒者多，能祛邪破积，如大黄、乌头、甘遂、巴豆等，不可久服。这是我国药物学最早分类法，为历代沿用。《神农本草经》中提出了"君臣佐使"的药物配伍组方原则。上品药为君药，中品药为臣药，而下品药为佐使药。组方比例可按照一君、二臣、三佐、五使或一君、三臣、九佐使，药物配伍相互间会产生不同的反应。《神农本草经》总结了七种关系，包括单行、相须、相使、相畏、相恶、相反、相杀等，即"七情和合"（后文论述，中药组合的原理不是元素叠加，而是与《周易》《巽卦》一致的拓扑学）。

　　《黄帝内经》涉及七个人物，即黄帝、岐伯、伯高、少愈、少师、雷公、鬼臾区。《黄帝内经》中的"著至教论""示从容论""疏五过论""征四失论"等多篇文字记载的都是黄帝与雷公讨论的内容。历史上托名雷公的医学著作有《雷公药对》《雷公药性赋》《雷公炮炙论》。《雷公药性赋》是一部在民间流传且具影响的中医药学入门读物，浅显易懂，其署名为金代名医李杲。书中分 66 种寒性药、66 种热性药、54 种温性药和 68 种平性药，同时以十八反、十九畏大致延续了《神农本草经》的分类法与组合原则，可视为简化版与通俗版。《雷公炮炙论》为我国最早的中药炮制学专著，原载药物三百种，每药先述药材性状及与易混品种区别要点，鉴定其真伪和优劣。原书已佚，其佚文多存于《证类本草》中，约二百四十条。

《雷公炮炙论》记述净选、粉碎、切制、干燥、水制、火制、加辅料制等法，此书对后世影响极大，历代制剂学常以"雷公"二字冠于书名之首。

与各民族的自然药一样，中医也通过自然观察发现药物疾病。首先是根据五行六气的理论推断实验，比如甘是土味，而且甘草色黄为土之色，因此甘草得土气最厚，具有土的特性，能解百毒。另一种是通过观察动物自救的本能与方法复制试验。据说黄帝专门派人收集动物自救的方法借鉴总结。老虎中毒箭后会食用清泥来解毒；雉被鹰在空中抓伤后会找地黄叶贴在伤口上；老鼠中毒以后会找泥汤喝；蛇怕白芷，有白芷蛇都不敢去，因此古人发现白芷能解蛇毒；狗爱吃骨头，狗的涎液能软化骨头，骨头卡喉用狗的涎液治疗很有效；蜈蚣有毒，而鸡爱吃蜈蚣，这说明鸡克蜈蚣，所以用鸡的涎液治蜈蚣毒；蝎子也有毒，而蜗牛能吃蝎子，被蝎子蜇伤后用蜗牛捣敷患处则痛立止；神农氏误尝断肠草而死，古人发现羊吃这种草不但不死还肥，于是推断能解断肠草毒的就是羊血。

"神农尝百草"版本最早见于《淮南子·修务训》。还有一个版本是"神农鞭百草"。《史记·补三皇本纪》记载"神农以赭鞭鞭草木，始尝百草，始有医药。"赭为红褐色，"赭鞭"是条红色鞭子。《搜神记》卷一记载："神农以赭鞭鞭百草，尽知其平毒寒温之性，臭味所主，以播百谷。"炎帝先用"赭鞭"抽打草木，初步检测，再去品尝药性，更加合理。有学者认为，"赭鞭"是"史前文明"或"外星人"给的检测仪器，因此，古人才能辨别无数种植物的药性。后文会详述中药特殊的"就地取材"的地气逻辑（星际粒子）。

不过，与《黄帝内经》中掺杂了不少后世作品一样，无论《神农本草经》还是《雷公炮炙论》，都不是原著。采药、炼药的基本思路得以保留，而具体的药材都是经过了后世的添加，比如《神农本草经》中动物药相对偏多，鹿茸、熊脂、动物阴茎能壮阳之类显然为后世杜撰。后文会论述其与中药原理的背离。

中医针灸的历史也很悠久。《黄帝内经》中多次提到"九针"和砭石针，九针是九种细针；砭石是另一种石制医材，针刀两端，可刺可割，最早大约出现于八千年前。《山海经·东山经》有记载："高氏之山……其下多箴石也。"唐代颜师古注："箴所以刺病也。石谓砭石，即石箴也。"《素问·异法方宜》中记载："砭石从东方来。"内蒙古多伦头道洼石器时代遗址中，出土了中国第一枚砭石针，石针长 4.5 厘米，一端有尖锋，另一端是用来切割的扁平弧刃。在山东微山县出土的东汉画像砖上，发现了半人半鸟形人手持针具的形象，佐证了上述记载。广西武鸣县马头乡两处商周墓葬群，也发现了长 3 厘米，宽 0.6 厘米，厚只有 0.1 厘米的扁长方形的青铜针，针尖非常短，是"手术刀"与铜针的结合物。"九针"和砭石针不是现代的注射针，它只用于针灸。没有经络，就没有针灸，以上文献以及考古证实，针灸以及与之相关的经络"发现"得更早，到《灵枢》成文（战国），已经十分成熟完备。针灸与经络要么来自史前或非地球文明；要么就得承认中华医学有更长的科学研究实践历史。经络本身看不见，只有活人才能感知存在，在尸体解剖中永远找不到。

从《素问·刺法论》篇名来看以为是讲针灸治病，实际是在"五运六气"基础上讲防病防疫（也间接验证了针灸在那时已经并不"神奇"）。《黄帝内经》与《伤寒杂病论》都关注百姓防疫，区别在于《黄帝内经》是天子视角，《伤寒杂病论》是太守视角。《刺法论》开篇就是："黄帝问曰：升降不前，气交有变，即成暴郁，余已知之。何如预救生灵，可得却乎？岐伯稽首再拜对曰：昭乎哉问！臣闻夫子言，既明天元，须穷刺法，可以折郁扶运，补弱全真，写盛蠲余，令除斯苦。"是"圣念慈悯，欲济群生""五疫之至，皆相梁易，无问大小，病状相似。"然而"天地迭移，三年化疫，是谓根之可见，必有逃门。"方法是以针灸等组合方法"太过取之，不及资之"，这就是老子说的"天之道损有余补不足"。"是故立地五年，以明失守，以穷法刺，于是疫之与疠，即是上下刚柔之名也，穷归一体也。即刺疫法，只有五法，即总其诸位失守，故只归五行而统之也。"目标是"不相染者，正气存内，邪气可干。"后文会详述专门针灸的《灵枢》与《素问》道不同，应是伪作或者混入。

二、《伤寒杂病论》与防疫治病

"疫"，是人类生存发展的最大自然威胁。为了躲避鼠疫，几对年轻人隔离在郊区，写出了《十日谈》，也发现了"人"，文艺复兴、启蒙运动与科学革命也可以说是人类与自然斗争的成果。波斯人在与瘟疫的斗争中发现了"火"，也发明了第一代"口罩"面纱。据统计，如今最繁荣昌盛的华夏在古代平均六年就会爆发一次瘟疫，中国古人怎么"战疫"？当然是靠中医，靠战法。

《黄帝内经》与商周时代的《易经》《阴符经》《六韬》，以及春秋时代的《道德经》《论语》《鬼谷子》《孙子兵法》等体现了哲学思想的一致性与传承性。如果说《伤寒杂病论》《本草纲目》等是学习中医的专业书，那么《孙子兵法》里的战法就是中医的治病之法，是学中医升级的参考书。《孙子兵法·军争》："故善用兵者，避其锐气，击其惰归，此治气者也。"这些话看着就是医学语言，是把气的战病法应用于军事。名医就是治病的名将，《孙子兵法》的哲学指引与《黄帝内经》也是一致的，只是战场不同，敌人不同，武器不同，将士不同而已。

孙武与孔子、老子大约同时代，其祖先原是陈国的公子完，因避乱逃到齐国。陈与田在古代音同义通，故陈完又称为田完。孙武的祖父田书因伐莒立有战功，被齐景公赐姓孙氏。孙武的兵法是把周代传承的同一种哲学活学活用于战争，与《周易》《阴符经》《六韬》高度关联。孙武在这部军事圣典中系统地讲述了战争之道，提出了一套十分完备的军事思想体系和战略战术原则。在《孙子兵法》中，阴阳辨证的相互影响和相互转化时时处处闪烁着哲学的智慧与光辉。孙子在兵法中同样将"道"列在"五事"的首位，指出战争的胜利需要"善用兵者，修道而保法，故能为胜败之政。"另外，孙武也强调系统论和整体论，《孙子兵法》首篇写道："兵者，国之大事，生死之地，存亡之道，不可不察也。""国之大事"，要"民与上同意"；要从政治、经济、军事、自然条件、气候条件等各个方面"五事""七计"地衡量和比较。知彼知己，百战不殆。孙子对于战争与国家经济的关系的认识，也非常类似老子不妄为以及《黄帝内经》中对"本"的认识。孙子认识到，战争必须以国家的经济实力为基础；同时，战争还会给国家的经济造成破坏，给人民增加沉重的负担。基于这种认识，孙子提出了三个重要观点：①兵贵胜，不贵久。②取粮于敌。③车杂而乘之，卒善而养之。孙子在战术层面的表达基本可以认为就是《黄帝内经》《伤寒杂病论》的治病法则，甚至有些内容可以与《黄帝内经》中讲针灸"刺"道的文字互换。比如"夫兵形像水，水之形，避高而趋下；兵之形，避实而击虚。"又如集中优势兵力，攻其所不守；避其锐气，击其惰归。掌握主动权"致人而不致于人""以正合，以奇胜"等。

同样，《伤寒杂病论》也可以理解为一位兵家来到防疫治病的战场。汉末大疫，张仲景的宗族大部分都因外感病而死。《伤寒杂病论》祛病三宝：汗、吐、下三法，都是指御敌于国门之外。《管子·度地》中说："善为国者，必先除其五害。""水一害也，旱一害也，风、雾、雹、霜一害也，厉一害也，虫一害也。""厉"的意思是病，指瘟疫。

"上医医国，下医医民"之说，来自《素问·天元纪大论》"上以治民，下以治身"。治病如治国，治国如治病。治国和治病的核心就四个字：攘外安内。"攘外安内"的出处就是《伤寒杂病论·太阳病上》："甘草甘平，有安内攘外之能。"汗、吐、下三法就是海陆空三军，以汤药为弹药攘外，把外邪给打出去；针灸之法是围三缺一，逼敌自退；五藏平衡是建立立体防线，让敌无可攻。

举个糖尿病与大明王朝的例子便于读者理解"战法"。崇祯与"细菌"（清兵）在山海关拼命，还要与"病毒"（流寇）在陕西拼命，还被"寄生虫"（东林党）在东南吞噬赋税营养，当明朝一命呜呼的时候，山海关精锐还在，东南财富还在，但北京没了。如果用糖尿病比喻，北京就是"肾"、山海关是"肝"、东南与中原是"脾胃"。虽然是三阴绝症，已经是六爻周期的最后一期，但张仲景认为天年未尽，仍然"可逆"。所以针对三阴绝症，他发明了"四君子汤"，用人参、茯苓、白术、甘草补阳气去湿气，相当于精兵简政、广纳贤才；用"四逆散"（只烧干柴）去肝火，相当于压制内斗；最后用"四逆汤"（干姜、附子、炙甘草）回阳而生，类似强军健体。张仲景的打法，就是于谦对付瓦剌的战法，不寄希望于几味猛药能在长城沿线打死"瓦剌"（因此也不必投入太多袁崇焕），可以死缠烂打为"抵抗病毒"熬时间；只要保住中原与江南补给包括援军（脾胃）陆续到来即可，前提是保住"肾藏"死守北京，这样就能最终胜利。

很有意思的是，《素问·异法方宜论》像是预言一样：

故东方之域，天地之所始生也。鱼盐之地，海滨傍水，其民食鱼而嗜咸，皆安其处，美其食。鱼者使人热中，盐者胜血，故其民皆黑色疏理。其病皆为痈疡，其治宜砭石。故砭石者，亦从东方来。

西方者，金玉之域，沙石之处，天地之所收引也。其民陵居而多风，水土刚强，其民不衣而褐荐，华食而脂肥，故邪不能伤其形体，其病生于内，其治宜毒药。故毒药者，亦从西方来。

北方者，天地所闭藏之域也。其地高陵居，风寒冰冽，其民乐野处而乳食，脏寒生满病，其治宜灸焫。故灸焫者，亦从北方来。

南方者，天地之所长养，阳之所盛处也。其地下，水土弱，雾露之所聚也。其民嗜酸而食胕，故其民皆致理而赤色，其病挛痹，其治宜微针，故九针者，亦从南方来。

中央者，其地平以湿，天地所以生万物也众。其民食杂而不劳，故其病多痿厥寒热。其治宜导引按跷，故导引按跷者，亦从中央出也。

东汉大疫，神医辈出，光《三国演义》记录的就有于吉、张角、华佗（奇怪没有张仲景）。第一大"神医"是张角（？-184年），钜鹿人，"黄巾军"领袖，太平道创始人。他得道于吉所传《太平经》。张角布道的方式主要是在"疫气"时用符水治病，据说灵验。"疫气"，当时叫"伤寒"，一般多发于春天，人头痛脑热便是"伤寒"。张角从道士于吉所学治病法，抛开神秘，其实就是用祝由和中药汤剂治病。张角自称"大贤良师"，本是良医，否则如何获得五百弟子的信任？徒弟又广收弟子，最终建立起三十六方（分舵），教徒几十万；两个弟弟，张梁、张宝则自称大医。中平元年（184年），张角号召"黄巾起义"，称"苍天已死，黄天当立；岁在甲子，天下大吉！"（南阳与山东是主要根据地）

于吉、张角、张鲁、张羡、张怿和张仲景几位名医，从他们所学所为以及籍贯判断，他们之间似有被正史删除的联系（孔子以来，儒家正史有删改乱党资料的传统）。最近的史料，见于晋代葛洪《抱朴子·至理篇》："越人救虢太子於既殒，胡医活绝气之苏武，淳于能解颅以理脑，元化能刳腹以瀚胃，文挚恁期以瘳危困，仲景穿胸以纳赤饼，此医家之薄技，犹能若是，岂况神仙之道，何所不为？"西晋医学家、文学家皇甫谧在《甲乙经》中也明确记载："汉有华佗、张仲景。其他奇方异治，施世者多，亦不能尽记其本末"。葛洪、皇甫谧的记载应该真实。另一个验证是张仲景的弟子王叔和（201–280 年），王叔和为魏国少府的太医令，整理了《伤寒杂病论》，他在《脉经》中说："夫医药为用，性命所系。和鹊至妙，犹或加思；仲景明审，亦候形证，一毫有疑，则考校以求验。"

张仲景生于公元 150 年正月十八日，逝于 219 年，享年六十九岁（建安二十四年，即 219 年，刘备攻占汉中自立汉中王）。长沙太守后岭南隐居，专心研究医学，于建安十五年写成《伤寒杂病论》（建安十年，张羡死；建安十三年，刘表病死，同年爆发赤壁之战）。

长沙太守下辖湘、罗、益阳、阴山、零陵、衡山、宋、桂阳等九县。《三国志》载的同时期长沙太守是五位，第一任是孙坚；孙坚推荐苏代继任；刘表攻下长沙后任命张羡为长沙太守；张羡叛表，病死长沙任命儿子张怿继承；张怿败于刘表，刘表的儿子归顺曹操，曹操任命韩玄担任长沙太守。张姓长沙太守，只有张羡和张怿，他们也都是南阳人。另一个关联的太守是张津，字子云，《三国志》和《后汉书》中都有他的事迹记载，却没有传记。张津在交州以道教主政，并且还头裹红巾、弹琴烧香作法。

《伤寒杂病论》是中医之本，然而最基础的"六经分类"到底指什么至今没有定论，实在是中医界的悲哀。张仲景本人的身世也是个谜，却被尊医圣，更是悲哀。没有记载，只能结合以上史料逻辑推测：张仲景就是人间蒸发的"张怿"（或其弟，仲是老二）。于吉、张角、张修、张鲁、张羡、张怿、张仲景，同属于一个道学组织。"苍天已死，黄天当立；岁在甲子，天下大吉！"显然是在反叛的道路上运用"五运六气"理论，目标是改朝换代，只是失败了，成为寇。于吉与孙策的"死斗"本身不合逻辑，除非涉及利益之争。依靠医术和巫术，张修、张鲁、张津都阶段性地实现了抢占地盘的目标，张羡、张怿也是。《三国志·裴注》："张羡，南阳人也，先作零陵、桂阳长，甚得江湘间心。""甚得江湘间心"不就是野史中的张仲景吗？张羡、张怿（或其弟）父子与刘表世仇，刘表字景升，"仲景"也许是一种愿望。建安十年，张羡死；建安十三年，张怿（或其弟）失败，随后刘表病死，赤壁之战爆发。张怿（或其弟）有三年任长沙太守，其后南逃岭南隐居，专心研究医学（改名也可能），建安十五年写成《伤寒杂病论》，时间与逻辑都对得上。

《伤寒杂病论》自序前文有："卒然遭邪风之气，婴非常之疾，患及祸至，而方震栗，降志屈节，钦望巫祝，告穷归天，束手受败。赍百年之寿命，持至贵之重器，委付凡医，恣其所措，咄嗟呜呼！"在序言中，张仲景也解释了为医的原因与过程，显示他是半路出家。他先批评了其他的"士"追逐名利而忘了身体才是根本，也感叹"余宗族素多，向余二百，建安纪年以来，犹未十稔，其死亡者，三分有二，伤寒十居其七"。如果他当时是神医，家里不会一半人死于伤寒；因此才促使他"感往昔之沦丧，伤横夭之莫救，乃勤求古训，博采众方，撰用《素问》《九卷》《黄帝八十一难经》《阴阳大论》《胎胪药录》，并平脉辨证，为《伤寒杂病论》合十六卷，虽未能尽愈诸病，庶可以见病知源。若能寻余所集，思过半矣。"《伤寒杂病论》（包括自序）都显示了作者的家学功底，不是游医能达到的，更偏儒学而非邪道。《伤寒杂病论》通篇透着《孙子兵法》的杀伐决断，作者应该是具备"官二代"、防疫治病经验和战场体验的条件。张羡、张怿（或其弟）父子是唯一吻合的。

> **《伤寒例第三》："冬时严寒，万类深藏，君子固密，则不伤于寒。触冒之者，乃名伤寒耳。其伤于四时之气，皆能为病。以伤寒为毒者，以其最成杀厉之气也。"**

去除王叔和的影响，《伤寒杂病论》更多讲的是长沙太守防疫，而不是神医治病的事情。事实上，张仲景打败了伤寒疫，守土有方。而他的老家南阳与山东一样，因为疫病，成为黄巾军起义的两大重灾区。当时的"疫气"就叫"伤寒"，《伤寒杂病论》中的"伤寒"讲的不仅仅是伤寒之症，而是所有外感病的统称。估计按现在命名，主要是感冒与肺炎，如果驱寒不当，会导致并发症甚至死亡。让我们来回顾一下，张仲景长沙抗疫的战略、战术。

冬寒之际，长江沿线易发肺疫。所谓"娇耳汤""桂枝汤"配热粥之类热乎的汤汤水水，对个例未必能立刻管用，但是如果全民推广，健康人群得病的概率会大大降低。对体弱的人用药可以加一些补气血的药物如川附子，增强免疫力；对重症患者才加上重药。张仲景用药，甘草用量很大，炙甘草对老人效果尤其显著。甘草常生于干旱沙地，产地有东北、华北、西北各省区，炙甘草是用蜜烘制的甘草，深黄色，常用于脾胃虚弱，补阴为主，是"滋阴之祖方"。

"桂枝汤"号称天下第一汤，也叫阳旦汤，被张仲景用得出神入化。阳旦阳始生，和"娇耳汤"一样还是冬至的描述。"但天地动静，阴阳鼓击者，各正一气耳。是以彼春之暖，为夏之暑；彼秋之忿，为冬之怒也。是故冬至之后，一阳爻升，一阴爻降也；夏至之后，一阳气下，一阴气上也。斯则冬夏二至，阴阳合也；春秋二分，阴阳离也。阴阳交易，人变病焉。此君子春夏养阳，秋冬养阴，顺天地之刚柔也。"冬至饺子汤显然就是提示"冬藏"和"热中"。"秋冬养阴，顺天地之刚柔"，防范"阴阳交易，人变病焉"。服用桂枝汤时仲景要求喝热稀粥以助药力，就是通过热稀粥的谷气来激发人体的胃气，遍身哲哲微似有汗者益佳（微汗）；不可令如水流离，病必不除（大汗）。如果大汗过犹不及就会反伤阳气。"少火生气，壮火食气"，小火熬粥与桂枝汤同饮也含此意。桂枝汤的组方：桂枝、芍药、甘草、生姜、大枣。即使配不齐，煮碗姜糖水当简易桂枝汤，也能驱寒。"无为而治"、先求无过的药食同源思想，和麻黄汤的大刀阔斧、摧城拔寨的"开表出汗"，正是指"一正一奇"实现阴阳互补。《本草纲目》说："其味麻，其色黄"所以叫麻黄。麻黄的作用重在开表，当人体的体表伤于寒而被闭塞，没有麻黄不足以打开。

《伤寒杂病论》里有两个很重要的治疗感冒的方子，就是"大青龙汤"和"小青龙汤"。虽然都叫青龙汤，但一热一寒，差别很大。大青龙汤用于高烧，小青龙汤主攻利水，退热次要。大青龙汤是治疗发高烧无汗的感冒发烧，而小青龙汤是治疗怕冷发冷的感冒。大青龙汤据说就是中医治非典的主方，通过出汗把病毒排出体外。按照《周易》天象，现在已知的中医中有白虎汤，有大、小青龙汤，有真武汤，却没有朱雀汤是不合逻辑的。陶弘景《辅行诀脏腑用药法要》认为朱雀汤就是黄连阿胶汤。

《伤寒杂病论》充分发展了《黄帝内经》"肺和大肠相表里"的理论。"大承气汤"是通里攻下法的代表方剂（泻下寒下组成：大黄、厚朴、枳实、芒硝），以伤寒邪传阳明之腑，入里化热，与肠中燥屎相结而成之里热实证为主治重点，可用于治疗表寒入阳明后燥热腑实所致的肺气不利、喘满、短气，而且张仲景在大承气汤的基础上，加减出小承气汤与调胃承气汤两方，进一步扩大了"肺肠同治"的范围。"大承气汤用芒硝，大黄枳实厚朴饶，去硝名曰小承气，调胃承气硝黄草。"对西医分类的急性肺损伤和急性呼吸窘迫综合征也适用。

20世纪70年代，就有国外学者明确指出炎症性肠病可导致肺脏病变，随后国外文献报道称部分溃疡性结肠炎患者发生肺部病变。肺与大肠在经脉上互为络属，病变上相互影响，构成表里的相互关系。美国科学促进会（AAAS）出版的最权威学术期刊《科学》（Science），在2018年1月5日发表了一项重要研究结果："参与机体的稳态、哮喘和慢性阻塞性肺病等病理过程的天然淋巴细胞，会从肠道迁移到肺部参与肺部免疫反应。"用《黄帝内经》中的语言描述就是"肺和大肠相表里"。早上大便时要憋气，会流清鼻涕，这就是"肺和大肠相表里"。便秘，西医认为是大便太干燥不够润滑；中医说是肺火太大清肺火。清肺治便秘治"里"；润肠是治"表"。《灵枢·经脉第十》："手阳明大肠经和手太阴肺经互为表里，大肠为腑，肺为脏；腑病轻于脏病。"《灵枢·本输》记载"肺合大肠，大肠者，传导之腑"，大肠是谷物消化停留的场所，在大肠中谷物变成浊物，并在肺的气化作用下通过肛门将浊物排出体外。同时《黄帝内经》中也论述了肺与大肠病机上的转变。《素问·咳论》中有"肺咳不已，则大肠受之，大肠咳状，咳而遗矢"，讲的是肺病久则邪沿经脉下行，影响大肠的传导之功，从而开合失司，出现遗矢等症，肺病及肠。《灵枢·四时气》中的"腹中常鸣，气上冲胸，喘不能久立，邪在大肠"，讲的是邪在大肠，上冲影响肺的宣发肃降，肠病及肺。"肺肠同治"的疗效优于单纯治肠与单纯治肺者。

张仲景之所以推广"娇耳汤""腊八粥"，是因为他看到对于穷苦的百姓来说，只有各家的"边角陈粮"和"野菜"合一起，一锅熬了分享比较可行。《伤寒杂病论》中主要常用的"药"，其实也可以叫野菜。《伤寒杂病论》是对《黄帝内经》大众免疫学的发展。张仲景防疫之道大象无形，是调整五藏平衡达到治未病的集体状态，经过多少代精选体现在我们日常生活之中。比如中餐，除了追求怪异或猎奇，找不到一味苦寒的食材，因为苦寒伤胃（张仲景紧盯"胃"这个生"气"之本做功课）。除了主食主菜可以入药，我们炒菜必用的各种佐料"花椒、麻椒、胡椒、大料、茴香"也都是中药材。桂皮就是肉桂，桂树的皮，千古第一方"桂枝汤"的君药就是桂树的枝。葱、姜、蒜，都是"辛味和香味"的中药。辛发散，香入脾醒脾。山东大葱可以散风；川菜偏辣，为了祛湿；苏菜香甜，为了入脾。料酒、醋、酱油等也是中药材，料酒一般是黄酒米酒，温热可防湿寒，也是长江沿岸冬季必备食材（而米酒本身在《黄帝内经》中就是比汤药更有药力的一味药）；酱油、腐乳能补充益生菌；在治伤寒的动物药药材中，往往会加醋以去毒性、促分解。米醋、鸡蛋壳、白蒜泡24小时就是张仲景治疗咽喉疾病的"苦酒"（配半夏）。广东菜常用的鲍鱼汁，也是伤寒药，用于补益。鲍鱼润肠、调经，鲍灵素被誉为海洋"软黄金"，可以保护机体的免疫系统。强调一下，现在我们如此丰富多彩的中餐，并不是自古以来就有的。在汉朝以前，我们祖先吃得简单，而且实行分餐制。后来的合餐制是因为菜式多了，这种状况到明朝才基本定型。饮食文化是千年演变升级的结果，张仲景与中医学起了巨大的助推与"科学"作用。中餐的厨房让人误以为中餐不健康，中国人不喝冷水，喝热茶，几乎所有的菜都被高温烹制于入口前的最后程序，和冷餐白水比较，哪个更"卫生"？

药食同源的第一人至少可以追溯到伊尹，他是"治大国若烹小鲜"的典型案例。他前后"背负鼎俎"为有莘氏国君和商汤当厨子，以烹调、五味为引子，分析天下大势与为政之道，劝有莘氏国君与汤灭夏。

《素问》将膳食分四大类"谷、肉、果、菜"，"谷肉果菜，食养尽之。""五谷为养，五果为助，五畜为益，五菜为充，气味和而服之，以补精益气。"这是营养学史上最早的膳食分类。均衡饮食观是健康的基础，《诗经》《尚书》等古典中，只有"百谷"，没有说"五谷"。"五谷"也是中华医养自古特有的精选药膳主食组合（不是百姓日常，是贵族用的，后来概念演变为民间主食）。周人是农业之祖，名字就叫"稷"；周朝在全球第一次完成了农业革命，从此江山叫"社稷"，就是祭祀老祖宗稷的庙堂朝廷。《周礼·天官·疾医》非常明确地记述："以五味、五谷、五药养其病。"《素问》《周礼·天官·疾医》中五谷按收获季节为：麻、麦、稷、稻、豆。就是现在的火麻仁、红色冬小麦、黄糜子、粳米稻、黄豆等很多豆类（菽者，众豆之总名）。可以看到五谷之色：麻色苍、麦红、糜稻黄、豆黑，显然是五色养五藏，侧重脾肾肝。这个组合适合于最早的中原黄河流域贵族，后来随着华夏扩大版图，"五谷"组合的平民化，唐宋以后，水稻成为主食；到明代，豆和麻已退出，只作为菜。明末，玉米、甘薯、马铃薯相继传入中国。

稷（糜子）色黄，性味甘、平、微寒、无毒，是中国传统的中草药之一，主治气虚乏力等症。"入脾、胃、大肠、肺经。"

粳米短而宽，黏性较强，适合熬粥，主要产于长江以北。《伤寒杂病论》中常用来煎药熬粥的是粳米不是籼米。籼米修长，如泰国香米、丝苗米等，黏性较弱，除米粒淀粉外，胚芽和外膜中还有维生素、微量元素、纤维素等，如果废弃米糠及胚芽就不是《黄帝内经》《伤寒杂病论》的"稻"了。

菽者，众豆之总名。大豆曰菽，豆苗曰藿，小豆曰荅。"菽水藜藿"就是粗茶淡饭。藜是野菜，藿是豆苗。《诗经》："中原有菽，小民采之。"后世中医误读的黑饭豆（黑小豆）原产美洲，我国在 16 世纪末才引种。难怪孔子要批评"四体不勤，五谷不分"。"菽"中黄豆有"植物肉""豆中之王"之称，营养价值最丰富，高品质的蛋白质约40%，为其他粮食之冠。

麻古称枲、苴，是"桑科大麻"，但不是美国、加拿大公开卖的荨麻目大麻科毒品"大麻"。中国"桑科大麻"有八千多年的种植史，皮纤维用于织麻布，"布衣"就是"麻衣"，它的种子火麻仁在古代被选做药膳主食；《诗经》有"七月食瓜，八月断壶，九月叔苴，采荼薪樗，食我农夫"的描述。火麻仁可榨成火麻油，被称为"长寿油"，是世界上唯一能够溶解于水的植物油料。火麻油是常见植物油中不饱和脂肪含量的最高的植物油之一。其中 α－亚麻酸（ALA）经过人体代谢，可以产生鱼油中最重要的两种成分 EPA 和 DHA，都是脑脂肪的主要成分。广西巴马有"天天吃火麻，活到九十八"的俗语。巴马的长寿品牌食品系列包括有"火麻豆腐""火麻苦菜汤""火麻粥"等可见，"五谷"不是主食，而是食补之材。

《黄帝内经》和《周礼》中，与"五谷"相组合的"肉"是"五畜"。《素问》记述"五畜为益"，这个组合目的是补益。《灵枢经·五味》说："五畜：牛甘，犬酸，猪咸，羊苦，鸡辛。"实际上，在《周易》《周礼》中没有猪的说法，只有"豕"，至少这一版《灵枢》不是同期原文。相对于"六畜"，"五畜"少了"马"，马是拉战车的"战略物资"。在《伤寒杂病论》一百多种药材中，动物药只有十二味：水蛭、虻虫、龙骨、牡蛎、文蛤、鲍鱼汁、蜂巢、白蜜、鸡蛋、阿胶以及人尿等（并没有什么虎骨、鹿茸、驴鞭之类）。

《伤寒杂病论》选用的都是水中微生物聚集体（水蛭、虻虫、龙骨、牡蛎、文蛤、鲍鱼汁）；白蜜、鸡子黄、人尿（童子尿）都与生殖精华相关。猪很特别，既是智商最高的，也是基因和内脏与人最接近的，选用猪胆通肠也更证明古人非常明白胆汁入肠消化肉类的作用。阿胶出自东阿（山东），故名阿胶，此处为肝木风之气，主生发补肝血。取大型无毛长寿动物的皮（接受储存风气），古方所用多是牛皮，后世乃贵驴皮。为了便于提取吸收，《伤寒杂病论》动物药炮制都很讲究，如粉碎、煎熬、醋解等。中药的根本指引是天气、地气理论，在这个理论指引之下，中药就完全脱离了经验医学以及其他民族自然药的范畴。

"本草"的意思首先是草，"本"与"末"相对，一个指树根、一个指树梢，草的"本"就是"气"。从气的角度来看，正宗中药之本关注点在藏风聚气的山谷中生长多年的"野"生植物，而且结合地气与季节来看，少量采用海水中"野生"贝壳类，极少采用陆生动物（五畜，"畜"就不是野生）。《黄帝内经》中只提到鸡蛋黄与鲍鱼汁能补肝血，《伤寒杂病论》中动物药只有十二种，一大半水生，而且基本都要求加醋消毒并分解。

伤寒用药用方简易精一，大枣、生姜、干姜、芍药、枳实、橘皮、麻黄、杏仁、百合、葱白、猪苦胆、桂枝、茯苓、甘草、黄连、大黄、附子等，这些简单易得的药材，也都是最具代表性的药材，在伤寒一百一十三方组合中最常用。

《伤寒杂病论》最常用的普通药材大约十种（大半是野菜或调料）：

第一味，祛风寒发汗：桂枝。有特异香气，味甜、微辛，皮部味较浓。性温味甘而缓，发汗之力较麻黄温和，外感风寒表症。

第二味，敛阴止汗：白芍。气无，味微苦而酸。入肝、脾经，益女子血，妇科常用。

第三味，升阳生津：葛根。"千年人参"，老少皆宜滋补。叶根可食，纤维织布。

第四味，暖胃去寒：干姜。红糖姜水的常见作用散风寒防感冒，对妇女月经顺畅也有帮助。

第五味，止呕化痰：半夏。麻芋果（贵州），无心菜、老鸦芋头（山东），地慈姑（广西），野芋头（江苏），麻芋子（四川）。块茎含浆液丰富，要清洗多次才能使用。

第六味，去湿利水：茯苓。松下真菌，开水道利小便；开腠理生津液。茯苓酥法：山之阳者甘美，山之阴者味苦。

第七味，祛风开窍：细辛。根细而味极辛麻舌，故名细辛，又名细参，经蒸馏可得精油。细辛对肾脏有轻微毒性。

第八味，降痰泻火：黄芩。泻肺火、大肠火，凉血安胎，常与白术、竹茹配合保胎。

第九味，泻火解毒：黄连。泻心火，除脾胃中湿热，用于目赤、口疮。大苦大寒，易伤脾胃、伤津。

第十味，护肝利胆：栀子。栀子是秦汉以前应用最广的黄色染料。

《伤寒杂病论》中的方子最主要的特点是药少力专，简单而直中要害。兵贵精贵专贵一，这就是兵法。中药中"回阳救逆第一品"的川附子，在江南叫乌头，到处都有。"周虽旧帮，其命维新。是故君子无所不用其极。"君子用极，不是不择手段，而是在商周革命中，无论产业、科技、兵器、人才都选最好的、最有战斗力的，才能其命维新改朝换代。这其实就是《周易》"革"卦的内容与思想。在改造病人为"新民"的战场，张仲景治病如打仗，《伤寒杂病论》在治病方面以攻为主。伤寒中最常用的攻击弹"药"也大约十种（药力往往为最）：

第一味，破积发散：麻黄。发大汗，会升高血压。

第二味，攻下降火：大黄。将军之号，至劲利骏快。

第三味，攻坚清热：芒硝。硫酸盐矿物，破痞温中。

第四味，纯阳救逆：附子。回阳、补火助阳，治大汗亡阳及一切沉寒痼冷之疾。有毒，可制毒箭，强心抗休克。

第五味，大寒清热：石膏。大寒如水，故名寒水石，类似抗生素。

第六味，大补滋阴：地黄。鲜地黄清热凉血；熟地黄补益。肾所主之病，非熟地黄不除。大补血虚不足，通血脉。

第七味，疏肝理气：柴胡。归肝、胆经，疏肝利胆、疏气解郁、散火。

第八味，散寒止痛：吴茱萸。苦味健胃剂和镇痛剂，又作驱蛔虫药。叶落井中，人饮其水，无瘟疫。

第九味，破血攻瘀：水蛭。水蛭素抗凝固、破瘀血。

第十味，攻痰逐饮：甘遂。大寒有毒，专于行水，攻决为用。破症坚积聚，利水谷道；泻水逐肿，治痰之本。

张仲景不仅以《六韬》《孙子兵法》的建军哲学把之前零乱的方药进行归纳，精简形成了一个系统的治病方略，他还把人体从内到外分为六层战场，也就是六经，把每一层易出现的病症加以归纳，逐次由表及里分析讲解（注意：是按身体分系统，不是按头痛脚痛分病）。六经统病、遣方用药，这分明是一位战场统帅所为。另外，和《孙子兵法》的整体论、系统论一样，《伤寒杂病论》同样不会把防疫与治病寄托于一味药。中医的祛病原则不是对抗病邪，而是围三缺一给病邪以出路。通过"节气＋方药＋针灸＋情志"的组合力量，来把病邪驱逐出人的系统内；病邪入里，仍然是用组合法驱逐和药物杀敌。这和西方医学理论建立在"通过某药杀灭某病毒来治某病"的观念完全不同。

三、中医的守正与创新

人类的疾病除了外伤与菌类感染，几乎都是系统性的。"六经统病"

是指六经统御所有内科病。中医一开始就把外伤归类为"疾"，而把内伤归类为"病"。《黄帝内经》《伤寒杂病论》的对象是"病"。《黄帝内经》《伤寒杂病论》的精髓也不在用药，中医现代化的迷途是痴迷于药证以及元素分析，认为某种药或某种元素能治疗某种病。这种错误的认识起源于东晋炼丹术（实际也是炼药）的发展。到《本草纲目》成书时，以病分药，以药取性的逻辑已经脱离了中医哲学，更接近西医逻辑。西医逻辑最突出的成就确实就在"疾"而不在"病"，比如抗生素与外科手术在临床的应用。

与中医的平衡调节不同，西医的治病方法是与生命对抗。西药的问题并不是用药产生的不良反应，而是被忽略的"anti"，是策略与路线的问题。西药基本是"毒药"，一般分类：消炎药（anti-inflammatory）、抗生素（anti-biotic）、止痛药（pain-killer）、退热药（anti-pyretic）、止吐药（anti-emetic）、止泻药（anti-diarrheic）等。"anti"的定义就是：对抗、敌对和竞争。"对抗医学"，必然会因为对抗疾病而与病人的生命对抗。

2019 年，世界卫生组织首次将中医纳入全球医学纲要（2019 年第 11 版）。在这之前，2007 年美国食品药品管理局（FDA）和美国补充和替代医学中心（NCCAM）首次发布了一份指导性文件《补充和替代医学产品及 FDA 管理指南（初稿）》，将中医药与印度草药从"补充和替代医学"（CAM）中分离出来，认为中医药与印度草药医学体系是"有完整理论和实践体系、与对抗疗法（西方主流医学传统疗法）独立或平行发展而来"的，有着独特的文化传承背景。它们具有一些共同的元素，如相信机体有自愈能力，治疗方法也有独到之处。（NCCAM describes whole medical systems as involving "complete systems of theory and practice that have evolved independently from or parallel to allopathic（conventional）medicine." These may reflect individual cultural systems， such as traditional Chinese medicine and Ayurvedic medicine.）当然，FDA 的这份文件只是表明了对中医药"非对抗性"以及"合理性"的认知与认可，并不表示 FDA 支持中药。

不可否认抗生素与激素都是伟大的发明，然而，缺乏系统性与长周期性不是某种抗生素或某种激素的问题，而是整个策略或整体路线的问题。

广大的医务工作者不可谓不专业，但如果路线错了呢？笔者生于医学家庭，医学从业的人们选择做一位学业辛苦、常年无假、生活平淡的医生职业都是内心充满仁者仁心的可爱之人，笔者本人长期从事科技创新工作，广泛涉足各类前沿科技，包括各类最前沿的医疗科技。这些经历与信息不断地在提醒和刺激我的内心：人类应当反省了。

青霉素本身是一种细菌产物，1928年亚历山大·弗莱明发现在有青霉素的地方就没有其他细菌的存在。就和养"蛊"一样，把各种有毒的虫子放在一起，看看谁能活下来，就知道谁的能力大，这都是同一类的战力对抗的思路，然而弗莱明一直未能找到提取高纯度青霉素的方法。1941年前后英国牛津大学霍华德·弗洛里与生物化学家钱恩实现了对青霉素的分离与纯化，并发现了其对传染病的疗效，美国医药企业于1942年开始大批量生产。这种新药对控制伤口感染非常有效，迅速改变了"二战"的战局。青霉素同原子弹、雷达并称为"二战"中三大发明。之后金霉素、氯霉素、土霉素、制霉菌素、红霉素、卡那霉素等相继发现。1956年，礼来公司发现了万古霉素，被称为抗生素的最后武器。抗生素能选择性地直接作用于感染细胞，具有选择性抗生谱。对细菌类感染，包括伤口化脓、肺结核、严重腹泻等人类20%的疾病(或一半感染性疾病)都是革命性的改变。然而，除了药物过敏，应用抗生素更多系统性、长期性后遗症逐渐暴露，而且基本都是围绕最重要的三阴"肝、脾、肾"。"毒药"本身要靠肝脏解毒、肾脏排毒，对内脏的伤害还可以算作利弊取舍(包括肝肾功能、胃溃疡、肠道菌群失衡等)，而对三阴"藏"的伤害，似乎只有中医的大寒伤阳气、进而伤肾可以解释。如小孩使用了庆大霉素、丁胺卡那霉素、链霉素、四环素等可能成为聋哑儿童，影响牙齿和骨骼的发育等。成人使用这些药物不当可以引起耳鸣、永久性耳聋、骨髓造血系统毒性反应、脑脊液损伤、肝肾毒性反应等，氯霉素、灰黄霉素和某些抗肿瘤抗生素有致突变和致癌作用等。

人类也没有想到抗生素会培养出"超级细菌"。只有抗生素可以产生耐药性，中医药使用没有这个问题，因为中药并不专门针对某个病或某个细菌。按照对抗哲学，微生物本身也是生命，就像人体一样会自卫、防御、反击，那就可能会有耐药性的产生。也就是说"超级细菌"是必然出现的，这个对抗永无尽头。

激素类药物可以更加明确地定义为是一种透支性的耗用"先天之精"的"特效药"。广义的激素类药物包括性激素、孕激素、胰岛素、生长激素等；狭义的激素类药物就是通常医生口中一般所指的"肾上腺糖皮质激素类药物"。糖皮质激素（GCS），又名"肾上腺皮质激素"，是由肾上腺皮质分泌的一类甾体激素，可人工合成。主要为皮质醇（cortisol），具有调节糖、脂肪和蛋白质的生物合成和代谢的作用，还具有抑制免疫应答、抗炎、抗毒、抗休克作用。因其具有抗炎作用，往往用于抗生素所不及的病症，如 SARS、败血症等；称其为"糖皮质激素"是因为其调节糖类代谢的活性最早为人们所认识。

因为透支肾精，激素类药物对很多全身性疑难重症往往很有效，如各型重症肝炎、慢性肝炎；带状疱疹、生殖器疱疹、尖锐湿疣等；支气管炎、哮喘、非典、新冠等；红斑狼疮、风湿性及类风湿性疾病、强直性脊柱炎等；病毒性角膜炎、病毒性结膜炎、过敏性鼻炎等。虽然非典中造成了很多病人脱发、骨坏死等典型肾亏后遗症，在与 2020 年的新型冠状病毒疾病 COVID-19 的对抗中，仍然是争议很大的常规药物。糖皮质激素在抑制炎症、减轻症状的同时，也降低了机体的防御能力。糖皮质激素能刺激骨髓造血功能，但会抑制白细胞功能，使淋巴组织萎缩减少淋巴细胞数。糖皮质激素能提高机体对毒素的耐受性，即有良好的退热作用，但不能中和内毒素，也不能破坏内毒素，对外毒素亦无作用。长期大量应用引起的不良反应，如满月脸、高血压、糖尿病、机体对病原微生物的抵抗力降低、骨质疏松股骨头坏死、伤口愈合延缓、抑制儿童生长发育等。

另一类药物，如"胸腺肽"，我国也在广泛使用。"胸腺肽"能调节和增强人体细胞免疫功能，用于治疗各种 T 细胞缺陷病与免疫性疾病，可以说与中医的打通冲脉的思路一致（后文详述）。然而仅仅在 2003 年至 2011 年间，全国共收到胸腺肽注射不良反应／事件报告 5459 例，其中严重病例 1326 例，占 24.29%。严重不良反应主要涉及全身性损害（93.74%），包括过敏样反应、过敏性休克、高热等。增强免疫功能的药物造成的严重不良反应均与过敏相关，这证明人类妄图以单项药物修补系统的努力是不成功的，也可以此预测干细胞注射的未来。

"是药就有三分毒"，中医从来没有说过中药无毒。《黄帝内经》《周礼》都直接分类定义为"毒药"；历来本草都有关于中药毒性的分析、制作以及服用方法的提示。关木通含有马兜铃酸，可引起肾损害。而实际上"龙胆泻肝丸"原方是木通而不是关木通。木通是木通科，关木通是马兜铃科；二者均具有清热利尿、通经下乳的作用。从元素构成分析，胡萝卜与人参差不多，快速种植的人参与长白山野山参物理化学成分也一样，药效却不一样。另外，只要能对症或者两害相权取其轻，人类也不会因为不良反应而弃用西药。目前，世界各国住院患者药物不良反应发生率为10% ~ 20%，其中5%的患者出现致残、致畸、致死等严重后果，住院死亡人数中有3.6% ~ 25%是药源性致死。

汉末中医成型，标志是出了三大神医：北方医术集成者华佗；南方道医两大山头（以《易经》为源及天地人阴阳节气调治为主的张仲景；神农百草传人茅山葛玄）。让中医逻辑转向药学的关键人物是葛玄与侄孙葛洪。他们生活的句容茅山是道教上的"清祖廷"，后来陶弘景也在此修炼。三国著名道士葛玄，是道教灵宝派祖师，他本人移居江西葛皂山开创了道教药宗（所以山下形成的樟树中药材市场是全国最大的中药材市场之一，另一个最大的药材市场是在华佗老家亳州）。他的侄孙葛洪（公元284-364年）不仅是道教理论的集大成者，也是著名炼丹家、医药学家。

对成熟于茅山的道家炼丹术，不能简单地归于神话迷信，对其低估排斥者，都是因为认知不够。葛洪能发现青蒿素必须"渍"，就是古代"冷萃取"，而不是煎、熬、炖、烤。道家炼的另一种仙丹，就是"内丹"。这个体系更复杂玄妙，而且必须系统修炼，能真正掌握的不会超过十个人。

后人心目中，葛洪是位炼丹的道士，也是医学家，这只是"仙态"之一而已。同时他还是"官二代"，兵法高手，靠打仗也获封"伏波将军"（和著名的马援同级别）。靠军功封侯食邑句容200户，和元朝第一权臣燕帖木儿家同级别（句容郡王，食邑句容、江宁，就是《红楼梦》金陵的容、宁二府原型）。葛洪没仗打了，把"心神"转向打败死亡，对自身内战打病毒抗衰老，对外帮老百姓打疾病。

葛洪和张仲景一样，出身世家名门，其祖在三国吴时，历任御史中丞、吏部尚书等要职，封寿县侯。其父悌仕晋迁邵陵太守。葛洪本人军功卓著，是官二代，是兵家，然而葛洪却志在成仙，他主张修道应兼修医术。"古之初为道者，莫不兼修医术，以救近祸焉"（与大乘佛教以众生为根或原材料，修炼智慧果的逻辑一致）。葛洪的医学著作有《肘后备急方》（意思是备在肘后的应急药书），书中收集了大量救急用的方子，他尤其强调灸法的使用，用浅显易懂的语言，清晰明确地注明了各种灸的使用方法，只要弄清灸的分寸，不懂得针灸的人也能使用。葛洪并没有离开道医哲学，但他本意为了便民的简易普及法，可能被误读开启了中医的"庸俗化"。

"青蒿一握，以水二升渍，绞取汁，尽服之"葛洪启发屠呦呦萃取出100% 抗疟疾的青蒿素，为中国赢得了第一个诺贝尔生理学或医学奖。青蒿虽然广布世界，但除中国重庆东部、福建、广西、海南部分地区的青蒿外，青蒿素含量都很低，无利用价值。在全球范围内，只有在中国重庆酉阳地区武睦山脉生长的青蒿素才具有工业提炼价值，这已经证明了中医的气与地的辨证理论。湿热疟或名湿疟、暑疟，感于湿热，而以上地区恰是中国六气地理的湿热代表区域。气与地的理论自然也是阴阳辨证的：最热的海南出产最寒的苦丁茶，最北的崂山茶最不寒，中间的龙井、碧螺春最通用，湿热地区就生长了不一样的青蒿，葛洪本人不远万里云游云浮山正是为了配齐暑热药材炼丹。更有意思的是，青蒿素需要冷萃取，如果用古文表达就是："渍，绞取汁。"葛洪没有用炼丹炉烧，也没用最常用的煎、熬之法。

唐代出了位"药王"孙思邈，他认为"人命至重，有贵千金，一方济之，德逾于此。"所以他的书叫《千金要方》和《千金翼方》。《千金要方》是为方书之祖，是第一次以临床医学百科全书的方式表达中医的著作。孙思邈是第一位系统地将《黄帝内经》《伤寒杂病论》整编为病和药两条线的人，他第一次把脏腑学说改编为以脏腑寒热虚实为中心的杂病分类法；将伤寒归为十二论，伤寒禁忌十五条。孙思邈比较彻底地转向了经验医学，他十分重视民间的医疗经验，不断积累走访，及时记录，将这些知识汇编成书。唐高宗时，孙思邈与政府合作完成了世界上第一部国家药典《唐新本草》。孙思邈个人成就斐然，然而他的彻底转向和官方推动，实际上违背了《黄帝内经》的系统平衡哲学。后世中医就沿着分病、分药，不断地扩充方药目录，往往自称学自《伤寒杂病论》，却背离了张仲景的理论。

张仲景在《伤寒杂病论》自序总结道：

> 夫天布五行，以运万类，人禀五常，以有五藏，经络府俞，阴阳会通，玄冥幽微，变化难极；自非才高识妙，岂能探其理致哉！上古有神农、黄帝、岐伯、伯高、雷公、少俞、少师、仲文，中世有长桑、扁鹊，汉有公乘阳庆及仓公，下此以往，未之闻也。观今之医，不念思求经旨，以演其所知；各承家技，终始顺旧；省疾问病，务在口给；相对斯须，便处汤药；按寸不及尺，握手不及足；人迎趺阳，三部不参；动数发息，不满五十；短期未知决诊，九候曾无仿佛；明堂阙庭，尽不见察，所谓窥管而已。夫欲视死别生，实为难矣。孔子云：生而知之者上，学则亚之，多闻博识，知之次也。余宿尚方术，请事斯语。

如果后人把《六韬》和《孙子兵法》也按两条线堆砌案例，一是各种战场局面（各种病）；二是各种行军布阵组合（方药），必然也会形成病无数、方药无数的《千金兵法》，这仗还怎么打？西方科学逻辑并没有错，难处是要把一千多种糖尿病都分析出来，再与无数病人排列组合，需要多少药才能做到"精准医疗"？所以中西医的策略有高下之分，中医更有"自知之明"。

这么多年打针吃药，你的"病"好了吗？换个说法：西医科学关注于"疾"，各类手术技术与抗生素等善于外治。而涉及内病，往往更具系统性、多因性，外治如能成功，从逻辑上就需要更多的学科加入，更细化分工，更微观地全面检测，这就是"精准医疗"的概念了。这是一个理想状态，一旦通过人工智能协助实现，人立刻就成为"上帝"。那么，还有"人"吗？外疾易疗，内病难消，医患之病，根在无知而自以为是。医疗问题在全球范围内都是难题（包括美、加、法及北欧等），要解决恐怕要从现代医药系统找病根。做得比较好的日本，采用的方法恰恰是既重视科技研发，又坚持东方医学。医药占了20%的社会成本，又集中于慢性病、肿瘤领域（成本高收效低），老龄化必将激化矛盾。解决之道只有一个：慢性病和肿瘤分流，向调、养分流。前提是人类要认识到自己的无知，一半的病靠科技也治不好，医与患都减少那是妄想、妄为和妄作。医疗改革的目的是使医患皆安，前提是实事求是。"圣人不病，以其病病。"外伤、感染类为"疾"；内伤系统类为"病"。"病"都是状态的表现，只有改变"态"才能治病。

唐宋以后，当中医只顾实用，丢了自己最大的哲学亮点，"观今之医，不念思求经旨"，"离经叛道"的时候，实际上是倒退回经验医学以致巫术，自然后辈因为不能厘清逻辑而对其质疑。庸俗化后的中医，只知其然，而不知其所以然。中医医理看不懂、说不清；药理分析杂乱远不如西药清晰有逻辑。梁启超说："中医尽能愈病，总无人能以其逾病之理由喻人。"目前的中医更是机械地搞中西医结合，把中药当农业种植、中药中加抗生素，实际是以自己退步为经验医学最终会被现代医学扬弃掉。

《黄帝内经》中的《著至教论》《示从容论》《疏五过论》《征四失论》等多篇，都是黄帝与雷公的讨论。可以看出，雷公既是黄帝的臣子，也是学生。以上四论看似玄玄，其实都是黄帝在教导雷公改正错误。雷公精于针灸与制药，黄帝在四论中翻来覆去，就讲一个道理：一个好的中医，首先要搞清楚天地人哲学，不要因为精于药与针就自鸣得意。黄帝对医生的要求简单归纳就是先学明白《易经》，这一点和《伤寒杂病论》自序结尾要旨也是完全一致的。

举个例子。所有自称学自《伤寒杂病论》的中医大家历来对"六经"这个概念有很多解释，多种解释只能说明谁都没讲清楚。《黄帝内经》中岐伯说："夫道者，上知天文，下知地理，中知人事，可以长久，此之谓也。""夫变化之为用也，其在天为玄，在人为道，在地为化，化生五味，道生智，玄生神。"阴阳六经体系的理论依据其实就是群经之首的《易经》体系。"六爻之动，三极之道也。"六经辨证是六爻变化规律在医学战场的应用。六爻之"象"基于三极之"理"（"天、地、人"三螺旋）。六爻是阴、阳符号的排列组合，是在三爻的基础上演变而来的。卦变的规律，从初爻至上爻，至六为变，超过六则从"量变"跃升为"质变"，即进入另一个变化的周期了，在卦象上也有比较大的转折和变化。古人总结，宇宙间的事情没有超过六个阶段的，大道无形却亘古未变。六阴六阳病的概念与命名，就像阴阳的概念，是形而上学的命名，医学的三极之"理"是基因、环境、人体的三螺旋。天地的"环境"就是五运六气，人受天之六气、地之六气的影响产生了具有六气特点的生命结构。伤寒论把人身按表里从内到外划分为六道防线：内阴外阳，三阴三阳。

《素问·天元纪大论》记载：

> 帝曰：其于三阴三阳，合之奈何？
> 鬼臾区曰：子午之岁，上见少阴；丑未之岁，上见太阴；寅申之岁，上见少阳；卯酉之岁，上见阳明；辰戌之岁，上见太阳；已亥之岁，上见厥阴。少阴所谓标也，厥阴所谓终也。
> 厥阴之上，风气主之；少阴之上，热气主之；太阴之上，湿气主之；少阳之上，相火主之；阳明之上，燥气主之；太阳之上，寒气主之。所谓本也，是谓六元。

张仲景和葛洪都悟透了《易经》与《黄帝内经》，都是在做通俗版的解读。区别是张仲景更接近儒家对《易经》的阐述，重道而轻术，入世主仁政；而葛洪走道家路线，个人悟道修仙，对大众传授药针科普、帮助治病活命。《伤寒杂病论》是《孙子兵法》，运用之妙、纯乎一心；葛洪、孙思邈是《三十六计》，死记硬背、照方抓药。后世学者，只有阿尔发狗（Alpha Go）级别的数据处理能力才能重新领悟并应用葛洪的理论。

自《黄帝内经》形成后，没有一个人可以动摇这一严密、精深的理论体系，中医的任何实践都置于该理论的指导之下。这个体系相当完整、深邃，经络学、运气学、藏象学、阴阳五行学、精气神等，让人感觉如山如海，但中药和中医治疗方法，却又出奇的简单朴素，使人误以为用不着高深的文化修养，靠几句口诀、几本药方就可以当医生了（江湖骗子太多）。简单朴素的中药必须按照《黄帝内经》《伤寒杂病论》的理论指引灵活运用，才能称之为"中药"，否则就是庸医所用的庸药、滥药。自然，药并非中国所独有，世界其他民族也有，本无中西之分，就看以什么样的"道"来指引运用。如果中医学堕落成为经验医学，无论多么丰富多彩，被吸收进科学体系并被科学淘汰就是必然，中西医的结合一定是经验性的中医被西医科学体系吸收消灭。中医的复兴只能回归《易经》《黄帝内经》《孙子兵法》《伤寒杂病论》的高超哲学传统与策略。

伟大的中医文化只有《素问》与《伤寒杂病论》，其他都不好说，学好了用对了就好。以病分药逻辑的《本草纲目》被李约瑟过度拔高了，因为它与西药同逻辑。实际上如果论检测技术与元素分析法，中医药都应当被淘汰，这叫"捧杀"。正如，伟大的兵法只有《六韬》与《孙子兵法》，其他兵法伟大与否也看运用之人是否能活学活用。

如果好的医生明白正宗中医的逻辑，把现代技术与药学用上，会对救死扶伤帮助极大。比如张仲景治重症肺炎有三种重药：大青龙汤的"麻黄"、阳旦汤的"桂枝"及附子。他的目的其实是"去痰"。《黄帝内经》中只有"饮"，没有"痰"，张仲景是第一个细分了"痰"的医者。后人称痰饮其实是忽视了张仲景的伟大关注点。去痰只有两条路：

1. 通汗和尿，让"津"流动起来，不积聚，"麻黄"就起这个作用。

2. 让肺有能力排痰，而不只是"干咳"。张仲景的办法是用"五味子""桂枝""附子"增加呼吸肌肉的力量。"咳"与"嗽"是有区别的，"嗽"就是有痰，是流动的意思。所有"生津"的药，都是为了让"津"流动起来，不停地摆渡，将身体中的垃圾摆渡出去。

"嗽"出"痰"是一种保护性的反应，现代医学对嗽的描述是：首先声门关闭、呼吸肌收缩、肺内压升高，然后声门张开，肺内空气喷射而出。在此过程中，呼吸肌的收缩起着关键性作用，里虚寒的状态是肺炎重症的前提，表现就是全身肌肉力量不足，五味子对肌肉的修复作用可以对很想咳但咳不出来的病人有帮助。桂枝对整个人体肌肉无论是平滑肌还是骨骼肌都起作用，能给肌肉增加能量，在肌肉"无电"的状况下，用桂枝"充电"；枳实能兴奋平滑肌，打破平滑肌闭结状态，所以在胸腔壁胀满疼痛的所有方证中均用到枳实；厚朴能恢复平滑肌弹性，舒张呼吸道平滑肌。桂枝的作用偏无力感；枳实作用痞塞感；厚朴作用偏胀满感，一般不痛。我相信，现代医学有更有效的直接让"痰"不停地出来的办法，有直接增强呼吸肌的靶向注射药，也有加速血液与体液循环，促进排尿的药。这才叫"中西医结合"。

不少人用近现代科技与古中医对比，证明中医落后，虽说没错，但是很没有逻辑。因为看不懂《黄帝内经》而误认为古人说大话，那只能说是因为他的学问不够。《黄帝内经》实际上很讲科学，毕竟是要治病的，玩不了花样。比如"发烧"，现代科技划分为两类：感染性与非感染性的，针对非感染性的发热中医表达为"热中""里热"，但统一认为是人体升温对抗病毒之类以及燃烧毒素的一种防御反应。"感染性发烧"基本可以划分为细菌性感染与病毒性感染两类，细菌性感染已被现代医学攻克，但对病毒类感染仍然无能为力。《黄帝内经》很明智地对病毒采取守势，是一种策略选择，而不是技术问题。对于细菌感染，直到西医发明抗生素才解决，中医确实没有什么好办法，否则霍去病与徐达也不会死。但是《黄帝内经》很客观，岐伯坦诚地告诉黄帝："脓"即死症。细菌类感染治不了。只强调千万别走到"脓"这一步，否则就是绝症，很老实，没忽悠谁。

一个反例就是古代拥有最高医疗保障的皇帝反而寿命短。实际上，《黄帝内经》说得很清楚：养心神，不耗先天之精，以尽"天年"。《黄帝内经》对性的描述不关注精子，只以"泄"表达津液的散失。书中没有"精子"的概念，应该叫"天癸"。另外，书中有"津液"，都是指水和气。"津"流动交换，"液"黏稠待在骨腔等腔内（骨髓）。津＝血液＋汗＋尿＋口水＋鼻涕等，是流动交换的，功能是"摆渡"。

损耗"先天之精"的损耗不是精子，是过程中"耗神"，与耗神于权斗、抢钱、算计人差不多。所以《黄帝内经》与老子、庄子强调养心神，就是少算计别人。

《黄帝内经》无专门论述房事的篇章，关于房事的论述，特别强调"酒和色"的危害，"醉以入房"。散见于以下各篇：

　　《黄帝内经·素问·上古天真论》：今时之人不然也，以酒为浆，以妄为常，醉以入房，以欲竭其精，以耗散其真，不知持满，不时御神，务快其心，逆于生乐，起居无节，故半百而衰也。

《黄帝内经·素问·腹中论》：帝曰：有病胸胁支满者，妨于食，病至则先闻腥臊臭，出清液，先唾血，四支清，目眩，时时前后血，病名为何，何以得之？岐伯曰：病名血枯，此得之年少时，有所大脱血。若醉入房，中气竭，肝伤，故月事衰少不来也。

《黄帝内经·素问·风论》：入房汗出中风，则为内风。

《黄帝内经·素问·痿论》：思想无穷，所愿不得，意淫于外，入房太甚，宗筋弛纵，发为筋痿，及为白淫。

《黄帝内经·素问·厥论》：此人必数醉，若饱以入房，气聚于脾中不得散，酒气与谷气相薄，热盛于中，故热遍于身，内热而溺赤也。

《黄帝内经·素问·本病论》：醉饱行房，汗出于脾。

《黄帝内经·灵枢·邪气脏腑病形论》：有所击仆，若醉入房，汗出当风，则伤脾。有所用力举重，若入房过度，汗出浴水，则伤肾。

《黄帝内经·灵枢·百病始生》：醉以入房，汗出当风伤脾，用力过度，若入房汗出洛，则伤肾。

古代有几位长寿的皇帝都是按《黄帝内经》的要求做的，比如梁武帝、忽必烈、康熙黄帝。

梁武帝是"高考状元和围棋天元"，佛儒道通三教（有专门的诗），生命的后四十三年吃素，没有性生活（有专人跟着记录），佛教吃素制度是他规定的，在八十六岁时最后懒得当皇帝搞斗争，辟谷而去。忽必烈抢权打天下，类似李世民，二人都严重痛风；李世民五十多岁死于痛风和尿毒症，忽必烈却治好痛风，活到八十多岁。长寿之道有二：一是"宽"政，少算计；二是把羊肉切片水煮吃，即食用"涮羊肉"，即使古人并不知道"嘌呤"溶解于水。顺治的孩子基本都死于天花，康熙因为出过天花没死当了皇帝，查他的起居：吃素且不喝酒（偶尔葡萄酒），个人非常注意学习《黄帝内经》《易经》，还和法国国王合作"中西结合研究易经"，他一继位，就修了承德避暑山庄，就是为了隔离蒙藏携带病毒者进京（天花叫"虏"疮，汉人基因不易得）。同时他也注意到了六气学说、温度和山谷围合。

更伟大的是，《黄帝内经》在上医医国方面更没忽悠华夏子孙。医国如医人，侧重养而不是治。我们叫"汉人"，是因为汉朝以"黄老之术"养国，为汉武帝打好了底子；在外国叫唐人是因为唐朝李家自称是老子李耳的子孙，唐玄宗更自封真人。只有武则天为了意识形态，主动推佛并引进景教（圣经教的一个非主流派）。

王阳明的名字也来自《黄帝内经》。他天生体弱，五岁改名"守仁"；字伯安。"仁"在《黄帝内经》的语境就是爱护身心、平和善意的状态，儒家引申为爱别人。伯安就是大儿子要安康，他自号"阳明"，把余姚老家修炼处叫阳明洞，"阳明"不是阴阳明白，而是《黄帝内经》的术语"阳明经"，对应胃气（胃功能）。张仲景治病就围着"阳明胃"做功课。王守仁是在学《黄帝内经》和《伤寒杂病论》，真正学阴阳八卦是在龙场的山洞，他称为"玩易窝"。修炼的成果是"老来得子"（之前不育，新婚逃出洞房找道士）。

近代反中医的名人，如鲁迅、陈独秀、梁启超、严复等一代人本身肩负引进科学与西学的使命，在落后中医垄断医疗阻挡现代医学进入中国市场的创新时代，说他们矫枉过正也不为过。笔者长期从事科技成果转化，非常理解传统产业对新兴技术的打压，尤其在垄断行业。正如当下中医对西医的各种痛击弱点甚至莫名其妙的嘲讽，从《灵素商兑》等反中医的"专业"作品中可以看出，他们依据的主要是近代"科学"（有些已经被更新，如常用的生理解剖"定论"等）。新中医只有通过创新才能凤凰涅槃，只有结合新科技让自己重生，才能复兴。

中国历史上，儒法斗争千年、佛道斗争千年，最终都取长补短，共存共荣。中医和西医都能与科技融合，但两医自己基因不同，无法融合。两医并举，本是由我国的六气特殊地理决定，也是几千年的历史结晶，是我国的特殊比较优势之一，岂可偏废？

习近平主席对中医药工作作出重要指示，强调"传承精华守正创新，为建设健康中国贡献力量"。中医的复兴与回归，是生命哲学，绝不是排斥现代科技；恰恰相反，在哲学的指引下，中医应当勇于引进现代科技。比如随着检测手段与技术的进步，在多路径互相验证辩证思想的指导下，完全可以对"望闻问切"进行革新；在机器人技术与数字成像技术进步的基础上，针灸完全可以实现智能化与精准化。对重要的中药药性，应当智能化精准检测，而不是完全依靠经验（烟草行业已经应用）判断。对于西药本身，也应当根据"君子用极"的指引，大胆使用、明确使用，但是应当坚持君臣佐使组合，对大寒类药物配合补精药物。"君子用极"本来就是《易经》中"革卦"的思想，否则如何做到"小人革面"成为健康"新民"？新中医不能靠古文与老先生的经验自立门户，如果那样的话就成了复古主义与经验医学，反而倒退了。

纵观历史，18 世纪后大机器生产时代的以标准化工具、标准化产品为核心的医学，必将被信息科技大数据、人工智能模拟预测、机器人打针手术等颠覆。人类正迈入"一人一方"的精准医疗时代，"新中医融合新科技"前景会更广阔。老中医是系统论平台型，新中医在此基础上结合现代科技可以很酷！

钱学森晚年十分关注中医药的发展，他认为："21 世纪医学的发展方向是中医。中医理论包含了许多系统论的思想，而这是西医的严重缺点……所以医学发展的方向是中医，而不是西医，西医也要走到中医的道路上来。"

附文一：张仲景《伤寒杂病论》序

论曰：余每览越人入虢之诊，望齐侯之色，未尝不慨然叹其才秀也。怪当今居世之士，曾不留神医药，精究方术，上以疗君亲之疾，下以救贫贱之厄，中以保身长全，以养其生，但竞逐荣势，企踵权豪，孜孜汲汲，惟名利是务；崇饰其末，忽弃其本，华其外而悴其内，皮之不存，毛将安附焉？卒然遭邪风之气，婴非常之疾，患及祸至，而方震栗，降志屈节，钦望巫祝，告穷归天，束手受败。赍百年之寿命，持至贵之重器，委付凡医，恣其所措。咄嗟呜呼！厥身已毙，神明消灭，变为异物，幽潜重泉，徒为啼泣。痛夫！举世昏迷，莫能觉悟，不惜其命，若是轻生，彼何荣势之云哉！而进不能爱人知人，退不能爱身知己，遇灾值祸，身居厄地，蒙蒙昧昧，蠢若游魂。哀乎！趋世之士，驰竞浮华，不固根本，忘躯徇物，危若冰谷，至于是也。

余宗族素多，向余二百，建安纪年以来，犹未十稔，其死亡者，三分有二，伤寒十居其七。感往昔之沦丧，伤横夭之莫救，乃勤求古训，博采众方，撰用《素问》《九卷》《八十一难》《阴阳大论》《胎胪药录》，并平脉辨证，为《伤寒杂病论》合十六卷，虽未能尽愈诸病，庶可以见病知源。若能寻余所集，思过半矣。

夫天布五行，以运万类，人禀五常，以有五藏；经络府俞，阴阳会通；玄冥幽微，变化难极；自非才高识妙，岂能探其理致哉！上古有神农、黄帝、岐伯、伯高、雷公、少俞、少师、仲文，中世有长桑、扁鹊，汉有公乘阳庆及仓公，下此以往，未之闻也。观今之医，不念思求经旨，以演其所知；各承家技，终始顺旧；省疾问病，务在口给；相对斯须，便处汤药；按寸不及尺，握手不及足；人迎趺阳，三部不参；动数发息，不满五十；短期未知决诊，九候曾无仿佛；明堂阙庭，尽不见察，所谓窥管而已。夫欲视死别生，实为难矣。

孔子云：生而知之者上，学则亚之，多闻博识，知之次也。余宿尚方术，请事斯语。

附文二：《孙子兵法》与医学路线反思

人类与病魔的这场战争已经打了至少 8000 年。医学的战法，无论攻与守，无论整体攻防还是局部战争，无论医疗保障体制还是个体治病，都到了必须好好总结反思的时候了。晋朝以后中医的退化、中西医之争都可以用战法来鉴别衡量。在战法之中，《孙子兵法》是举世公认的"至真至大论"。我们就依据孙子十三篇来辨析。

始计第一

孙子曰：兵者，国之大事，死生之地，存亡之道，不可不察也。

故经之以五事，校之以计而索其情：一曰道，二曰天，三曰地，四曰将，五曰法。道者，令民与上同意也，故可以与之死，可以与之生，而不畏危。天者，阴阳、寒暑、时制也。地者，远近、险易、广狭、死生也。将者，智、信、仁、勇、严也。法者，曲制、官道、主用也。凡此五者，将莫不闻，知之者胜，不知者不胜。

故校之以计而索其情，曰：主孰有道？将孰有能？天地孰得？法令孰行？兵众孰强？士卒孰练？赏罚孰明？吾以此知胜负矣。

将听吾计，用之必胜，留之；将不听吾计，用之必败，去之。计利以听，乃为之势，以佐其外。势者，因利而制权也。兵者，诡道也。故能而示之不能，用而示之不用，近而示之远，远而示之近。利而诱之，乱而取之，实而备之，强而避之，怒而挠之，卑而骄之，佚而劳之，亲而离之。攻其无备，出其不意。此兵家之胜，不可先传也。

夫未战而庙算胜者，得算多也；未战而庙算不胜者，得算少也。多算胜，少算不胜，而况于无算乎！吾以此观之，胜负见矣。

《始计》相当于总体方针。"医者，国之大事，死生之地，存亡之道，不可不察也。"这样表达也很准确吧。"经之以五事"，"道"为第一，天地人为第二，制度类"法"为第三。《始计》就整体攻防提出了两项基本原则：攻其无备，出其不意；未战而庙算。

医疗支出占各国 GDP 的比重越来越大，美国、北欧一些国家等约占 20%；英、法、德、意等约占 15%；而我国约占 6%。在"新型冠状病毒肺炎"疫情突如其来的时候，中国这个投入少、医学相对不那么发达的发展中大国成功控制了疫情；然而意大利的医疗体系被冲垮；英国、瑞典等选择不抵抗的"自然免疫"方式；美国也是实质上的不作为。中国现在的国力当然不能只用 GDP 衡量，然而即使在毛泽东时代也战胜了多次疫情，包括几千年让人类束手无策的血吸虫病。存在即合理，如果"未战而庙算"，显然首先是因为"法"的差别，也就是医疗制度、医药体系的差别。典型的西方发达国家的医疗立法实质是 3 个"垄断"，包括医药研发、试验、批准程序的供给垄断；医药市场即行医制度的需求垄断；医药结算即保险市场的价格垄断。垄断的结果就是导致医疗费用高、隐性腐败严重，同时最大限度地压制创新。美国保险集团与医药巨头已经分掉了 GDP 的最大一块蛋糕，已经到了极限，那美国还如何再增加医疗投入用于民众健康？毛泽东充分重视广大农村充分发挥简易中医药的作用；习近平主席明确指示要求中医药必须加入到抗疫的人民战争中。中医药的廉价、简易、千年经验以及治疗思路都发挥了现代医学不可能达到的作用。

张仲景为了抗疫研发了边角陈粮 + 野菜汤，治病用的药材也不昂贵。毛泽东简化医生培养程序，创造了独一无二的"赤脚医生"制度。许多病本身受限于医学科技能力，各种病的治法也有多种方案，不能为病人"庙算"，患者如何安心治病？心不安，慢性病、重病如何能治愈？

印度这个贫穷的人口大国，走了一条特殊的道路：不保护西方医药集团的专利垄断（仿制），并且依靠多类科技集成创新降低成本。因为科技行业的特点是善于便于科技集成，因此笔者一直在关注印度的班加罗尔科技园如何培育出世界最大的医疗集团"那罗严"，那罗严的成功尤其是低成本有效性，不能简单理解为无专利药，而更应该发现打破垄断的科技创新，在那罗严进行心脏手术的费用只有美国的十分之一。

中医药本是完全开放性的，历史上没有也不需要医疗准入。实际上有记载的几乎所有"名医"都是半路出家或者自学成才。中医院与中医院校制度恰恰把西医的垄断学会了。当然不可能再创新！

所以，新医学的未来改革，首先应该是针对"法"。用科技创新和科技集成来降低成本、提高疗效。医院是公立、私立、个体并不最重要，重要的是不能走西方医药集团垄断和保险垄断的老路。"法"当保镖的三重垄断的必然结果，就是患者家庭无力承担医疗费用，国家医疗财政早晚会像瑞典、美国那样不堪重负。

作战第二

孙子曰：凡用兵之法，驰车千驷，革车千乘，带甲十万，千里馈粮。则内外之费，宾客之用，胶漆之材，车甲之奉，日费千金，然后十万之师举矣。其用战也，胜久则钝兵挫锐，攻城则力屈，久暴师则国用不足。夫钝兵挫锐，屈力殚货，则诸侯乘其弊而起，虽有智者不能善其后矣。故兵闻拙速，未睹巧之久也。夫兵久而国利者，未之有也。故不尽知用兵之害者，则不能尽知用兵之利也。

谋攻第三

孙子曰：夫用兵之法，全国为上，破国次之；全军为上，破军次之；全旅为上，破旅次之；全卒为上，破卒次之；全伍为上，破伍次之。

是故百战百胜，非善之善也；不战而屈人之兵，善之善者也。故上兵伐谋，其次伐交，其次伐兵，其下攻城。攻城之法，为不得已。修橹轒辒，具器械，三月而后成；距堙，又三月而后已。将不胜其忿而蚁附之，杀士卒三分之一，而城不拔者，此攻之灾也。故善用兵者，屈人之兵而非战也，拔人之城而非攻也，毁人之国而非久也，必以全争于天下，故兵不顿而利可全，此谋攻之法也。

故用兵之法，十则围之，五则攻之，倍则分之，敌则能战之，少则能逃之，不若则能避之。故小敌之坚，大敌之擒也。

夫将者，国之辅也。辅周则国必强，辅隙则国必弱。故君之所以患于军者三：不知军之不可以进而谓之进，不知军之不可以退而谓之退，是谓縻军；不知三军之事而同三军之政，则军士惑矣；不知三军之权而同三军之任，则军士疑矣。三军既惑且疑，则诸侯之难至矣。是谓乱军引胜。

故知胜有五：知可以战与不可以战者胜，识众寡之用者胜，上下同欲者胜，以虞待不虞者胜，将能而君不御者胜。此五者，知胜之道也。故曰：知己知彼，百战不殆；不知彼而知己，一胜一负；不知彼不知己，每战必败。

军形第四

孙子曰：昔之善战者，先为不可胜，以待敌之可胜。不可胜在己，可胜在敌。故善战者，能为不可胜，不能使敌之必可胜。故曰：胜可知，而不可为。不可胜者，守也；可胜者，攻也。守则不足，攻则有余。善守者藏于九地之下，善攻者动于九天之上，故能自保而全胜也。见胜不过众人之所知，非善之善者也；战胜而天下曰善，非善之善者也。故举秋毫不为多力，见日月不为明目，闻雷霆不为聪耳。古之所谓善战者，胜于易胜者也。故善战者之胜也，无智名，无勇功，故其战胜不忒。不忒者，其所措胜，胜已败者也。故善战者，立于不败之地，而不失敌之败也。是故胜兵先胜而后求战，败兵先战而后求胜。善用兵者，修道而保法，故能为胜败之政。

兵法：一曰度，二曰量，三曰数，四曰称，五曰胜。地生度，度生量，量生数，数生称，称生胜。故胜兵若以镒称铢，败兵若以铢称镒。称胜者之战民也，若决积水于千仞之溪者，形也。

以上三篇都是在讲战法。《作战第二》先讲明了战而不能胜的严重后果（败就不用说了）。表面看来是费力、费钱，"攻城则力屈，久暴师则国用不足。"相当于西医路线的"anti"战法，研发各种武器弹药对攻；然而真正的悲惨后果却是必然的并发症，比如"炎症瀑布"。因为身心是一个互为一体的系统，打针、吃药或手术失败后果不是仅仅局限于病灶。"夫钝兵挫锐，屈力殚货，则诸侯乘其弊而起，虽有智者不能善其后矣。"如果要避免这种后续反应，就要做到"尽知用兵之害"，而不能只看到"用兵之利"。中药基本都经过了千年以上的验证，西药基本不过几十年。无论动物试验还是人体试验，从逻辑上看就能知道很难验证 10 年或 20 年后的"诸病乘其弊而起"；如果再夹杂商业利益，特别是长周期大成本设计和法律保障的垄断门槛，客观性更加存疑。中药当然不能代替新药创新，但是中药按照先无过，由浅入深变、边用边调的用药路线，比统一用药的大规模标准化商业模式显然更加"能善其后"。

沿着这个逻辑，《谋攻第三》从策略上提出开战之前，最好"不战而屈人之兵，善之善者也。""治未病。"真要动手，也是"上兵伐谋，其次伐交，其次伐兵"。最好先按摩调养，不得已时才用药用针——"其次伐兵"。严重到专家会诊，就是围城强攻了，"其下攻城"，"攻城之法，为不得已"。

放眼当下，我们看到的是医学不断地进步，不断地打败一种又一种"疾病"，但是病越治越多，慢性病等系统性疾病用药总有效就是治不好，为什么？《孙子兵法》告诉你答案："百战百胜，非善之善也。"西方医学与战争策略的弱点就是赢得一个又一个的战术胜利，却会输掉整个战争，比如拿破仑、希特勒的战争过程。正是因为有整体的思路，毛泽东带领贫穷落后的八路军、新四军、志愿军先后"打败"了看似不可能打败的日寇、美帝。笔者本人自治痛风，也正是按照"上兵伐谋"逻辑，先去思虑改变心态；"其次伐交"，通过高尔夫、麻将改变工作生活社交状态；最后调整饮食，勉强算"其次伐兵"吧，因为药食同源，并不用专门服用别嘌醇等，再退一步，宁可用"东革阿里"冷萃取胶囊一类的保健品去尿酸，也好过化学药。如果发展到迫不得已用化学药，也是层层布防，逐步加大药量。"胜兵先胜而后求战，败兵先战而后求胜。善用兵者，修道而保法，故能为胜败之政。"

老子强调的"知"而不病，就是"知己知彼，百战不殆""不知彼而知己，一胜一负。"是典型的只研究自己的特效药，统一用于各类同病的不同之人；"不知彼不知己，每战必败。"就是指误诊和不明药性，既对治病无益，反而会毒害病人，"不知知"的过度医疗就是典型（案例太多，专门研究也很多，造成的医疗事故医患纠纷越发严重）。

《军形第四》把"治未病"的意义做了延伸，即在具体战场上先要预防疾病转移到更重要的病灶。比如典型的三阴病"肿瘤"和"糖尿病"。张仲景治病最关注脾胃战场，但是更强调先下药保住预计转移的下一个更重要战场。不高明的医生总是想着投入更多的药力上前线，尽快消灭敌人于国门，如崇祯在关宁前线投入过多，反而导致脾胃不保，京城（肾藏）丢失。"善战者，先为不可胜，以待敌之可胜。不可胜在己，可胜在敌。故善战者，能为不可胜，不能使敌之必可胜。"道理讲得明白了，却需要医生克服常人都有的人性弱点，主动示弱于病魔。争强好胜之心人皆有之，所以老子才会说"胜人者力""自胜者强"。近代科学革命以来，医学何曾有过自知之明？何曾能示弱于病毒、糖尿病、癌症？都是不知不可为而为之。1918 年的流感还没有搞清楚，实际上所有的流感都还没有特效抗病毒药，其他如乙肝病毒、艾滋病病毒，这么多年仍然无解；可笑的是，

COVID-19 病毒杀到人间，立刻就有"某某德韦"自称神药。张仲景长沙抗疫治肺炎，所有的主方都是立足于先保下一个主战场脾胃与津液生成与循环（保阳气之本），再针对肺部用药，所谓药也没有一味能杀病毒，无非都是用于增强呼吸肌肉力量祛痰而已。只要能让病人保住脾胃，就能生成阳气津液，加上祛痰，就能立于不败（不死）。立于不败，才能慢慢调养靠发汗以及肠道排除垃圾毒素而好转。

兵势第五

孙子曰：凡治众如治寡，分数是也；斗众如斗寡，形名是也；三军之众，可使必受敌而无败者，奇正是也；兵之所加，如以碫投卵者，虚实是也。凡战者，以正合，以奇胜。故善出奇者，无穷如天地，不竭如江海。终而复始，日月是也。死而更生，四时是也。声不过五，五声之变，不可胜听也；色不过五，五色之变，不可胜观也；味不过五，五味之变，不可胜尝也；战势不过奇正，奇正之变，不可胜穷也。奇正相生，如循环之无端，孰能穷之哉！激水之疾，至于漂石者，势也；鸷鸟之疾，至于毁折者，节也。故善战者，其势险，其节短。势如扩弩，节如发机。纷纷纭纭，斗乱而不可乱；浑浑沌沌，形圆而不可败。乱生于治，怯生于勇，弱生于强。治乱，数也；勇怯，势也；强弱，形也。故善动敌者，形之，敌必从之；予之，敌必取之。以利动之，以卒待之。故善战者，求之于势，不责于人故能择人而任势。任势者，其战人也，如转木石。木石之性，安则静，危则动，方则止，圆则行。故善战人之势，如转圆石于千仞之山者，势也。

虚实第六

孙子曰：凡先处战地而待敌者佚，后处战地而趋战者劳。故善战者，致人而不致于人。能使敌人自至者，利之也；能使敌人不得至者，害之也。故敌佚能劳之，饱能饥之，安能动之。出其所不趋，趋其所不意。行千里而不劳者，行于无人之地也；攻而必取者，攻其所不守也。守而必固者，守其所不攻也。故善攻者，敌不知其所守；善守者，敌不知其所攻。微乎微乎，至于无形；神乎神乎，至于无声，故能为敌之司命。进而不可御者，冲其虚也；退而不可追者，速而不可及也。故我欲战，敌虽高垒深沟，不得不与我战者，攻其所必救也；我不欲战，虽画地而守之，敌不得与我战者，乖其所之也。故形人而我无形，则我专而敌分。我专为一，敌分为十，是以十攻其一也。则我众敌寡，能以众击寡者，则吾之所与战者约矣。吾所与战之地不可知，不可知则敌所备者多，敌所备者多，则吾所与战者寡矣。故备前则后寡，备后则前寡，备左则右寡，备右则左寡，无所不备，则无所不寡。寡者，备人者也；众者，使人备己者也。故知战之地，知战之日，则可千里而会战；不知战之地，不知战日，则左不能救右，右不能救左，前不能救后，后不能救前，而况远者数十里，近者数里乎？以吾度之，越人之兵虽多，亦奚益于胜哉！故曰：胜可为也。敌虽众，可使无斗。故策之而知得失之计，候之而知动静之理，形之而知死生之地，角之而知有余不足之处。故形兵之极，至于无形。无形则深间不能窥，智者不能谋。因形而措胜于众，众不能知。人皆知我所以胜之形，而莫知吾所以制胜之形。故其战胜不复，而应形于无穷。夫兵形象水，水之行避高而趋下，兵之形避实而击虚；水因地而制流，兵因敌而制胜。故兵无常势，水无常形。能因敌变化而取胜者，谓之神。故五行无常胜，四时无常位，日有短长，月有死生。

　　《兵势第五》与《虚实第六》，很类似《素问》中的"奇桓""权衡"与"虚实"，都是强调阴阳变化。"终而复始，日月是也。死而更生，四时是也。声不过五，五声之变，不可胜听也；色不过五，五色之变，不可胜观也；味不过五，五味之变，不可胜尝也。""故五行无常胜，四时无常位，日有短长，月有死生"，这些也都可以转换成《素问》语言。

　　这两篇最重要的道理就是"善战者，求之于势，不责于人"，不能以药症思想当医生，更不能寄托希望于一剂而愈的神药。"势"就是态势和趋势，重在调整状态，引导趋势。比如，中医常说的重病患者往往脾胃很差，如果调整到脾胃恢复，想吃东西了，有"胃气"就有"生气"；再如，张仲景治疗糖尿病的四逆汤与四逆散，都在求"逆"其"势"。"兵无常势，水无常形。能因敌变化而取胜者，谓之神。"这句话既是对大型垄断药企一药治百病的批判，也是对后世中医积攒病例与药方，死记硬背照方抓药的批判。这样无论是打仗还是治病都会失败，除非敌人不强，像抓个小毛贼打个小股散兵游勇之类。因为，"战势不过奇正，奇正之变，不可胜穷也。奇正相生，如循环之无端，孰能穷之哉！"孙思邈、李时珍，无论是千金方还是万金方，"孰能穷之哉"。

"穷之"正是精准医疗的理想。目前的医学科技，最不能"穷之"的就是各种各样的癌症。恶性肿瘤就是人们所说的癌症，它是一百多种相关疾病的统称，目前是根据他们起始的器官或细胞类型来命名的。人类为什么会患上癌症？首先是因为有癌细胞，癌细胞本身由自身细胞变异而来。目前医学认为导致细胞癌变的致病因子有三类：物理治病因子，如X射线、电离辐射；化学致癌因子，如亚硝酸盐、黄曲霉毒素；病毒致癌因子，如乙型肝炎病毒、疱疹病毒。前沿的基因科技认识到"p53"是一种可以阻止受损伤 DNA 复制的基因，如果 p53 失效，细胞就会获得像干细胞一样的永久生存性。癌细胞是生命的终点，干细胞是生命的起点，但是 p53 如何决定细胞向好或者坏转变呢？现代医学还发现几乎人人体内都会产生癌细胞，那为何有人得癌有人健康？

与病毒一样，如果人类在可以预见的未来不能"穷之"，或者至少目前不能"穷之"，为什么现代医学的教科书敢于对病人轻动刀兵？首先人类应当认识到"终而复始，日月是也。死而更生，四时是也"。人的老化是必然，至于老化后得什么"癌"重要吗？年轻人以及中医所说"表"位置的癌相对容易治愈，如肺脏、肠道、胃、皮肤等；老年人与入里的癌，如三阴的肝、肾基本无治。这就是不可逆的"势"。对这类病人强行治疗，不如保守治疗，把资源用在更多保障末年的质量与死亡的尊严上，这个问题已经越来越被认识到。另一个问题是，癌细胞一样依赖环境生长，比如怕氧，消耗能量多于正常细胞几倍之类。医学如果在内环境加大研究与疗法是否更有效？如果年轻人"阳气"尚存，津液能有效循环，轻易地动手术割掉甲状腺之类的行为是否可取？本身所谓有效并非决定于手术，而是病人本身的状态；同时病因未除还会再生，加上切除部分再无系统协调功能。

总之，攻不在其因，守失其根本，这不正是孙子所谓的"故知战之地，知战之日，则可千里而会战；不知战之地，不知战日，则左不能救右，右不能救左，前不能救后，后不能救前，而况远者数十里，近者数里乎！"吗？

军争第七

孙子曰：凡用兵之法，将受命于君，合军聚众，交和而舍，莫难于军争。军争之难者，以迂为直，以患为利。故迂其途，而诱之以利，后人发，先人至，此知迂直之计者也。军争为利，军争为危。举军而争利则不及，委军而争利则辎重捐。是故卷甲而趋，日夜不处，倍道兼行，百里而争利，则擒三将军，劲者先，疲者后，其法十一而至；五十里而争利，则蹶上将军，其法半至；三十里而争利，则三分之二至。是故军无辎重则亡，无粮食则亡，无委积则亡。故不知诸侯之谋者，不能豫交；不知山林、险阻、沮泽之形者，不能行军；不用乡导者，不能得地利。故兵以诈立，以利动，以分和为变者也。故其疾如风，其徐如林，侵掠如火，不动如山，难知如阴，动如雷震。掠乡分众，廓地分利，悬权而动。先知迂直之计者胜，此军争之法也。《军政》曰："言不相闻，故为之金鼓；视不相见，故为之旌旗。"夫金鼓旌旗者，所以一民之耳目也。民既专一，则勇者不得独进，怯者不得独退，此用众之法也。故夜战多金鼓，昼战多旌旗，所以变人之耳目也。三军可夺气，将军可夺心。是故朝气锐，昼气惰，暮气归。善用兵者，避其锐气，击其惰归，此治气者也。以治待乱，以静待哗，此治心者也。以近待远，以佚待劳，以饱待饥，此治力者也。无邀正正之旗，无击堂堂之陈，此治变者也。故用兵之法，高陵勿向，背丘勿逆，佯北勿从，锐卒勿攻，饵兵勿食，归师勿遏，围师遗阙，穷寇勿迫，此用兵之法也。

前篇《兵势第五》说要"攻而必取者，攻其所不守也。守而必固者，守其所必攻也。故善攻者，敌不知其所守；善守者，敌不知其所攻。微乎微乎，至于无形；神乎神乎，至于无声，故能为敌之司命"。"司命"的关键是"攻其所不守""守其所必攻"。病魔就没有智慧？当它抛出发烧、咳嗽、腹泻、疼痛等让人感到很难受的"病症"时，正是医生要投入药力"军争"于表或里的时刻。"锐卒勿攻，饵兵勿食"，如果医生把"表症"当病毒抛出的"饵兵"消灭了，结果会怎样？"归师勿遏，围师遗阙，穷寇勿迫，此用兵之法"，也是用药之法，正是《素问》与《伤寒杂病论》的引导病邪离开人体即胜的打法，而不用赶尽杀绝。因此在身体内被迫用"毒药"时，特别要求随着病症减轻立刻阶段性减药。这一点正是现代医学"指标"治病很难做到的。

　　"误诊"是非常可怕，而又没有有效解决的一个医学老问题。国外有报道美国、以色列医生罢工期间，全国死亡率反而下降。以上各篇都要求降低"误诊率"，要从各个方面知己知彼，要把"微乎微乎，至于无形；神乎神乎，至于无声"的各种要素通盘"庙算"，多么地不容易啊！所以孙武在结尾的第十三篇提供了答案：《用间》。"相守数年，以争一日之胜"，林彪、左宗棠都强调缓进急攻，目标是"先知"，便是此意。"明君贤将，所以动而胜人，成功出于众者，先知也。""此兵之要，三军之所恃而动也。"《用间》类似中医的五运六气、望、闻、问、切以及现代医学的各种诊断技术。重点是不能指标断病，一定要多类别互相验证。传统中医技术落后，现代医学强于也过于依赖设备仪器，而忽略了更多个性化的特征（地理、职业、社会关系等）。"故三军之事，莫亲于间，赏莫厚于间，事莫密于间。"《用间》强调"用间有五"，而且要"五间俱起"，全面考察：有乡间，有内间，有反间，有死间，有生间。"非微妙不能得间之实""微哉微哉，无所不用间"，这样才能成为伊尹、姜子牙一样的"名医"。

九变第八

　　孙子曰：凡用兵之法，将受命于君，合军聚合。泛地无舍，衢地合交，绝地无留，围地则谋，死地则战，途有所不由，军有所不击，城有所不攻，地有所不争，君命有所不受。故将通于九变之利者，知用兵矣；将不通九变之利，虽知地形，不能得地之利矣；治兵不知九变之术，虽知五利，不能得人之用矣。是故智者之虑，必杂于利害，杂于利而务可信也，杂于害而患可解也。是故屈诸侯者以害，役诸侯者以业，趋诸侯者以利。故用兵之法，无恃其不来，恃吾有以待之；无恃其不攻，恃吾有所不可攻也。故将有五危，必死可杀，必生可虏，忿速可侮，廉洁可辱，爱民可烦。凡此五者，将之过也，用兵之灾也。覆军杀将，必以五危，不可不察也。

本篇讲了两个道理：一个是"将受命于君；君命有所不受"，这一点现代医学做得很权威了。另一个道理很重要，所谓"通于九变""智者之虑，必杂于利害"，实际上这段内容与后面《行军第九》《地形第十》《九地篇第十一》《火攻篇第十二》，都是讲天时、地利、人和"三螺旋"的，本书第二章有更详细解释。

行军第九

孙子曰：凡处军相敌，绝山依谷，视生处高，战隆无登，此处山之军也。绝水必远水，客绝水而来，勿迎之于水内，令半渡而击之，利；欲战者，无附于水而迎客，视生处高，无迎水流，此处水上之军也。绝斥泽，唯亟去无留，若交军于斥泽之中，必依水草而背众树，此处斥泽之军也。平陆处易，右背高，前死后生，此处平陆之军也。凡此四军之利，黄帝之所以胜四帝也。凡军好高而恶下，贵阳而贱阴，养生而处实，军无百疾，是谓必胜。丘陵堤防，必处其阳，而右背之，此兵之利，地之助也。上雨，水流至，欲涉者，待其定也。凡地有绝涧、天井、天牢、天罗、天陷、天隙，必亟去之，勿近也。吾远之，敌近之；吾迎之，敌背之。军旁有险阻、潢井、蒹葭、小林、翳荟者，必谨覆索之，此伏奸之所处也。敌近而静者，恃其险也；远而挑战者，欲人之进也；其所居易者，利也；众树动者，来也；众草多障者，疑也；鸟起者，伏也；兽骇者，覆也；尘高而锐者，车来也；卑而广者，徒来也；散而条达者，樵采也；少而往来者，营军也；辞卑而备者，进也；辞强而进驱者，退也；轻车先出居其侧者，陈也；无约而请和者，谋也；奔走而陈兵者，期也；半进半退者，诱也；杖而立者，饥也；汲而先饮者，渴也；见利而不进者，劳也；鸟集者，虚也；夜呼者，恐也；军扰者，将不重也；旌旗动者，乱也；吏怒者，倦也；栗马肉食者，军无悬瓿，不返其舍者，穷寇也；谆谆翕翕，徐与人言者，失众也；数赏者，窘也；数罚者，困也；先暴而后畏其众者，不精之至也；来委谢者，欲休息也。兵怒而相迎，久而不合，又不相去，必谨察之。兵非贵益多也，惟无武进，足以并力、料敌、取人而已。夫惟无虑而易敌者，必擒于人。卒未亲而罚之，则不服，不服则难用。卒已亲附而罚不行，则不可用。故合之以文，齐之以武，是谓必取。令素行以教其民，则民服；令素不行以教其民，则民不服。令素行者，与众相得也。

地形第十

孙子曰：地形有通者、有挂者、有支者、有隘者、有险者、有远者。我可以往，彼可以来，曰通。通形者，先居高阳，利粮道，以战则利。可以往，难以返，曰挂。挂形者，敌无备，出而胜之，敌若有备，出而不胜，难以返，不利。我出而不利，彼出而不利，曰支。支形者，敌虽利我，我无出也，引而去之，令敌半出而击之利。隘形者，我先居之，必盈之以待敌。若敌先居之，盈而勿从，不盈而从之。险形者，我先居之，必居高阳以待敌；若敌先居之，引而去之，勿从也。远形者，势均难以挑战，战而不利。凡此六者，地之道也，将之至任，不可不察也。凡兵有走者、有驰者、有陷者、有崩者、有乱者、有北者。凡此六者，非天地之灾，将之过也。夫势均，以一击十，曰走；卒强吏弱，曰驰；吏强卒弱，曰陷；大吏怒而不服，遇敌怼而自战，将不知其能，曰崩；将弱不严，教道不明，吏卒无常，陈兵纵横，曰乱；将不能料敌，以少合众，以弱击强，兵无选锋，曰北。凡此六者，败之道也，将之至任，不可不察也。夫地形者，兵之助也。料敌制胜，计险隘远近，上将之道也。知此而用战者必胜，不知此而用战者必败。故战道必胜，主曰无战，必战可也；战道不胜，主曰必战，无战可也。故进不求名，退不避罪，唯民是保，而利于主，国之宝也。视卒如婴儿，故可以与之赴深溪；视卒如爱子，故可与之俱死。厚而不能使，爱而不能令，乱而不能治，譬若骄子，不可用也。知吾卒之可以击，而不知敌之不可击，胜之半也；知敌之可击，而不知吾卒之不可以击，胜之半也；知敌之可击，知吾卒之可以击，而不知地形之不可以战，胜之半也。故知兵者，动而不迷，举而不穷。故曰：知彼知己，胜乃不殆；知天知地，胜乃可全。

九地篇第十一

孙子曰：用兵之法，有散地，有轻地，有争地，有交地，有衢地，有重地，有圮地，有围地，有死地。诸侯自战其地，为散地；入人之地而不深者，为轻地；我得则利，彼得亦利者，为争地；我可以往，彼可以来者，为交地；诸侯之地三属，先至而得天下之众者，为衢地；入人之地深，背城邑多者，为重地；行山林、险阻、沮泽，凡难行之道者，为圮地；所由入者隘，所从归者迂，彼寡可以击吾之众者，为围地；疾战则存，不疾战则亡者，为死地。

是故散地则无战，轻地则无止，争地则无攻，交地则无绝，衢地则合交，重地则掠，圮地则行，围地则谋，死地则战。

所谓古之善用兵者，能使敌人前后不相及，众寡不相恃，贵贱不相救，上下不相收，卒离而不集，兵合而不齐。

合于利而动，不合于利而止。

敢问："敌众整而将来，待之若何？"曰："先夺其所爱，则听矣。"兵之情主速，乘人之不及，由不虞之道，攻其所不戒也。

凡为客之道：深入则专，主人不克；掠于饶野，三军足食；谨养而勿劳，并气积力；运兵计谋，为不可测。投之无所往，死且不北。死焉不得，士人尽力。

兵士甚陷则不惧，无所往则固，深入则拘，不得已则斗。是故其兵不修而戒，不求而得，不约而亲，不令而信，禁祥去疑，至死无所之。吾士无余财，非恶货也；无余命，非恶寿也。令发之日，士卒坐者涕沾襟，偃卧者涕交颐，投之无所往，诸、刿之勇也。

故善用兵者，譬如率然。率然者，常山之蛇也。击其首则尾至，击其尾则首至，击其中则首尾俱至。敢问："兵可使如率然乎？"曰："可。"夫吴人与越人相恶也，当其同舟而济，遇风，其相救也如左右手。是故方马埋轮，未足恃也；齐勇若一，政之道也；刚柔皆得，地之理也。故善用兵者，携手若使一人，不得已也。

将军之事，静以幽，正以治。能愚士卒之耳目，使之无知；易其事，革其谋，使人无识；易其居，迁其途，使人不得虑。帅与之期，如登高而去其梯；帅与之深入诸侯之地，而发其机，焚舟破釜，若驱群羊，驱而往，驱而来，莫知所之。

聚三军之众，投之于险，此谓将军之事也。九地之变，屈伸之利，人情之理，不可不察。

凡为客之道，深则专，浅则散。去国越境而师者，绝地也；四通者，衢地也；入深者，重地也；入浅者，轻地也；背固前隘者，围地也；无所往者，死地也。

是故散地，吾将一其志；轻地，吾将使之属；争地，吾将趋其后；交地，吾将谨其守；衢地，吾将固其结；重地，吾将继其食；圮地，吾将进其途；围地，吾将塞其阙；死地，吾将示之以不活。

故兵之情，围则御，不得已则斗，过则从。

是故不知诸侯之谋者，不能预交；不知山林、险阻、沮泽之形者，不能行军；不用乡导者，不能得地利。四五者不知一，非霸王之兵也。夫霸王之兵，伐大国，则其众不得聚；威加于敌，则其交不得合。是故不争天下之交，不养天下之权，信己之私，威加于敌，故其城可拔，其国可隳。施无法之赏，悬无政之令，犯三军之众，若使一人。犯之以事，勿告以言；犯之以利，勿告以害。投之亡地然后存，陷之死地然后生。夫众陷于害，然后能为胜败。

故为兵之事，在于顺详敌之意，并敌一向，千里杀将，是谓巧能成事也。

是故政举之日，夷关折符，无通其使，厉于廊庙之上，以诛其事。敌人开阖，必亟入之。先其所爱，微与之期。践墨随敌，以决战事。是故始如处女，敌人开户；后如脱兔，敌不及拒。

火攻篇第十二

孙子曰：凡火攻有五，一曰火人，二曰火积，三曰火辎，四曰火库，五曰火队。

行火必有因，烟火必素具。发火有时，起火有日。时者，天之燥也；日者，月在箕、壁、翼、轸也，凡此四宿者，风起之日也。

凡火攻，必因五火之变而应之。火发于内，则早应之于外。火发而兵静者，待而勿攻。极其火力，可从而从之，不可从而止。火可发于外，无待于内，以时发之。火发上风，无攻下风。昼风久，夜风止。凡军必知有五火之变，以数守之。

故以火佐攻者明，以水佐攻者强。水可以绝，不可以夺。

夫战胜攻取，而不修其功者，凶，命曰费留。故曰：明主虑之，良将修之。非利不动，非得不用，非危不战。

主不可以怒而兴师，将不可以愠而致战。合于利而动，不合于利而止。怒可以复喜，愠可以复悦，亡国不可以复存，死者不可以复生。故明君慎之，良将警之，此安国全军之道也。

用间篇第十三

孙子曰：凡兴师十万，出征千里，百姓之费，公家之奉，日费千金；内外骚动，怠于道路，不得操事者七十万家。相守数年，以争一日之胜，而爱爵禄百金，不知敌之情者，不仁之至也，非民之将也，非主之佐也，非胜之主也。故明君贤将，所以动而胜人，成功出于众者，先知也。先知者，不可取于鬼神，不可象于事，不可验于度，必取于人，知敌之情者也。

故用间有五：有乡间，有内间，有反间，有死间，有生间。五间俱起，莫知其道，是谓神纪，人君之宝也。乡间者，因其乡人而用之；内间者，因其官人而用之；反间者，因其敌间而用之；死间者，为诳事于外，令吾间知之，而传于敌间也；生间者，反报也。

故三军之事，莫亲于间，赏莫厚于间，事莫密于间。非圣智不能用间，非仁义不能使间，非微妙不能得间之实。微哉！微哉！无所不用间也。

间事未发，而先闻者，间与所告者皆死。凡军之所欲击，城之所欲攻，人之所欲杀，必先知其守将、左右、谒者、门者、舍人之姓名，令吾间必索知之。必索敌人之间来间我者，因而利之，导而舍之，故反间可得而用也。因是而知之，故乡间、内间可得而使也；因是而知之，故死间为诳事，可使告敌；因是而知之，故生间可使如期。五间之事，主必知之，知之必在于反间，故反间不可不厚也。

昔殷之兴也，伊挚在夏；周之兴也，吕牙在殷。故惟明君贤将，能以上智为间者，必成大功。此兵之要，三军之所恃而动也。

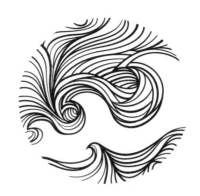

【第二章】

天地人三螺旋

　　《黄帝内经》《伤寒杂病论》均以阴阳三螺旋作为生命哲学的基石，以此阐述生理、病理和医理。"天人合一""阴阳平衡"和《易经》一样，既是中华千年文明之根，也是中华民族安身立命之本。自古医卜并行，《黄帝内经》是否根据《易经》所作无可考证。中医与《易经》的高度关联，早已是共识，从古至今相关的论述很多。但关联或一致的核心是什么？当然是"道"；但再问"道"是什么？纷纷的回答是阴阳、五行、六爻。世界人民听不懂，但中国人就真的听懂了吗？所有的文明，只有一个共同语言：逻辑。中医与《易经》也要归纳出清晰的共同"逻辑"，才能理解、知"道"。这个逻辑就是"三螺旋"，就是岐伯说的"夫道者，上知天文，下知地理，中知人事。"这个逻辑运用在国家政权组织中就是《周易》理论；运用在军事上就是《六韬》和《孙子兵法》理论；运用在医学上就是《黄帝内经》和《伤寒杂病论》理论。

一、中医与天地人三螺旋思想

生命首先由基因决定，基因支持着生命的基本构造和性能，储存着生命的种族、血型、孕育、生长、凋亡等过程的全部信息。生物体的生、长、衰、病、老、死等一切都与基因有关，它也是决定生命健康的基本内在因素，通过基因芯片分析人类基因组，可找出致病的遗传基因。1966 年，人类破译遗传密码 DNA，发现与《周易》象数完全对应：基因就是"天极"；"两仪"对应"两类碱基"；"四象"对应"四种核苷酸"。"三爻"依两仪形成"八卦"，对应"密码子"依两类碱基分为"八类"，六十四卦对应六十四个密码。DNA 分子由两条很长的糖链，通过碱基对像梯子一样结合在一起，并环绕自身中轴形成一个双螺旋。在形成稳定螺旋结构的碱基对中共有四种不同碱基：adenine 腺嘌呤、thymine 胸腺嘧啶、cytosine 胞嘧啶和 guanine 鸟嘌呤。密码子（codon）是指信使 RNA 分子（即 mRNA）中每相邻的三个核苷酸编成一组，在蛋白质合成时的规律：信使 RNA 分子上的三个碱基决定一个氨基酸。RNA 的四种碱基，每三个碱基的开始两个决定一个氨基酸。因此，碱基的组合产生了六十四种密码子，即是六十四种碱基的组合。人与人之间的基因是大致相同的，只有 8% 的基因差异。地球上已知绝大部分生物的遗传密码均非常接近，那就是有一个共同的"天"和"玄牝"（后文论述就是在天即太空合成的星际粒子，包含大量 DNA）。所以《素问·生气通天论》说："通天者生之本。"

《黄帝内经·上古天真论》："上古之人，其知道者，法于阴阳，和于术数。"阴阳生化是打开《周易》和《黄帝内经》大门的钥匙。《黄帝内经·上古天真论》说："男不过尽八八，女不过尽七七，而天地之精气皆竭矣。""八八六十四"正是一个循环周期的定数。《黄帝内经》的八八六十四不是寿命，而是生殖期的生命循环。《黄帝内经》中第一次提到了天癸，天是先天，癸是男性的精子和女性的卵子。《黄帝内经》理论认为，女人十四岁排卵，四十九岁，停止排卵；男人十六岁开始产生精子，五十六岁，射不出精子了；所以女人从十四岁到四十九岁，男人从十六岁到五十六岁是生育的可能期。《黄帝内经》也说有些人的性周期更长，但一般不可能超过男人的六十四岁，女人的四十九岁，只有极少数人才有可能老来得子。按照《黄帝内经》的说法，人的"寿命"而不是生殖期可以活到百岁。"百岁，五藏皆虚，神气皆去，形骸独居而终矣。"

因为达尔文进化论只关注在地上的进化，刻意回避了上天的视角与作用，"三螺旋"理论认为：生物体（人）、环境（地）和基因（天），不是适应与淘汰的机械辩证法，而是三方互相影响螺旋上升的关系。

生命，要比已知的、甚至想象的都更为复杂。美国遗传学家理查德·列万廷（Richard Lewontin），最先使用三螺旋来模式化基因、组织和环境之间的关系，在《三螺旋：基因、生物体和环境》中，总结了他的生物哲学思想，他既反对基因决定论，也反对环境决定论。遗传决定论认为有了基因组序列就可以计算生命现象，理查德指出生物体的发育过程，并不仅仅是基因程序依次展开的固定过程，即使将环境因素考虑进去也不够，分子之间的随机反应也有重要影响。换个说法，生物体不是计算出来的，它不根据基因信息进行计算，也不根据基因信息和环境的反应结果进行计算，生命过程包含有相当重大的随机因素。基因有两个特点，一是能复制，保持生物的基本特征；二是会突变，突变大多会致病，另一部分是非致病突变。非致病突变使生物可以在自然选择中选择出最适合自然的个体。理查德指出，并不存在一个既定的"生态空间"等待生物体去适应，环境离开了生物体是不存在的。生物体不仅适应环境，而且选择、创造、改变它们所生存的环境，这种能力是写入了基因的。基因和环境都是生物体的因，而生物体又是环境的因。总而言之，基因、生物体和环境，这三者就像三条螺旋缠在了一起，都互为因果。这种生命观，是不是很眼熟？对，他就是《易经》所述的天、地、人三螺旋和《黄帝内经》人的藏和生理生命系统、天地环境、基因的三螺旋。

"子曰：夫易之生人、鸟兽、万物、昆虫、各有以生。或奇或偶，或飞或行，而莫知其情，唯达道德者，能原本之矣。天一，地二，人三，三三而九。"《大戴礼记·易本命》记载的这段话也见于《淮南子·墬形训》和《孔子家语·执辔》，三处意思相同而用词稍异。《易本命》认为为孔子所讲，《孔子家语》认为是子夏所言。《易本命》是从"易道"的高度来阐发性命之理。《周易·系辞》："六爻之动，三极之道也。"（三螺旋）三极，即天、地、人三才，就是"基因、环境和生物体"。太极（天）就是宇宙万物万象共同的本源（老子称它为"混沌"）。《周易·系辞》说："一阴一阳之谓道。"此阴阳之道是三点螺旋升级的道，侧重"变易"，与西方的物质概念机械阴阳是根本不同的。西方哲学基础《圣经》把"天"或"上帝"人格化，有了感情倾向，与老子说的把万物一视同仁都当刍狗不一样，因此源于《圣经》的西方文明排他，源于《周易》的中华文明是包容的。科学文明是"地"的文明，如果不与"人性"螺旋结合，很难指导人类，比如医学只能把人看成"地"的一部分，没有"人性"的话那就如动物一样。

"天、地、人"的"地"，本质是人类生存活动的空间，或者叫作"外环境"。这个外环境是不断扩大的，祖先生活的主要是土"地"，现在扩展到了有限的太空。《周易》中《坤》卦的主题，准确的描述即综合生存环境，古代以地为代表，现代内涵更丰富。地上主要是"物"，无机物质吻合物理化学、有机生物也基本吻合进化论。《黄帝内经》很明确地定义"地"的作用就是"化"（夫变化之为用也，在天为玄，在人为道，在地为化）。无机物质循环的化就是化学、有机生物运动的化就是进化。这确实是中华停滞甚至倒退的时候，西方科学文明，对三螺旋中"地"与"化"的伟大贡献。

不仅人体以及地表生物体被三螺旋调控，生活人体内部的细菌、病毒一样处在三螺旋之中，人体的内环境就是细菌、病毒的外环境，调节人体内环境也是控制细菌、病毒的办法。细菌、病毒也有"表、里"，病毒本身的外环境更小。病毒本身无生命，占据细胞核后控制了宿主细胞，替代了原来细胞的基因指令。对于病毒，细胞结构以及细胞外人体内环境都是它的"外环境"。细胞结构中，细胞器膜和细胞膜、核膜等结构，共同构成细胞的生物膜系统。细胞的生物膜系统在细胞的生命活动中起着极其重要的作用。细胞膜使细胞具有一个相对稳定的内环境，同时决定着细胞与环境之间的物质循环、能量传递和信息传递。广阔的膜面积为酶提供了大量的附着点，也为各种化学反应创造了条件。中医的平衡治病，归根结底就是要调整内环境与外环境，再归根结底，都是调整人与病毒的"外环境"。

门捷列夫 1869 年发明了元素周期表。将当时已知的六十三种元素依原子大小排行（一行一周期），根据相似性质组列（一列一族）。七行八列形象地体现元素周期律。这张表类似阴阳四象的八卦排列，在无机物质领域把一些看似不相关的元素的性质分了阴阳，找出了所有无机物质的物化递进规律，从而揭示了物质世界的秘密，成为近现代物质科学的基石。如同阴阳原理，原子半径由左到右依次减小，从上到下依次增大。同一周期的元素从左到右金属性递减，非金属性递增；同一主族元素从上到下金属性递增，非金属性递减。元素的金属性越强，其最高价氧化物的水化物的碱性越强；元素的非金属性越强，最高价氧化物的水化物的酸性越强。已经有很多人把元素周期表与八卦倒着玩，把汉字改成数字，把八个卦位按二进制写成从 0 ~ 7 即可（网上很多，读者自查）。门捷列夫利用周期表成功地预测了当时尚未发现的镓、钪、锗元素。

1982 年，法国物理学家艾伦在实验中证实微观粒子之间存在"量子纠缠"。有共同来源的两个微观粒子，分开多远都一直保持纠缠关系，扰动一个，另一个立即有反应。量子纠缠理论已确证所有的物质都互有关联，纠缠于整合为一的咬合关系中。"合一"的英文原文是 at-one-ment，在基督教教义中是与上帝合一的意思，合起来 atonement 就是"救赎"，也可以理解成就是道家的"万法归一"和佛学的"不二法门"。量子物理科学家玻尔将"太极图"作为族徽，因为他一生最大成就是发现了"并协原理"或"互补原理"。这个量子物理原理与三螺旋生命理论，与《周易》揭示的"天、地、人"或"阴阳三螺旋"完全一致，那意味着"宇宙"的生命之源也是"天"。霍金说宇宙 =0=-1+1。"0"就是混沌与无，"阴"和"阳"当然也可以写成"-1"和"+1"。

从基因学、量子物理的进步，再来理解《黄帝内经》天元纪："夫变化之为用也，在天为玄，在人为道，在地为化。化生五味，道生智，玄生神。"

玄是水的一种状态，包括漩涡与颜色。《说文解字》说："玄，幽远也，黑而有赤色者为玄。"甲骨文与金文的"玄"，字形像一个葫芦。"玄"有三层意思：其一，黑里透红就是玄色；其二，遥远；其三，高深莫测，奥妙。"玄"有时代表宇宙本体，这是古人对水的一种崇拜。水的漩涡奥妙、神奇、深不可测，看起来是黑色的。五行里水神就叫"玄冥"（金神蓐收、木神勾芒、水神玄冥、火神祝融、土神后土）。"上善若水"，崇拜水与漩涡发展成哲学就是道家理论。道家把"玄"作为他们的最高哲学范畴，太极图就是一个旋涡或者玄。老子说"玄之又玄，众妙之门。"如果按照DNA来理解，就是"梯形自螺旋""密码子三螺旋"，或"天（基因）、地（环境）、人（生物体）三螺旋"。"玄"字也可以看成道家法器"葫芦"的象形，代表最简单版本的两层三螺旋。

黄帝问曰："呜呼，远哉！天之道也，如迎浮云，若视深渊尚可测，迎浮云莫知其极。"（《素问·六微旨大论》）看着像孔子对老子的评价。

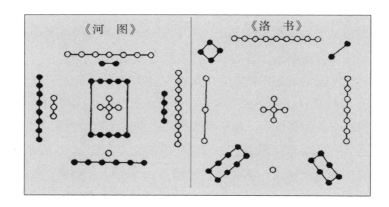

《黄帝内经》："天谷元神，守之自真。"老子描述"谷神不死，是谓玄牝。玄牝之门，是谓天地根。绵绵若存，用之不勤。"在《河图》《洛书》中，"玄牝"特指河图内五圆中心，所谓图由中起，万物万象起于"玄"这个河图之中心。河图由中间之玄牝定四方四门。四方即震、兑、离、坎（东、西、南、北）；四门为巽、乾、艮、坤（东南、西北、东北、西南）。从数学上理解，"玄牝"=5，洛书各线数字之和"15"，5×3=15，15×3=45（所有数字之和），此中"3"代表变。周公根据"15"设定日影长度标准，找到地中，并且成周城"长8宽7"（"15"被汉唐长安的边长以及明清北京中轴线长度继承沿用）。"老周家"有家传"风水"学，"地中""天极"，包括《黄帝内经》的"人极""人中""天谷元神"都是同一"中极"或"太极"原理。

上图就是传说的"河图洛书"，正式定版来自朱熹的《周易正义》。孔子第一个从哲学角度阐述《周易》为先圣，周公作为原创叫"元圣"朱熹被称为亚圣。图中这些黑白圆圈都是数字。从数学角度，他们本身并不神秘。《河图》的内圈圆是"12345"；外圈圆是"6789，10"。内圈各数字分别+5，就等于外圈。"五行"的起源就是 12345 代表东、南、西、北、中，而且是"5"进制。《河图洛书》的排列是 123456789，没有"10"，同时把数字按阴阳（黑白）分成两组，奇数 13579 与偶数 2468 相间，"阴阳五行""八卦"自然产生。大禹的"九洲""洪范九筹"依《洛书》的"9"产生，从空间描述上比"8"更全面。

《黄帝内经》在《素问·六节藏象论》以及《素问·三部九候论》阐述"九脏"结构以及"三部九候"诊疗时显然引用了《河图洛书》的数字哲学对应，而且强调："此上帝所秘，先师传之也。"

> 《六节藏象论》："帝曰：余已闻天度矣，愿闻气数何以合之？岐伯曰：天以六六为节，地以九九制会（六与九都是六爻的极点）；天有十日，日六竟而周甲，甲六复而终岁，三百六十日法也。夫自古通天者，生之本，本于阴阳。其气九州、九窍，皆通乎天气，故其生五，其气三，三而成天，三而成地，三而成人，三而三之，合则为九，九分为九野，九野为九脏，故形脏四，神脏五，合为九脏以应之也。"
>
> 《三部九候论》："岐伯曰：天地之至数，始于一，终于九焉。一者天，二者地，三者人，因而三之，三三者九，以应九野。故人有三部，部有三候，以决死生，以处百病，以调虚实，而除邪疾（老子的一二三）。"
>
> 《生气通天论》"通天者生之本，本于阴阳。""故其生五，其气三"，就是"5"与"3"，"三而成天，三而成地，三而成人"。换一个说法，就是"三螺旋"生成一切。

朱熹哲学即理学导致的中华文明倒退早被批判，他所依据传播的《河图洛书》是不是正版？遗漏了什么？汉代以前认为河图与两条巨龙有关。

《河图挺佐辅》说黄帝曾梦见两条巨龙叫"录图"。《墨子·非攻》中"河出绿图"，就是"河出箓图"，"绿""箓"借字指符箓之图。朱熹派门徒蔡季通远赴彝区蜀地访得三幅图，蔡季只给了朱熹两幅，没有给《太极图》；而古彝文文献《玄通大书》列有多幅"太极图"图像，古彝文写作"宇宙"。《玄通大书》"太极图"所画的正是两条回环盘绕的龙，其实就是伏羲女娲纠缠图。这张图信息量极大，除了基因螺旋，上为日、下为月、背景群星（阴阳五行），头部的圆形是对于太阳运动周期的描绘，而尾部的圆形是对于月亮运动周期的描绘；背景星星，就是《河图洛书》中的"圈圈"。神奇的是男女二人各拿规、尺，明确表达用几何与数学进行描述的想法。更有人认为这是发起欧洲启蒙运动与科学革命的神秘组织"共济会"的标识来源。圆规曲尺对繁乱的星象整理出次序与规律并用数字记录描绘出来，人类的一切科学都是源自数学和天文学。从无序中寻找有序，就是对世界运动规律的探索，它的直接应用就是天文历法。1983 年，联合国教科文组织的杂志《国际社会科学》以"化生万物"为名，在首页插图上刊登了一幅伏羲女娲交尾图。生物学家说伏羲女娲图是 DNA 双螺旋；量子力学家解析为量子纠缠，因为量子纠缠也是这样一个螺旋结。螺旋反映了伏羲女娲的天文学理论："玄之又玄，众妙之门。"用哲学的语言说：螺旋式上升是宇宙的基本规律。

"河出图，洛出书，圣人则之。""圣人则之"很清晰，远古领袖因此能以数学描述理解世界，特别是人这类生物体生存的"环境"和"空间"，主要是天和地（反过来讲，能理解描述环境并指导人类生存发展当然是"圣人"）。"河出图，洛出书"的神话传说是马与龟，真实的信息只有"河"与"洛"。"河""洛"是地理概念，也可以理解为"圣人"在河洛地区观天象察地理，归纳为《河图洛书》。"河"与"洛"的交汇之处在洛阳附近，洛河清而黄河浊，清水入黄必然激荡成"阴阳漩涡"，因此归纳出《太极图》也很正常。这就把上游动能不足时偏静态的"泾渭分明""阴阳对立"升级为"阴阳融合"或"阴阳漩涡"。"洛书"之意，其实就是"脉络图"。由"脉络图"推演出八卦，二图一旋转，就产生了太极图。

朱熹得到的图只有《河图》与《洛书》，没有河洛融合的漩涡图《太极图》。因此《周易正义》能够"正"出阴阳对立的"存天理，灭人欲"理念。中国古代的儒学者偏"文科"，缺乏数学体验与逻辑思维，把一体的《河图》《洛书》《太极图》割裂，越说越玄乎。"玄乎"本来是阴阳激荡融合的形象描述，说不清道不明，就成了江湖骗子。直到明末清初方以智才能重新为《周易》"正义"，提炼出"所以"为"∴"，并阐述于《东西均》，恰恰因为方以智是数学家和物理学家。所谓科学，本质上就是一套观测世界、认识世界的方法论，并人为发明了一套逻辑严谨的语言来描述所观察并认识到的世界，这套语言就是所谓数学与逻辑。正如莱布尼茨与黑格尔的争论，数学与哲学描述"人"与"生存环境"（天＋地）虽方法有异，最终必然统一。

莱布尼茨指出："《易经》就是变易之书。""蕴藏在六十四卦中的'哲学秘密'""恰恰是二进制算术""阴爻'— —'就是 0，阳爻'—'就是 1。这个算术提供了计算千变万化数目的最简便的方式。"我本人推测黑格尔的哲学基石是逻辑与辩证法。如果把"老子""道"按照广东话发音（接近古汉语），就是 logic、dialectics，可能德语的发音更接近。

其实牛顿、培根、伏尔泰、莱布尼茨等人都源自近代欧洲的秘密修道学社，如蔷薇十字、金色玫瑰等（演变为光明会、共济会）。他们所修炼的术是炼金术，而道就是所谓"喀巴拉""赫尔墨斯"等（秘不外传）。可查到的系统认识来自 1908 年美国芝加哥"瑜伽学会"出版的一本奇书《THE KYBALION》（中文《秘密之书·凯巴莱恩》）。作者自称"Three Initiates"，initiate 的名词翻译是开始、初始、启动。如果理解《周易》或者《道德经》，"Three Initiates"的真实意思就是"三元"或者"三螺旋"。在《凯巴莱恩》中，作者介绍了赫尔墨斯主义的七大神秘原理，书中说："真理的原理是七项，懂得这些原理的人，将拥有一把神奇的钥匙，触及庙堂的所有门都会自动旋开。"《凯巴莱恩》和《周易》哲学原理惊人地相似，《凯巴莱恩》的"万有"就是老子的"道"：在宇宙时间、空间和变化之下，将发现固有的真实本源的真理，固有的真实本源，法真正给它命名，但聪明的人叫它'万有'。万物存在于万有之中，同样的，万有也存在于万物之中。对于真正领会这个真理的人，他已经获得大智。老子说的"有物混成，先天地生。寂兮寥兮，独立而不改，周行而不殆，可以为天地母。吾不知其名，强字之曰道，强为之名曰大。"庄子说"道"在瓦砾与大粪，因为"万有"存在于万物之中。谁要真的相信牛顿看到苹果不落就想出了"万有引力"，那他就是真的傻子。和《周易》不同的是，《凯巴莱恩》找不到来源。赫尔墨斯号称是古埃及智慧之神，传说他是巫术、占星术、炼金术等大师，但没有任何文字记录。

《凯巴莱恩》的七大原理之"极性原理""因果原理"，倒是刚好可以阐述《周易》的阴中有阳、阳中有阴的《泰否》以及收尾的《既济》与《未济》。"理解这个原理的人，已抓住了力量的权杖。""每一种事物都是双重的，都有两极，都有相互对立的两面；喜欢和不喜欢是一样的，对立的事物本质上是一样的，只是程度不同；极端的两面总是相连，所有的真理都只是一半正确，所有看似矛盾的说法都可以调和。"例如：热和冷，虽然是"对立"的，但事实上是同一事物，不同只在于同一事物的不同程度。温度计"热"的终点就是"冷"的开始！没有绝对的"热"和"冷"，两个词只是反映了同一事物的不同程度，而"同一事物"表现为"热"和"冷"，只是不同的振动频率的变化而已。因此，"热"和"冷"只是我们称之为"热"的事物的"两极"。同样的原理体现在"光明和黑暗""有和无""雌与雄""黑和白""动与静""高和低""为和无为"之间。也体现在人类的心理感受，如"爱和恨"。"极性原理"强调同一事物的两极可以转换，即"极性化艺术"，其实就是"易"。"成功者的武器是转化，而不是自以为是的否定。"心理转化就是古代神秘作品中大量论及的"魔法"。古代神秘大师修炼的秘术"魔法"，倒是很吻合周文王在羑里的"修炼"。"心理"（就像金属和元素一样）是可以转化的，从一种状态到另一种状态；从一种层级到另一种层级；从一种境界到另一种境界；从一种极性到另一种极性；从一种波到另一种波。真正的赫尔墨斯（神秘）的转化是一种心理艺术。不仅个人自身的心理状态可以改变或转化，而且别人的心理状态也可以以相同的方式改变或转化，通常是无意识的，被领会的人有意识地转化利用，这就是姜子牙的"天下人心"。高层级的大师们控制着他们的情绪、性格、品质和力量，也控制他们周围的环境，他们主动去玩生活的游戏（Play The

Game of Life），而不是被他人的意志和环境所操控和改动；他们运用原理遵循更高层级的因果律，但他们主动去控制他们自己的因与果。

"道生一，一生二，二生三，三生万物"就是阴阳两爻。阴阳模拟男女，是对"人"的基本认知，扩展到生命的兴衰、生死、善恶等；再扩展到对"地"的认知，地是人生活的环境总称，包括黑白、冷暖等。最基础和初始的阴阳就是男女生殖器，象形就是六爻的"一"与"二"（竖着），很早期的"二"就写成更象形的"八"。因此无论《河图洛书》、阴阳，还是八卦与六十四卦，本身并不神秘，是完全的对"天、地、人"三宝即三个中心的唯物主义认知。后人觉得神秘，一是唯物主义系统论的认知确实揭示了内在规律，用此"道"确实可以解释或预测天地人的发展规律，似乎可以预测算命；二是后世过于强调天的文明，把"天"拟人化，形成宗教崇拜，典型的就是商与《圣经》文明体系对上帝绝对性与决定性的强调，以及对"人性"有所好的片面认知与洗脑强化，信神得福（老子特地强调天道没有"人性"，以万物为"没区别的刍狗"）；三是后世学者自身不具备系统论的全面知识，或者自身认识论上背离了系统论，三人观象形成了儒、法、道之类，其中又有一脉片面认知数学游戏，衍生出数理派，类似毕达哥拉斯，片面信仰"数"就是神秘宇宙。神秘主义与道德价值主义都不是完整客观的《周易》，只是树之一叶。

> 《素问·生气通天论》："圣人陈阴阳，筋脉和同，骨髓坚固，气血皆从。如是则内外调和，邪不能害，耳目聪明，气立如故……凡阴阳之要，阳密乃固，两者不和，若春无秋，若冬无夏，因而和之，是谓圣度。故阳强不能密，阴气乃绝，阴平阳秘，精神乃治，阴阳离决，精气乃绝。"

孔子曰："天地设位，而易行乎其中。"（出自《系辞上传》），人与生命（人）、物质元素与量子（地）、宇宙（天），这三者都与《易经》揭示的规律吻合，包括社会规律。毛泽东说："本源者，宇宙之真理。"他在《朱子语类》批注："人人有一太极，物物有一太极，总天地万物之理，便是太极。"读孔子的《注评周易》时批注评语说："欲动天下者，当动天下之心，而不徒在显见之迹，动其心者，当具有大本大源，……大本大源，宇宙之真理。天下之生民，各为宇宙一体，即宇宙之真理，各具人人之心中。""今吾以大本大源为号召，天下之心有其不动者乎？天下之事，国家之事有不富强者乎？""我将全副工夫向大本大源探讨，探讨所得，自然足以解释一切。"

"道法自然"就是基因科学、量子物理科学以及社会学都共同遵循的"三螺旋"规律。人类也许领悟过自然宇宙的本质，但后来却丢失了。现代科技使用先进的科学手段去重新发现失落的古代智慧。"知其然，而不知其所以然"，"所以"就是方以智提出的"∴""三点"论。方以智把世界的本质总结为三点论三螺旋，他还用了一个概念"轮"，可以理解为宇宙由各种圆与旋转构成稳定。"贯、泯、随之征乎交、轮、几也，所以反覆圆∴。""大一分为天地，奇生偶而两中参，盖一不住而二即一者也。圆∴之上统左右而交轮之。""轮有三轮，界圆而裁成之：有平轮，有直轮，有横轮。三者拱架而六合圆矣，象限方矣，二至、二分、四立见矣。如浑天球，平盘四桥；如交午木，一纵一横。南北直轮，立极而相交；东西衡轮，旋转而不息。""物物皆自为轮。直者直轮，横者横轮，曲者曲轮。"包括天体的形状与运动、人体与社会的各种循环往复等。天人合一是人身成为天地的一部分，小旋转成为大旋转的一部分。

在《黄帝内经》的"天元纪"中，鬼臾区说："夫变化之为用也，在天为玄，在人为道，在地为化，化生五味，道生智，玄生神。"这是对三螺旋的最高表述。

二、"态"的平衡与演变规律

岐伯说："夫道者，上知天文，下知地理，中知人事，可以长久，此之谓也。"当个中医容易吗？看着姜子牙、鬼谷子、诸葛亮、刘伯温吧！与《易经》的逻辑一样，要想维护好社会政权组织，要懂得"天、地、人"，要维护好个体生命组织与大众生命组织，要理解运用"人、环境、基因"的三螺旋。阴阳指的是太阳系中的太阳与月亮；五行指的是太阳系中的金星、木星、水星、火星和土星五个行星。天对地和人的影响就是五运六气，"气"的概念很神秘，指宇宙能量（后文详述）。在地面上被形象描述为六气：风、火、暑、湿、燥、寒。天之六气生万物亦害万物，害因太过（这个理论《阴符经》阐述得更清楚）。过了都会造成万物不能正常生、长、壮、老、死，因此要平衡。基因是"天生"的，源自"天"，静态上无法更改。但是，天生基因只是"天"的一部分，后文将详细论述来自天的另一种五行生命"藏"（类似灵魂）。就是《黄帝内经》"天元纪"记载的"布气真灵"的"真灵"。所以《素问·宝命全形论》说："夫人生于地，悬命于天，天地合气，命之曰人。""阴阳者，天地之道也，万物之纲纪，变化之父母，生杀之本始，神明之府也。"

中医与《易经》关注的都是"态"，指态的平衡与演变规律。阴阳平衡就是系统平衡，"阴平阳秘"就是健康的"态"。阴阳是一种认知上的划分与命名，只是阐述工具，目的是"系统平衡"，这才是中医的"核心"。如果用其他符号或者语言讲清楚"系统平衡"，可以忽略掉阴阳。霍金就把他描述为："+1"+"−1"="0"。"0"不就是宇宙起源不分阴阳的"混沌"吗？人为了测量阐述人为划分"测不准"的"0"，"宇宙即我心"说的就是这个道理。《黄帝内经》和《易经》将这个"0"描述为"元"；鬼谷子及道家描述为"丸"；佛学与印度描述为"轮"。世上万物只有旋转运动的"圆"才是稳定。人的生理解剖不"圆"，但是生命周期、循环周期都构成"圆"，后文的"藏"生命更是一个圆球形态的网状结构；任何理论必须"自圆其说"才能成立，这个"圆"就是逻辑。

《素问·生气通天论》说的最佳状态是："阴平阳秘，精神乃治，阴阳离决，精气乃绝。"《伤寒杂病论》说失衡致病态的基本规律是各种"阴阳变易，人变病焉"。"冬至之后，一阳爻升，一阴爻降也。夏至之后，一阳爻下，一阴爻上也。斯则冬夏二至，阴阳会也，春秋二分，阴阳离也。阴阳变易，人变病焉。"这句话就是提示各种六爻之变的拐点、节点。老子解释说："万物负阴而抱阳，故偏阴偏阳谓之疾。"中医治病的法则就是调节风、火、暑、湿、燥、寒，清热解毒、温阳祛寒、镇肝熄风、除湿利水、滋阴润燥等要表达的就是这个意思，但是应当换一种描述才能恢复逻辑。

以上文字，用现代语言描述：中医是系统论、平衡论。中医人体是藏和象的双结构生命，各种环与对称构成区块链网络圆球（后文在中医的生命结构部分会论述）。《黄帝内经》认为人就是一个平台组织，不仅有五藏经络还有生理解剖组织，无数的菌、病毒也是必不可少，想少也做不到的一部分。病毒、细菌与人类共生共进化，甚至病毒是来自天（太空）的地球主人，万物包括人只是病毒来到"地"，并利用"地"制造的进化产物与平台。病毒就是太空合成的 DNA、RNA，就是人的祖先。《黄帝内经》称为"元""天元"。"病毒"只是恐惧，只是无知的命名。所以，"病毒"无时无刻不在永恒地来，也永远杀不死杀不掉。它与细胞合一，已经是人体的一部分，能杀死的只是细胞。所以，《黄帝内经》《伤寒杂病论》不会去研究消灭病毒，只研究如何保持平台的活力与系统的平衡。中医眼中无病，病为无知而妄为；病症咳嗽之类更不是病，只是系统失衡的指标（生产线坏了的一种报警），所以治"症"的方法都是错的。"药"的本义，是"草 + 乐"，就是好吃的蔬菜和野菜。中"药"的终极定位不是决定生死，而是让人健康快乐地活着，是提升生命质量。

《说文解字》："医，治病工也。殹，恶姿也。医之性得酒而使。""恶姿"就是不舒服、不健康、不平衡的状态。医者从人的生活状态和工作状态都要介入，特别是"心态"。所谓"上医医未病之病，中医医欲病之病，下医医已病之病"，上、中、下都是"态"，而"病"字中的"丙"，就是甲、乙之后的第三状态，原意是种子经过破壳、发芽的阶段，逐渐长开了。

以笔者医治痛风为例，中医认为脾主湿，胃主燥，脾胃相表里，脾之湿与胃之燥相互克制，燥湿平衡时脾胃健康，而湿过多时胃燥变弱，胃的消化能力就会变弱而导致大便稀溏不成形。当胃的燥气加重就会使脾湿减少，消化强但不能吸收，导致大便硬结难下。如果描述为某方与某法结合可以加强胃燥气并降低脾的湿气，是不是就很逻辑了？如果脾之湿过度，人就会得痛风。如果按照西医的办法归入嘌呤高的病，用药降低嘌呤浓度，减少高嘌呤食物，一辈子也治不好痛风。必须痛苦地终生服药禁食，而且不可逆地加重，最终堵塞肾脏。李世民与袁世凯都是 50 多岁死于痛风导致的肾脏堵塞尿毒症,然而忽必烈也得了痛风却因为医治得法活到80多岁。中医认为,痛风是"脾湿"病。食物为外因为辅,"思伤脾"是内因和主因。李世民、忽必烈、袁世凯都是靠权谋称帝,思虑过重而伤脾。因此,忽必烈执政以"宽""简"为特点,也是为了治病(他的治法还包括发明涮羊肉、长白山鱼皮靴、木瓜汤等,综合地全面改变工作和生活状态)。我曾有十年严重痛风史,正是按照这个理论,去思护脾,常走健脾而治愈。当时,我突然改变习惯,白天常打高尔夫为了有乐趣地走路健脾;晚上常打麻将有乐趣地避免思虑工作,这都好理解,"药"(藥)就是"乐"草吗,为什么良药就得"苦"?最有意思的从不抽烟的我突然抽烟,几乎人人反对,实际上我运用的是烟草的"温燥"去湿,同时"肺肠表里""肺肠同治"。中医辨证玄妙,但运用必须精细(看似简单)。因为"不知"导致病,因此与其买药,不如买书;尽量减少无知,自然少病。知识与逻辑是最好的药。

中国饮食丰富,来源于各种养生方,就如"涮羊肉"本是痛风药,温补去寒,去嘌呤,不可喝汤。炖鸡、烧鹅、烤鸭,也是有寒温讲究的。老北京人酷爱豆汁卤煮之类,这与饮食水土直接相关,但这也是导致北京多小胖墩和大胖子的原因:下水不畅。当年我为了给自己治痛风,查历史案例资料,发现我国古代痛风案例集中于北京,少量在西安,应该有人研究下风土病,更有指导意义。我国肺癌最高发的是东北地区,显然和吸烟及汽车尾气低相关。是因为寒冷有门窗关闭的地理环境与生活方式所致,即"态"。东北地区冬季的炕与妇女封闭炒菜的油烟是两要素。"除病"就得增加室外活动,常开窗。对于东北地区妇女而言,抽油烟机与空气净化器就是最伟大的"药"。新加坡很热,所以也不怕"风寒"型的肺炎,但是怕"暑",所以李光耀说:空调是世界上最伟大的发明。研究病,绝不能离开"天地"之气,就是这个意思。

《黄帝内经》里关于以关节疼痛为主证的"痹证",分了三大类五小类,多达五十余种。《素问·痹论篇》:"风寒湿三气杂至,合而为痹也。其风气胜者为行痹,寒气胜者为痛痹,湿气胜者为着痹也。""以冬遇此者为骨痹,以春遇此者为筋痹,以夏遇此者为脉痹,以至阴遇此者为筋痹,以秋遇此者为皮痹。"痛风只是一种而已,张仲景一个专门研究,叫"历节"。

"所谓痹者，各以其时重感于风寒湿之气也。""不与风寒湿气合，故不为痹。""痛者，寒气多也，有寒，故痛也。""凡痹之类，逢寒则虫，逢热则纵。""病在骨，骨重不可举，骨髓酸痛，寒气至，名曰骨痹。"说明骨痹部位在骨和关节。在张仲景理论体系里，身是身，体是体，疼是疼，痛是痛；身是全身的皮肤、肌肉，体是全身的骨节，疼是皮肤肌肉的疼，痛是连着骨头的痛。《黄帝内经》没有方药治疗痛风，主要用针灸。《素问·气穴论》："积寒留舍，营卫不居，卷肉缩筋，肋肘不得伸，内为骨痹，外为不仁，命日不足，大寒留于溪谷也。"《灵枢·官针》："八日短刺，短刺者，刺骨痹，稍摇而深之，致针骨所，以上下摩骨也。"三痹各有所胜，如果用药用胜者为主。《痹论》说："湿气胜者为着痹。"湿性濡渍，故局部多汗濡湿；湿性黏腻，故病程缠绵不易速愈，湿为阴邪故患处喜暖恶冷，阴雨天加重，舌苔白或白厚而腻，脉象可见滑、濡、沉、弦、迟缓等；着痹为湿邪偏胜所致，治法当然应以祛湿（化湿、利湿）为主。但还有风寒之邪与之杂至，故疏风、散寒之法，亦要同用。"脾健湿邪可去，气旺顽麻自除。"治疗着痹重在健脾，这是《素问》的建议。《素问》提到过病名"酒风"。"治之以泽泻，术各十分，麋衔五分，合以三指撮为后饭。"这个方就是祛湿的。泽泻尤长于行水，专能通行小便。张仲景八味丸也用泽泻，取其泻肾邪。《神农本草经·上经》记载了一些治风湿痹的药物：薇衔、蔓椒、天雄等。薇衔也叫鹿衔草，鹿有疾衔此草（麋衔）；麋衔乃《素问》所用治风病自汗药，而后世不知用之；蔓椒就是两面针；天雄乃种附子而生出或变出，其形长而不生子，故曰天雄。

《黄帝内经》提到了"酒风"却没有提到"历节"，张仲景首先在《金匮要略》中将其定义为独立疾病。历节就是痛风，又名白虎风。其痛如虎啮，常半夜寅时发病，昼轻而夜重，故又称"白虎历节"。天晓前为寅时，寅属虎，是根据发病时间命名。"历节者，遇节皆痛也。"历节外在病位：筋骨、关节，而且遍历全身多个关节，此即"历节"。历节病病程长，易反复发作，又无特殊疗法，属全身性疾患。《金匮要略》《诸病源候论·历节风候》云："历节风之状，短气，白汗出，历节疼痛不可忍，屈伸不得是也。由饮酒腠理开，汗出当风所致也。亦有血气虚，受风邪而得之者。

风历关节，与血气相搏交攻，故疼痛。血气虚，则汗也。风冷搏于筋，则不可屈伸，为历节风也。"张仲景认为历节病内因为肝肾精血不足，外因为风邪。"少阴脉浮而弱，弱则血不足，浮则为风，风血相搏，即疼痛如掣。"少阴脉弱为肾阴血不足内因，血气虚即易感外邪。此处外因只提到风邪，没言及它邪，强调风伤血。"盛人脉涩小，短气，自汗出，历节痛，不可屈伸，此皆饮酒汗出当风所致。"盛人强壮并脉涩小为精血不足于内，长期饮酒并腠理开泄，感受风邪发病。

《中风历节病》中有"诸肢节疼痛，身体魁羸，脚肿如脱，头眩短气，温温欲吐，桂枝芍药知母汤主之。"也有"病历节不可屈伸，疼痛，乌头汤主之。"

糖尿病与痛风，中医认为患者都是脾虚和寒湿为主。现代医学对这两种疾病发病机理尚未完全掌握，因此只能"治表"：控制血糖与血嘌呤指标。从已有的医学研究中我们可以发现：

1. 血糖、嘌呤都不是绝对的"垃圾"，分别是人体的主要能量来源（燃料）与蛋白质生成的原料。从元素分析角度来看，是"好"东西，为什么要用药控制呢？

2. 血糖高和嘌呤高都是"假"高，实际是不足。糖尿病人不能把血糖有效用于四肢才会厥冷；痛风病人不能把嘌呤有效用于脑、骨髓等深层组织反而滞留在关节、肾脏。实际上就是"脾藏"的"运化"功能不足，对应往往是三焦的"激素紊乱"。

3. 血糖、嘌呤的代谢都与肝脏与肾脏高度相关，最终也会危害这两个脏器。肾衰竭、肾脏堵死往往是致死原因。

4. 血糖、嘌呤都涉及"补救合成"，即将人体一部分分解加以利用，再合成血糖、嘌呤。肝糖消耗完细胞将分解脂肪来供应能量。人脑和神经细胞必须由糖来维持生存，必要时人体将分泌激素，把肌肉、皮肤甚至脏器摧毁，将其中蛋白质转化为糖，以维持生存。难民个个骨瘦如柴就是这个原因。肝是体内从头合成嘌呤核苷酸的主要器官，嘌呤不足时补救原料仍然是蛋白质。嘌呤补救合成是在体内某些组织器官内完成的，例如脑、骨髓等由于缺乏只能通过腺苷激酶催化合成，外源性尿酸占20%，而内源性尿酸占 80%。

5. 血糖、嘌呤高低人体本身都能正常调节，调节失效加上恶性循环是两病的病因。由于胰岛素相对或绝对缺乏，体内葡萄糖不能被利用，蛋白质和脂肪消耗增多，从而导致乏力、体重减轻的症状；为了补偿糖分要多进食；这就有了糖尿病典型的"三多一少"症状，即多饮、多食、多尿和体重减轻。糖尿病患者的多饮、多尿症状与病情的严重程度成正比。另外，患者吃得越多，血糖就越高，尿中失糖也越多，饥饿感就越厉害，因此会导致恶性循环。痛风患者脑与骨髓越缺少嘌呤，就越会多分解蛋白质及多摄入嘌呤，但还是不能转化，更增加尿酸浓度，加大排尿量，又减少嘌呤，也是恶性循环。

综合以上现代医学对两病的认识，不难看出：第一，这两个病症西医确实治不好，是"不治之症"，只能终生服药维持，最终会死于原有病因和长期服药。第二，所有表现都对应脾藏与后文详述的三焦（内分泌）。

综上所述，三焦病最重要的治法是"调心"，再结合健脾。糖尿病与痛风都是可逆的。心态、生活状态、工作状态是三大关键因素。张仲景《伤寒杂病论》中提到的四逆汤和四逆散对病症的调理都是可逆的，只有四君子汤才是治本之方。

三、"六经辨证"的基本逻辑

西医过度盯着生理解剖与微生物或病毒入侵研究疾病；中医似乎又特别花篇幅阐述"外环境"的作用，本质上关注点仍然是"基因、环境和生物体"三螺旋。特别是中医的"藏"与"象"双生命结构生命理论认为，藏生命自身具备很强的调节平衡、控制生理解剖系统的能力，因此反而在论病时把目标定在内平衡，而把防范、医治重点放在外环境，就是治未病，迫不得已才使用针灸与汤药，而汤药的选材与组合依据仍然回到外环境逻辑中。

中医将双结构生命系统与外环境的交换分为"表与里"（阴阳）。按照六爻层层深入（三阴三阳）。人与外环境交流有三个直接通道：肺与鼻，口与胃、肠、肛门、尿道，表皮；中医说的"表"，就是这三个通道，不只是表皮（皮肤与腠理）。《伤寒杂病论》中"太阳病"即"表阳证"的标志是"脉浮，头项强痛而恶寒"。无论什么名字的病，只要有"脉浮，头项强痛而恶寒"就可以诊断为"太阳病"，按太阳病治疗肯定有效。太阳代表手足太阳经，包括肺、膀胱、小肠等脏腑，是人体表的第一个层次，也是邪气进入身体的第一道大门。任何邪气（最常见的是风寒）侵入必经太阳门，这个门由阳气所控，阳气足门才能正常地开关。比如，感冒发烧是一种常见的太阳表症，正邪斗争表现为感冒的症状：头痛、流鼻涕、发烧等，这些是"症状"，不是"病"本身。因为病在表、邪不盛，此时正是驱邪外出的最佳时机。治疗太阳病，发汗和喝水撒尿是最重要的方法。发汗撒尿肯定杀不了病毒，但通道打开，放出邪气（当然可以用浓度稀释解释）；治太阳病，扶阳也是为了解表发汗，因为发汗需要阳气助力：汗泄伤了"津"，因此要补鸡汤。冬寒之际，肺病易发，特别是在湿寒阴冷地区。由于寒冷人的表皮自动关闭，不出汗也增加肺鼻与尿道肠道负担。因此冬寒肺炎的治法反而是通过环境升温打开表皮降低肺鼻的负担；同时以热乎的汤汤水水降低胃肠负担而且能由内发汗。

张仲景的"六经辨证"也是后世众说纷纭讲不清楚的又一个疑难。要理解《伤寒杂病论》的"六经辨证"和望、闻、问、切。除了"六爻"渐进周期，还必须理解《周易》算命预测的基本逻辑："贞内悔外"。

望、闻、问、切是中医的诊断四法，脉诊只是其中之一，不必传得太邪乎。排在第一位的是病和证的辨识，如果出现明显脉证不符的现象，更多的是"舍脉从证"。《伤寒杂病论》的"六经辨证"的六类条目定义，就是"望、闻、问、切"的结果归纳。由四类外象互相验证而诊断六类身体内部疾病方法，显然与抽血测指标没有本质区别（技术上）；区别是如果只是单纯的根据指标断病，显然错漏了地区、人种、强弱、职业等因素，肯定不客观。因此，应当坚持至少四条路径互相验证的系统方法，改进甚至替换古代因为技术设备落后的检验手段，这是逻辑成立的，而且是必须的。中医在科技如此落后的古代已经把哲学与自然药接近发挥到了极限，现代科技必然能够大大提升中医的诊治水平。但即便《黄帝内经》与《伤寒杂病论》的诊脉方法也不一样。《素问》的"上中下三部九候论法"更复杂、《伤寒杂病论》尺肤诊法、人迎、寸口诊法等做的是减法。忽视检测科技把脉诊细化到28

种实在是事倍功半。引用现代检测科技要坚持多项验证、个体辨证，杜绝指标即是病的荒谬之法，不可以让体检成为恐吓敛财的手段。中医的复兴与回归，是生命哲学，绝不是排斥现代科技。恰恰相反，在哲学的指引下，中医应当勇于引进现代科技。比如，随着检测手段与技术的进步，在多路径互相验证思想指导下，完全可以对望、闻、问、切进行革新；在机器人技术与数字成像技术进步的基础上，针灸完全可以实现智能化与精准化等。对重要的药性，应当智能化精准检测，而不是依靠经验。

张仲景六脉按表里、快慢结合寒热划分最基本的"浮、沉、迟、数、强、弱"。基于不变，据变分病。真正的脉学是把握住浮沉迟数四大基本的脉，了解脉搏的强弱传达的信息，结合前三诊病人症状组合的辨证，综合判断就足够了。他将脉象归纳为浮、芤、洪、滑、数、促、弦、紧、沉、伏、革、实、微、涩、细、软、弱、虚、散、缓、迟、结、代、动24种，并对每种脉象均作了具体描述。《脉经》阐述脉象24种，后世的脉学著作，可以说都是在《脉经》基础上的发展。据说28部脉各代表一类疾病，很像现代西医学的思维方式。因其思维方式在国外很被认同，对国外医学的发展有一定贡献。公元11世纪时，阿拉伯伟大医学家阿维森纳的《医典》的切脉部分，基本引用了《脉经》的内容。波兰人卜弥格把《脉经》译成拉丁文，于公元1666年出版。特别是18世纪英国的著名医学家芙罗伊尔，因受《脉经》的影响而研究脉学，发明了切脉时的脉搏计数表，编著了《医生诊脉的表》，于公元1707年在出版。

要坚持的"六经辨证"的逻辑其实就是《周易》的"贞内悔外"。"贞内悔外"就是区分"不变与变"六经辨证的指引。"六爻周期"和"贞内悔外"就是各种易经算命的"预测法"，本身并不神秘，也很"科学"。"初九、九二、九三、九四、九五、上九"这六个词是序数词，是六爻自下而上分六层运动周期。以人生为例也分为六个阶段：童年；少年；青年；壮年；盛年；暮年。童年的特点是玩乐；少年的特点是学习；青年的特点适应社会；壮年的特点是打拼事业；盛年的特点是事业有成；暮年的特点是享受成果。六个序数词后面的爻辞，就类似于对各个阶段的描述。卦名是主题，六爻自始而终，把主题分为演变发展的六个递增或递减阶段，类似人的生命周期的六个阶段，而且不可逆地递进。卦画下为内不变，上为外可变，占卜基于上变。"贞内悔外"就是卦画的下半作为固定成本，上半作为变动成本，考核或预测主要看外或上。最后得出卦画与主题词，相当于遗像和盖棺评定。

有一种水生动物完美地体现了"六爻"生命周期，因此成为名品，就是"鳗鱼"。中医文件中记载它为神药，能治愈肺结核之类当时的绝症。鳗鱼是鱼，却无鳞似蛇，生活于咸淡水两种水交界清洁、无污染的水域，可以说此鱼是世界上最纯净的水中生物。鳗鱼体内含有一种很稀有的西河洛克蛋白，能强精壮肾。这么好的食材和药材，鳗鱼苗却不能用人工培育，成鳗必须回到几千千米以外远海深海产卵，和鳟鱼、鲑鱼由海洋回河川产卵正好相反。其生命史恰好分为六个不同阶段，体型及体色都有很大的改变：

卵期：位于深海产卵地。一生只产一次卵，产卵后就死亡。

柳叶鳗：在大洋随洋流长距离漂游，此时身体扁平透明，薄如柳叶。

玻璃鳗：在接近沿岸水域时，身体转变成流线型而且透明。

鳗线：进入淡水时，开始出现黑色素，此时人类才可以捕捉鳗苗。

黄鳗：在河川的成长期间，鱼腹部呈现黄色。

银鳗：成熟时，转变成银白色。

把"六爻"判断与预测逻辑用到看病中，就是张仲景的"望、闻、问、切"和"六经辨证"。先收集四类外在表象要点，基于日常健康的标准定个基准，再找出四类指标的变动，最后把变动要点对照六经，就是由表及里的六个阶段，得出是哪类病，并进行预测。扁鹊对蔡桓公说的就是此意。单个六爻周期不可逆，但是系统的多个六爻可以互相影响。六爻周期的节点也可以阻断，演变速度也可以延缓，比如人的六阶段生命周期不可逆，但是不良的习惯使得周期缩短，《黄帝内经》说的"尽天年"就是要恢复过完"天年"（看似延长，长寿不是增加，而是减少）。

前文已述"六爻"的进程是必然的，而人为破坏的进程是可以逆转的。这就是老子说的"圣人病病，是以不病。"比如人的长期妄作而病，本身破坏了天年的六爻进程，反向扭转就叫"病病"。张仲景的"四逆汤"就是这个意思。基础疾病范畴如心脏病、高血压、糖尿病、心脑血管病、肾炎尿毒症、各种癌症等，这些病基本是三阴病，也就是太阴，少阴、厥阴病的范畴。"病入三阴生死各半"这样的病是病人过往"不知知，病"的结果。世上没有一种灵丹妙药可以让病一剂而愈，少阴经病多死症，但不是马上就死；本非天年，可以逆转，不逆就死。在《伤寒杂病论》中的四逆汤是治疗三阴的主方；附子、甘草、干姜合用，具有回阳救逆之功效。附子大辛大热，温壮元阳，破散阴寒，回阳救逆，为君药；干姜温中散寒，助阳通脉，为臣药；炙甘草益气补中，以治虚寒之本并则调和药性，为佐使药。比如四肢厥逆，是比手脚冰凉更进一步的状态，四逆至膝时手脚反而会开始发热，但这是虚热。四逆证病人会感觉一股凉气沿着手脚逆着往上走，最终凉到膝关节和肘关节，一身阳气可以说到达了最低限度。简单来说，这是身体阳气不够用的一种状态，再下去就要死人了，必须逆转过来。需要四逆汤这样的辛甘化阳的重剂来挽回。当然，可逆的前提是"知"，是"变心"。

《素问·天元纪大论》："阴阳之气各有多少，故曰三阴三阳也。"阴阳根据其阴气和阳气的多少各分为三。《伤寒杂病论》正是依据《黄帝内经》把阴阳各分为三：阴分为太阴、少阴、厥阴，阳分为太阳、阳明、少阳，此为三阴三阳之本义。《伤寒杂病论》按照作战方式把人体从表到里分为六道防线。这六层是按阴阳来划分的，人体内阴外阳，三阴三阳。三阴三阳按照六爻盛衰从内往外分别是厥阴、少阴、太阴、少阳、阳明、太阳，这个方法可以认为是张仲景依据《黄帝内经》开发简化版使用手册。要注意的是，中医是"对证下药"，绝不是"对病名下药"，与西医分病方法是两个体系，最好不要尝试把现代西医疾病划分套用到三阴三阳。《黄帝内经》三阴三阳的表述大概有四个方面：

一是气化之三阴三阳，用以代表风、寒、暑、湿、燥、火六气。如《素问·天元纪大论》："厥阴之上，风气主之，少阴之上，热气主之，太阴之上，湿气主之，少阳之上，相火主之，阳明之上，燥气主之，太阳之上，寒气主之。"

二是用以研究阴阳离合规律及开阖枢等生理功能。如《素问·阴阳离合论》："是故三阳之离合也，太阳为开，阳明为阖，少阳为枢。""是故三阴之离合也，太阴为开，厥阴为阖，少阴为枢。"

三是以三阴三阳指代经络脏腑。如《灵枢·经脉篇》中，以太阳代表膀胱与小肠，阳明代表胃与大肠，少阳代表胆与三焦，太阴代表皮与肺，少阴代表肾与心，厥阴代表肝与心包络。由于各脏腑的经络，有由胸走手、由手走头、由头走足、由足走腹的不同，因此，又把各脏腑及其经络区分为手三阴、手三阳、足三阴、足三阳。这样，又由六演变为十二，由抽象的三阴三阳概念，演变为具体脏腑经络的名称。

四是热病的三阴三阳。《素问·热论篇》中云："伤寒一日，巨阳受之，故头颈痛，腰脊强。二日阳明受之，阳明主肉，其脉侠鼻络于目，故身热目痛而鼻干不得卧也。三日少阳受之，少阳主胆，其脉循胁络于耳，故胸胁痛而聋。四日太阴受之，太阴脉布胃中，络于嗌，故腹满而嗌干。五日少阴受之，少阴脉贯肾络于肺，系舌本，故口燥舌干而渴。六日厥阴受之，厥阴脉循阴器而络于肝，故烦满而囊缩。"

张仲景六经病分类（略）

"太阳之为病，脉浮，头项强痛而恶寒。"

"阳明之为病，胃家实是也。"

"少阳之为病，口苦，咽干，目眩也。"

"少阴之为病，脉微细，但欲寐也。"

"厥阴之为病，消渴，气上撞心，心中痛热，饥而不欲食，食则吐蛔，下之利不止。"

四、四时五行与五运六气

《黄帝内经》："阴阳者，天地之道也，万物之纲纪，变化之父母，生杀之本始，神明之府也，治病必求于本。"

最基本的阴阳五行就是地球环境。天与地就是环境：天是日月阴阳，地是五个气候（冬、春、夏、长夏、秋）。万物生长靠太阳，指标是温度，分温、热、凉、寒（四时）和白天黑夜的十二时辰。月亮对人的影响主要是"潮与水"："月始生，则血气始精，卫气始行；月廓满，则血气实，肌肉坚；月廓空，则肌肉减，经络虚，卫气去，形独居。"也就是说，潮起潮落、气血盛衰的循环受月亮的盈亏消长而变化，诊治疾病应结合天气时令和月亮盈亏。《素问·离合真邪论》借用气候变化对江河之水的影响，推论六淫邪气对经脉气血的影响。

阴阳在《黄帝内经》的阴阳五行中就是指影响温度与光的"太阳"以及影响"水"流的"月亮"，并不神秘。人类的一切行为其实都是地球、太阳、月球共同引力场和气候的产物。地球与太阳是主角（内与外），月球是配角（外），这就是"阴阳"。月球绕地球、地球绕太阳旋转的方向都是逆时针。地球与月球实际上是互相绕着对方转，两个天体绕着地表以下1600千米处的共同引力中心旋转，如果用一个图来表达，就是"太极图"（这个旋转的太极不是北极星，首先是太阳）。这个纯粹的天文环境与术数、阴阳五行本身不相关，术数都是政治化的产物。例如"五星连珠"之类在《黄帝内经》中完全不存在。经测算，即使五大行星像拔河一样产生合力，其对地球的引力也只有月球的六千万分之一。从天文学的角度来看，水星公转一周88天，金星225天，火星687天，木星4333天，土星10760天，只要求出最小公倍数就能预测五星连珠现象的出现。古人观测五星连珠只要经度差不超过30度，就容易多了。至于五星连珠星象被认为是吉瑞之兆，这都是政治需要，无关医学。

"月球"对地球第一影响是"水"，而地球生命是基于水的系统。并且地球水体的节律运动主要决定于月球。人体有70%的成分是水，人体就好比一个大液体。月球的引力对人体与对海水的引力一样，每逢新月和望月的时候，引潮力最大。引潮力是月球和太阳的合力，潮汐为地球早期水生生物走向陆地帮了大忙。没有月球，地球自转周期将减至8小时左右。地球的快速旋转会带来暴风，树木不可能出现的。动物必须矮小、强大同时能忍受快速的新陈代谢才能生存。失去了月球，地球轨道的稳定性将不复存在，会出现灾难性的气候变化如干旱、洪水、冰河泛滥等。太阳系行星中，水星与地球相似，也有较薄的大气层和类似的地磁场，但缺少像月球的卫星，水星表面频遭小天体轰击，环形山星罗棋布，与月球背面极为相似。

女性月经是地球生命系统节律运动的一个缩影。《黄帝内经》称妇女月经为月事，"三旬一下"。月经周期二十八天左右，与月亮盈亏周期十分接近。当然只有温带人才大致保持 28～35 天，很多生活在热带地区的女性代谢快，20 天左右来一次月经。其他一些动物也有月经现象，比如鼩鼱、蝙蝠、猴子，牛、马、骆驼、猪、羊等。哺乳动物的进化越接近人，月经周期（天数）同人越相似。夜间月球引力比白天大很多，而农历初一和十五达到最高值。妇科专家发现，女性在满月来潮，出血量成倍，月亏比较少。所有的女性在月圆之夜，最容易动情。女性在月经来潮时体温可上升约 0.2℃，至排卵日又再上升 0.2℃左右。现今都市女性，月亮不再是唯一光源，在夜间工作和在夜间强光下工作的女性最容易月经不调。青少年女子常有"经前心境恶劣综合征"，出现焦虑、烦躁、绝望、易怒、人际矛盾加剧，以及思维和行为紊乱等症状，有的甚至出现幻觉和妄想症状；生理上表现为乳房胀痛、关节和肌肉酸痛、体重增加。有些女性在月经前 2 周（排卵期或黄体期）会突然发病，月经干净或来潮时病情会迅速缓解。此外，老年妇女在满潮时比较平静，退潮时会有呼吸急迫的症状。

太阳对人体的影响中心是"温度"与光照的白天黑夜。"温度"在中原的表现是"四时"（也可以是五时，夏分出长夏）。张仲景在《伤寒杂病论》例第三中明确说："夫欲候知四时正气为病，及时行疫气之法，皆当按斗历占之。"原理是"四时正气"及"时行疫气"，通过天文学"按斗历占之"。治病怎能玩玄的？"其伤'例第三'于四时之气，皆能为病。以伤寒为毒者，以其最成杀厉之气也。""于四时之中，一时有六气，四六名为二十四气也。然气候亦有应至而不至，或有未应至而至者，或有至而太过者，皆成病气也。但天地动静，阴阳鼓击者，各正一气耳。是以彼春之暖，为夏之暑；彼秋之忿，为冬之怒。"更清晰明确"四时"到"二十四气"，异常的状态就是"应至而不至，或有未应至而至者，或有至而太过者，皆成病气。""天地动静，阴阳鼓击"就是天体循环的击鼓传花。

《素问·六节藏象论》记载：

帝曰：平气何如？岐伯曰：无过者也。

岐伯曰：求其至也，皆归始春。未至而至，此谓太过，则薄所不胜，而乘所胜也，命曰气淫不分，邪僻内生，工不能禁，至而不至，此谓不及，则所胜妄行，而所生受病，所不胜薄之也，命曰气迫。所谓求其至者，气至之时也。谨候其时，气可与期，失时反候，五治不分，邪僻内生，工不能禁也。

帝曰：有不袭乎？

岐伯曰：苍天之气，不得无常也。气之不袭，是谓非常，非常则变矣。

天之气对人体也有伤害，首先是温度对人体的影响。而体温与环境变化的调节，内热通过皮肤、肺、肠三"表"向外排放正是中医养生与治病的第一因素。《黄帝内经》讲的是天地气温之差，随着节气变化，差数使气交易位。气交的易位最明显的变化（最显著拐点），是大寒和大暑两节：大寒最冷，大暑最热。古人以冬至为过年，一年从最冷的时候开始，所以，气交易位就以大寒节气作为指标。如果最冷之日，不是在大寒节这一天，提前最冷为"未至而至"，"太过"；延后最冷为"至而未至"，"不及"。所以，《素问》说"时有定位，气无必至。"一年四时二十四节气，温、热、凉、寒的秩序不会颠倒，这是气化之常（不变）；但是，气也会提前或延迟。

人体内平衡与天气外环境的影响关系，周期性的季节变化对于疾病的影响，在《伤寒杂病论》中，有"四时八节""二十四气""七十二候"决病法，在《黄帝内经》中随处可见。"二十四气，节有十二，中气有十二，五日为一候，气亦同，合有七十二候，决病生死，此须洞解之也。"节气的"气"和中医理论的"气"是同源的。节气说明气有节，即是竹节的意思，象形一节一节的拐点；也是节制的要求（过节至少在中医来说是节制而不是纵欲）。二十四节气分别对人的不同影响作用可以分六种：风、火、暑、湿、燥、寒，致病就叫"六淫"。《黄帝内经》："夫百病之始生也，皆生于风火暑湿燥寒。"节气就是提醒此时此刻的养生注意事项。

风：立春、雨水、惊蛰、春分。

火：清明、谷雨、立夏、小满。

暑：芒种、夏至、小暑、大暑。

湿：立秋、处暑、白露、秋分。

燥：寒露、霜降、立冬、小雪。

寒：大雪、冬至、小寒、大寒。

《素问·四气调神大论》摘要：

> 春三月，此谓发陈。天地俱生，万物以荣，夜卧早起，广步于庭，被发缓形，以使志生，生而勿杀，予而勿夺，赏而勿罚，此春气之应，养生之道也；逆之则伤肝，夏为寒变，奉长者少。
>
> 夏三月，此为蕃秀。天地气交，万物华实，夜卧早起，无厌于日，使志勿怒，使华英成秀，使气得泄，若所爱在外，此夏气之应，养长之道也；逆之则伤心，秋为痎疟，奉收者少，冬至重病。
>
> 秋三月，此谓容平。天气以急，地气以明，早卧早起，与鸡俱兴，使志安宁，以缓秋刑，收敛神气，使秋气平，无外其志，使肺气清，此秋气之应，养收之道也；逆之则伤肺，冬为飧泄，奉藏者少。
>
> 冬三月，此为闭藏。水冰地坼，勿扰乎阳，早卧晚起，必待日光，使志若伏若匿，若有私意，若已有得，去寒就温，无泄皮肤，使气极夺。此冬气之应，养藏之道也；逆之则伤肾，春为痿厥，奉生者少。

春发万物向荣，植物生长，则用木代表春季；夏暑骄阳若火，则以火代表夏季；秋时万木黄落，有肃杀之气，比之青铜兵器，则以金代表秋季，金在古代就是铜，因为宝贵，主要用于兵器；冬水寒，同时对应冬夏火，以水代表冬季。夏至一阴生，其时为一岁之中央，其气候多湿，故以土字代表长夏。

所谓五行相生。木生火，表示春既尽，夏当来，夏从春生；火生土，是长夏从夏生；土生金，长夏尽为秋，秋从长夏来；金生水，秋尽为冬；水生木，冬尽回春。

所谓五行相克。春行秋肃杀之气，春之功用衰败；夏行冬寒，盛热闭不得发；秋行夏热，结不了果，华而不实；冬见长夏暑热，寒水不冰，当收反泄，藏不了气；长夏为夏至阴生，再行春发，则阳亢不和。

如果春天到了还行冬令，就叫春气（当）至而未至；春天如果太热，就是行夏令，叫夏气未当至而先至；顺着来夏、秋、冬三时也一样的逻辑。未至而至为有余，当至而未至为不足。气有偏胜，胜之甚者，有余、不足，皆能为病。遇所不胜之气则甚，病甚复遇克贼则死。《天元纪大论》以下七篇都是说这个道理。

《黄帝内经》认为人是四时之产物，又赖四时生活。"天食人以五气，地食人以五味"，气与味，皆四时的结果。所以人的气血运行，自然以四时为法则，此为《黄帝内经》的基础。因此，《黄帝内经》按这个逻辑推论出肝风、心热、脾湿、肺燥、肾寒。这个不是生理五脏，必须是基于四时的虚拟五藏。春生物授之夏，夏长物授之秋，秋成物授之冬，冬藏物以待春之再生。故四时之序，成功者退，母气衰子气代。《黄帝内经》认为肝属春、心属夏、脾属长夏、肺属秋、肾属冬；则肝当授气于心，心当授气于脾，脾当授气于肺，肺当授气于肾，肾当授气于肝。所以《黄帝内经》五行五藏实际是四时（加长夏）五藏（解剖当然没有）。《黄帝内经》及中医是要实实在在看病的，不是为了故弄玄虚。如果不理解四时与五行、五藏的逻辑，应该没有真的看懂《黄帝内经》。不知所以然的勉强解释，反而让人无法相信。根据阴阳五行的逻辑，人体五藏与四季相对应，详见《素问·金匮真言》：

帝曰：五藏应四时，各有收受乎？

岐伯曰：有。东方青色，入通于肝，开窍于目，藏精于肝，其病发惊骇。其味酸，其类草木，其畜鸡，其谷麦，其应四时，上为岁星，是以春气在头也，其音角，其数八，是以知病之在筋也，其臭臊。

南方赤色，入通于心，开窍于耳，藏精于心，故病在五藏，其味苦，其类火，其畜羊，其谷黍，其应四时，上为荧惑星。是以知病之在脉也。其音微，其数七，其臭焦。

中央黄色，入通于脾，开窍于口，藏精于脾，故病在舌本，其味甘，其类土，其畜牛，其谷稷，其应四时，上为镇星。是以知病之在肉也。

其音宫，其数五，其臭香。

西方白色，入通于肺，开窍于鼻，藏精于肺，故病在背，其味辛，其类金，其畜马，其谷稻，其应四时，上为太白星。是以知病之在皮毛也。其音商，其数九，其臭腥。

北方黑色，入通于肾，开窍于二阴，藏精于肾，故病在谿，其味咸，其类水，其畜彘，其谷豆，其应四时，上为辰星。是以知病之在骨也。其音羽，其数六，其臭腐。

明白了阴阳是指太阳和月亮，实质是日月四时与昼夜对人体环境的影响，再看"五行"的延伸意义。"五行"延伸的本质，仍然没有脱离地球这个"地"与"球"的概念。3、5、9都是河图洛书反映的认识客观世界的最重要数字，地球被提炼为"5"，要阐述三个方面：

一是阐述地气即东西南北中各个方位的物产包括产的人的特性；

二是阐述各个不同地理环境对人的影响；

三是最深奥的，因为人是宇宙的产物，阴阳分男女，同时立体地球的结构提炼出无形的"五藏"。并以"五藏"为中心搭建生命的各种"5"的结构。

"天食人以五气，地食人以五味。五气入鼻，藏于心肺，上使五色修明，音声能彰。五味入口，藏于肠胃，味有所藏，以养五气，气和而生，津液相成，神乃自生。"（《素问·六节藏象论》）。老子说："人法地，地法天。""地法天"就是指天之六气决定地理外环境。我国受天之六气影响，产生了世界独一的六大地理环境，六气与我国地理的对应是从东方开始顺时针转一圈来判断的。初之气是风，二火三暑四湿五燥六寒。如果去过北欧或"新马泰"的人一定会对这个学说有质疑：北欧人如何按12时辰睡觉？所以，从原理与逻辑中探索阴阳与天气地理，才能更广泛地推广中医。他们也吻合各自的阴阳六气，也有各自的五藏平衡。全球一律推销什么不能多吃盐之类的理论十分荒谬可笑，人体自有钠盐平衡，钠摄入多了就会排泄掉。东方海滨之地的日本、韩国能不爱吃大酱汤、泡菜吗？《周礼·地官·大司徒》也有类似的对五种地形上的物产描述。"以土会之灋，辨五地之物生。一曰山林，其动物宜毛物，其植物宜皂物，其民毛而方。二曰川泽，其动物宜鳞物，其植物宜膏物，其民黑而津。三曰丘陵，其动物宜羽物，其植物核物，其民专而长。"

有一个来自英国的统计，全球癌症发病率最高的是北欧国家以及爱尔兰。而我国癌症发病率前三名是青海、甘肃、宁夏三个西北省份，然后是江苏、上海、浙江三个东南地区。医疗水平、环境质量似乎都无关，难道就是"地气"？中医把肿瘤解释为基于阳气不足，津液循环不流畅。东南湿而无解，寒湿淤积而起；西北躁而无津，不能以津液摆渡去除体内垃圾？《素问·五常致大论》给出的解释是："天不足西北，左寒而右凉；地不满东南，右热而左温。""阳胜者先天，阴胜者后天，此地理之常，生化之道也。"这个解释就是西北与东南都因为地理原因天阳地阴倾斜失衡；而西方发达国家本质是物质发达和人的形体发达，是"阴气"（形体）胜，而"阳气"衰，尤其长寿的老年人更是如此。

人生活在地球上，地球环境对人的影响最大，地球有东南西北之分，人也有东南西北之分，《黄帝内经》用三个维度进行了立体分析。第一个维度南热北寒，中间之处则半热半寒；第二个维度西凉东温，中间之处则半凉半温。然而不同地区加上第三个维度燥湿之气：地高则燥，地下则湿。"其病者，西北之气，散而寒之，东南之气，收而温之，所谓同病异治也。"这就是《素问·五常致大论》。

《素问·异法方宜篇》论治也有详细描述五个方位。

帝曰：医之治病，一病而治各不同，皆愈何也？岐伯对曰：地势使然也。不同，谓针石灸毒药导引按摩之不同。地势有高下燥湿之势也。

故东方之域，天地之所始生也，鱼盐之地，海滨傍水。其民食鱼而嗜咸，皆安其处，美其食。鱼者使人热中，盐者胜血，故其民皆黑色疏理，其病皆为痈疡。其治宜砭石，故砭石者亦从东方来。东方之域，鱼盐之地，海滨之民多食鱼，鱼发疮而热中，盐发渴而胜血，故民黑色病疮疡，治宜砭石。砭石，以石为针，而决脓血。

西方者，金玉之域，砂石之处，天地之所收引也。其民陵居而多风，水土刚强。其民不衣而褐荐，华食而脂肥，故邪不能伤其形体。其病生于内，其治宜毒药，故毒药者，亦从西方来。西方之民，水土刚强，腠理闭密，外邪不能伤，故病多内伤七情，饮水色欲而已。治宜毒药攻其内也。

北方者，天地所闭藏之域也。其地高陵居，风寒冰冽。其民乐野处而乳食，藏寒生满病。其治宜灸，故灸者，亦从北方来。北方水寒冰冽，故病脏寒，其治宜艾灸烧灼，谓之灸。

南方者，天地所长养，阳之所盛处也。其地下，水土弱，雾露之所聚也。其民嗜酸而食，故其民皆致理而赤色。其病挛痹，其治宜微针。故九针者，亦从南方来。南方之民嗜酸，故腠理致密。又卑下之湿内郁而不得发泄，故病挛痹。用微针所以疏泻之是也。

中央者，其地平以湿，天地所以生万物也众。其民食杂而不劳，故其病多痿厥寒热，其治宜导引按跷，故导引按跷者，亦从中央出也。中央之地湿，故生物众，四方辐辏，故民食杂不劳，然湿气在下，民多病痿厥寒热。治宜导引，谓摇其筋骨，动其支节，按跷，谓抑皮肉捷举手足是也。

故圣人杂合以治，各得其所宜，故治所以异而病皆愈者，得病之情，知治之大体也。圣人治人，随方而各得其宜也。

"五行"一词最早见于《尚书·甘誓》。"嗟！六事之人。予誓告汝！有扈氏威侮五行，怠弃三正，天用剿绝其命。"对"五行"最早解释是《尚书·洪范》记载的箕子之言："天乃锡禹洪范九畴，彝伦攸叙。初一曰五行，……一曰水，二曰火，三曰木，四曰金，五曰土。水曰润下，火曰炎上，木曰曲直，金曰从革，土爰稼穑。润下作咸，炎上作苦，曲直作酸，从革作辛，稼穑作甘。"这段话也是《周易》《明夷》卦"箕子明夷"以射鸟作为比喻给周武王讲解治国之道的出处（也是黄宗羲代表作《明夷待访录》的来历）。最早代表圆满观念的数字就是《河图洛书》的中心"5"。《孙子兵法》言："声不过五，五声之变，不可胜听也；色不过五，五色之变，不可胜观也；味不过五，五味之变，不可胜尝也。"（《势篇》）。《道德经》说："五色，令人目盲；五音，令人耳聋；五味，令人口爽……"《尚书·尧典》提出"五典"；《尚书·皋陶谟》记载有"五辰""五亨""五礼""五服""五章""五刑""五用""五采""五色""五声""五长"。《黄帝内经》中五藏相关的五更多。

"阴阳五行"本身基于天文地理科学，直到汉代才演变为术数，当然不客观，刘向与王莽出于政权更替的政治需要而故弄玄虚起了很大作用。前文已述，晋代后各朝代立法禁止民间学习天文学，因为缺乏科学才产生了故弄玄虚和迷信的事情。五行之说也就被传得越来越带有术数气味。

《易经》《黄帝内经》哲学同源，都不是玄学，都是讲客观规律的（不客观周文王打不过迷信上天的商纣王；不客观中医也不能治病）。《易经》其实并不讲"五行"，它讲的是"四"，基于四时周期的变化（五星和阴阳、日月、天地、动静是四时的缔造者）。《黄帝内经》五行配以五藏，本义和《易经》一样，还是讲天之四时。藏有五而时仅四，故以六月为长夏配脾（这是中原地区亚热带地理特征，《黄帝内经》不是写给外国人看的）。金生水之言不是指金能生水，如此解释很牵强，必然被认为不科学；实际上祖先还不至于愚昧到认为金属能生水。前文已述，这只是形象化的代号而已。《黄帝内经》是说人的生老病死受四时寒暑支配，因此以四时为外环境基石。四时有风寒暑湿之变化，就是六气，属于天；四时也有生长收藏的变化，与五行之说吻合，属之于地。五行六气，都是四时。《黄帝内经》的基础是"四时"（从夏天分出长夏），以温度为标准划分"候""节"等节点，难道不科学吗？五藏次序与生克就是季节关系，《黄帝内经》是写给中原人的，依据中原气候，要是在北极看了也没用。金木水火土只是代号，象形比喻，莫非用 ABCDE 就更准确、更好理解？

后文生命结构部分会详细描述"五藏"结构，实际是祖先对天地之子"人"的生命本质认识，五藏如果要画图，就是立体的地球。

"藏"类主要是以功能命名。以右为尊，所以右肺左肝是左右助手的概念。月 + 市表达天气与地物质的交换，市的本义就是市场与交换；月 + 干的"干"指的是各类兵器，干戈。因为肝藏是"将军之官"，既要调动动员气血还要用它的"脏"消灭入侵国门之内毒素盗匪。月 + 卑的"脾"

指服务人员，送吃送喝伺候各藏。肾＝月＋又臣，"又"的甲骨文是用手抓紧握牢，不能漏掉"精"。《黄帝内经》明确地告诉你是"藏"起来的，看不见，后来有人错误地把它改成"脏"。

　　如果非要通过图案理解五藏，也会是立体球形。《黄帝内经》的描述很准确，是一个立体旋转的抽象的"球"。人是宇宙之子，五藏就是小宇宙。古人直接抓住了疾病的本源，万物生存的三要素阳光、温度和水，因此中医治病就是调节病变部位的温度和水湿，把它调到人体的正常值，身体自然就会康健。"肾"是地核，生命之根，再"肾气"（动气）就是火山喷发，用水表示生命之源。实际上地球之初应该叫作"水球"，没有陆地"土地"，地球表面覆盖着深度约 1 千米的水，这个地球之初就是"肾水"（现在所谓地面水也占三分之二），"黑色"是海洋深处的深蓝色。火山喷发射出了岩浆、火山灰和气体，形成了陆地、土壤和大气层，才能孕育生命。右肺左肝，是第一重要助手肺（大气层，24 小时"华盖"覆盖五藏地球），第二助手肝（阳光，分白天黑夜两班倒），大气和阳光在水的基础上光合作用就是生命"木"；脾是中"土"，就是吸收营养提供营养的地表层，与各藏立体相交；火等同于心神，"心"比较难理解，心神代表灵魂，其无处不在，是"君主"；"火"是粒子波，有能量但你抓不住，火也是人与动物的分界线，只有作为人才有灵魂。火的本质是能量与电子跃迁的表现方式，火焰大多存在于气体状态或高能离子状态。简单来说，火是一种现象而非一种物质，更高级更神秘，人工取火最终把人与动物分开。《左传·昭公九年》："火者阳之精也"。

　　"金"代表肺最难理解，第一，古代的"金"不是黄金，是铜。第二，肺是心神的第一助手，如果叫"太白金星"呢？西方金星就是启明星，就是上帝之下第一天使露西法。为什么第一？因为没气立刻死。太白即金星："太白者，西方金之精，白帝之子。"推测古人选择"金"字代表肺藏除第一天使、"白色"之意之外，应该与阳燧取"火"（心神）有关。燧人氏作钻燧取火工具称燧，后人又发明利用金属向太阳取火，于是又有"木燧"和"阳燧"之分。《淮南子》记："阳燧见日则燃而为火。阳燧，金也。日高三四丈，持以向日，燥艾承之寸余，有顷，焦吹之则得火。"《古今注》：

"阳燧以铜为之，形如镜，照物则景倒，向日生火。"

《黄帝内经》正是基于"5"和天、地、人，抽象出生命中心"五藏"。再以"五藏"为基础建立一个五行五藏生命结构系统。《素问·五脏生成》说："五藏之象，可以类推"。五藏的生理、病理征象，可以按照"类"推理得出。

五行（类）：木、火、土、金、水。

五方：东、南、中、西、北。

五时：春、夏、长夏、秋、冬。

五气：风、热、湿、燥、寒。

五星：岁星、荧星、镇星、太白星、辰星。

五色：青、赤、黄、白、黑。

五音：角、徵、宫、商、羽。

五味：酸、苦、甘、辛、咸。

五畜：鸡、羊、牛、马、彘。

五谷：麦、黍、稷、稻、豆。

五臭：臊、焦、香、腥、腐。

五果：李、杏、枣、桃、栗。

五菜：韭、薤、葵、葱、藿。

五脏：肝、心、脾、肺、肾。

五体：筋、脉、肉、皮毛、骨。

五窍：目、舌、口、鼻、耳（二阴）。

五志：怒、喜、思、忧、恐。

五藏（神）：魂、神、意、魄、志。

五液：泪、汗、涎、涕、唾。

五脏之脉：肝弦、心钩、脾代、肺毛、肾石。

五形之人：木形、火形、土形、金形、水形。

五人：太阴之人、少阴之人、太阳之人、少阳之人、阴阳和平之人。

五走：酸走筋、辛走气、苦走血、咸走骨、甘走肉。

五病：语、噫、吞、咳、嚏。

五声：呼、笑、歌、哭、呻。

五恶：风、热、湿、寒、燥。

五发：阴病发骨、阳病发血、阴病发肉、阳病发冬、阴病发夏。

五邪：春得秋脉、夏得冬脉、长夏得春脉、秋得夏脉、冬得长夏脉。

五劳所伤：久视伤血、久卧伤气、久坐伤肉、久立伤骨、久行伤筋。

五形志：形苦志乐、形乐志苦、形乐志乐、形苦志苦、形数惊恐。

五有余：神有余、气有余、血有余、肉有余、志有余。

五不足：神不足、气不足、血不足、肉不足、志不足。

五实死：闷瞀、脉盛、腹胀、皮热、前后不通。

五虚死：气少、脉细、饮食不入、皮寒、泄利前后。

五变：色、时、音、味、藏。

五夺：形肉已夺、大夺血、大汗出、大泄、新产大血。

五痿：筋痿、脉痿、肉痿、痿躄、骨痿。

五痹：筋痹、脉痹、肌痹、皮痹、骨痹。

五脏咳：肝咳、心咳、脾咳、肺咳、肾咳。

五脏风：肝风、心风、脾风、肺风、肾风。

五疟：肝疟、心疟、脾疟、肺疟、肾疟。

五输：春刺荥、夏刺输、长夏刺经、秋刺合、冬刺井。

阴阳和五行等同于天和地，是人最大的宏观外环境。前文从日、月、地角度理解了各自的作用，但是作为系统论的《黄帝内经》，一定要寻找出日、月、地即阴阳五行的同时作用规律来，特别是对人体的影响。天、地、人，祖先总结出了天干地支、"五运六气"。实际上是通过地球自转周期昼夜 12 时辰、月亮绕地周期 28 ～ 30 天、地球绕日周期 365 天，与人体的节、气周期 12 时辰、一个月、360 天一人体年对照并找齐时差，根据温度、液体循环、风等因素建立的全世界最独特且科学的"时间医学"理论体系，本身与玄学无关，是实实在在的养生治病依据。略微"玄"的是六十甲子、六十种天地日月和太阳系五星不同位置组合会产生不同的能量场，并给地球带来不同类型的星际粒子。

《黄帝内经》《伤寒杂病论》中，最重要的宏观外环境理论就是"四时"以及"五运六气"。"天以六为节，地以五为制。周天气者，六期为一备；

终地纪者，五岁为一周。君火以明，相火以位。五六相合，而七百二十气为一纪，凡三十岁，千四百四十气，凡六十岁，而为一周，不及太过，斯皆见矣。""五运六气"是根据疾病发生的天时与地理来判断病因病机及治疗。依据就是"天、地、人"三螺旋，基石是后文详述的地球所有生命之源"天之气"（星际粒子）。"天食人以五气"，"气"每年扫过地球时影响人类的生老病死。《素问·五运行大论》中阐述这五种气，叙述了六气的位置、运行方向和次序，说明五运六气的变化对人体的影响和对万物生化的关系。《周礼·春官·保章氏》论述："以五云之物，辨吉凶水旱降丰荒之祲象。"汉代郑玄解释："以二至二分观云色，青为虫，白为丧，赤为兵荒，黑为水，黄为丰……故曰凡此五物，以诏救政。"也会是说"六气"学说类似与全年的天气预报，以及对人与生产的影响。

太阳系七星摆放的六十种组合，也意味着六十种不同的综合能量场。如果用星际粒子到达地球的理论解释，共有六十种七星组合，到达地球的"天花"粒子也是不同的六十种类型。

> 岐伯曰：是明道也，此天地之阴阳也。夫数之可数者，人中之阴阳也，然所合，数之可得者也。夫阴阳者，数之可十，推之可百，数之可千，推之可万。天地阴阳者，不以数推，以象之谓也。
>
> 帝曰：愿闻其所始也。
>
> 岐伯曰：昭乎哉问也！臣览《太始天元册》文，丹天之气，经于牛女戊分；黅天之气，经于心尾己分；苍天之气，经于危室柳鬼；素天之气，经于亢氐昴毕；玄天之气，经于张翼娄胃。所谓戊己分者，奎壁角轸，则天地之门户也。夫候之所始，道之所生，不可不通也。

这段五种轨道的"气"的运行图，就是地球绕太阳公转轨道之外排列的周天二十八宿。即天体五象（东方青龙、西方白虎，南方朱雀，北方玄武及中央北辰）的运行和太阳运动六气（少阳、阳明、太阳、厥阴、少阴、太阴）的运行相互结合，这个学说也是星象算命的来源，灵魂经过不同的星座区会带上不同的"灵气"，落地后就有了不同的特征与命运：

丹天之气：牛女—奎壁（双鱼座—金牛座）

黅（黄）天之气：心尾—角轸（摩羯、宝瓶座—人马座）

苍天之气：柳鬼—危室（室女座—金牛座）

素天之气：亢氐—毕昴（人马座—巨蟹座）

玄天之气：张翼—娄胃（天蝎座—双子座）

《素问·天元纪大论》摘要：

天以阳生阴长，地以阳杀阴藏。

天以六为节，地以五为制。周天气者，六期为一备；终地纪者，五岁为一周。君火以明，相火以位。五六相合，而七百二十气为一纪，凡三十岁，千四百四十气，凡六十岁而为一周，不及太过，斯皆见矣。

甲巳之岁，土运统之；乙庚之岁，金运统之；丙辛之岁，水运统之；丁壬之岁，木运统之；戊癸之岁，火运统之。

帝曰：其于三阴三阳，合之奈何？

鬼臾区曰：子午之岁，上见少阴；丑未之岁，上见太阴；寅申之岁，上见少阳；卯酉之岁，上见阳明；辰戌之岁，上见太阳；巳亥之岁，上见厥阴。少阴所谓标也，厥阴所谓终也。

厥阴之上，风气主之；少阴之上，热气主之；太阴之上，湿气主之；少阳之上，相火主之；阳明之上，燥气主之；太阳之上，寒气主之。所谓本也，是谓六元。

"天以六为节，地以五为制"就是"甲子计数"，而五运六气基于甲子计数。一甲子计时就是六十年而已，如何产生生克气运的"荒谬"逻辑？其实这个学说是基于日历、月历与"人历"的找齐补差。前文所述"人"要注意的节气周期是每五日一候，三候为一气，六气为一时九十日；四时成一岁，得三百六十日为一年。人体的周期"一年"，比地绕日一周少五日；比月绕地十二次多六日（科学测定的绝对年长是 365.242198 天）。这个误差导致气候不齐，"太过者先天，不及者后天"，所以《天元纪大论》说："所以欲知天地之阴阳者，应天之气，动而不息，五岁而右迁；应地

95

之气，静而守位，六期而环会。"天地阴阳就是日月。"五，岁而右迁"，每一岁日在子午线之右多行五日。"六，期而环会"，每一岁在子午线之左少行六日，是月左迁六日。日每年多五日，月每年少六日，两相会合即环会之时，必然是 $5 \times 6 = 30$ 年，为一"世"。三十年有七百二十个节气，所以"七百二十气为一纪，千四百四十气，凡六十年为一周，不及、太过，斯皆见矣。"这就是为何一甲子必须等于 60 年的原因。

十天干与十二地支的起源是十个月一年与十二个月一年两种历法，至今我国彝族等仍在使用太阳历（十个月一年），每月三十六天，一年三百六十天，剩下五或六天为过年日，不计算在"年"内，算过年。大年在每年夏至日，过三天；小年在冬至日，只过两天，闰年过三天。彝族太阳历一年过两次年，补齐五、六天。可以参考的是，古罗马历全年十个月，有的历月三十天，有的历月 29 天（这十分类似于太阴历），还有七十多天是年末休息日。玛雅人的金星历法已经精确到一年 365.2420 天，现代人测算为 365.2422 天，误差仅为 0.0002 天，就是说 5000 年的误差才仅仅一天。玛雅的金星历法一年十八个月三百六十五天，每月二十天，另有五天禁忌日。他们也有一个 52 年大周期的类甲子，称为 Calendar Round。玛雅人认为这个周期中最后一年的五天禁忌日异常不吉利，他们相信冥界神灵会在几天内来到人间吞噬人类，"世界末日"恐慌估计就是这么玄学化而来的。玛雅人的祖先为何拥有如此准确历法（尤其与罗马对比）？玛雅人后代为何把五十二甲子退化成玄学迷信？理解这个案例有助于我们理解"阴阳五行"。

不同文明有不同的计时方式，并形成了不同的历法，中华历法就是阴阳合历。阴阳合历是一种调和太阳地球月亮运转周期的历法。推测华夏历史上在南北融合时代，日月两个历法进行了统一融合，形成华夏族，也就是说天干地支实际上是政治产物。《史记》记载："盖黄帝考定星历，建五行，起消息，正闰馀，于是有天地神祇物类之官，是谓五官。"这段话可以理解为黄帝时代实现了北方黄帝部族与南方炎帝部族的融合。建立了"五运六气""天干地支"的中国历法。干支纪时法是中国特有的阳历历法体系，又称为节气历。

干支计时的方法如下：

首先是以昼夜建立"地支"十二时辰（也可以六或二十四，但十二还要对应十二个月）；人的体温随昼夜周期变化，清晨 2 ~ 4 时最低，午后 4 ~ 6 时最高。《素问·玉机真藏论》所说"一日一夜五分之，此所以占死生之早暮也。"十二时辰也可以分成五段，分属五藏，据此可以预测出五藏病气逆传至其所不胜而死的大约时辰。五个时段与五行、五藏相配，寅卯时属木主肝，巳午时属火主心，申酉属金主肺，亥子时属水主肾，辰戌丑未时属土主脾。张仲景《伤寒杂病论》也有六经辨证各经对应的时辰"欲解时"，如"太阳病，欲解时，从巳至未上"六段法。以这个时辰的阳热或阴寒程度，来代表六病的寒热程度。

再以月球绕地一周建立十二个"月"，月球绕地球公转的周期是 27.5 天（约 28 天）。但地球同时绕着太阳转，地球相对于太阳的方向也发生了变化，所以月球绕地球一圈后，并未处于地球与太阳的中心，因此它还需要多转几天，才能回到地球与太阳的中心，共 29.5 天（约 30 天）。《黄帝内经》说"日行一度，月行十三度有奇"，也是月球绕地的准确计算，月旋转时，地球也在转，两数之差约十三度。前文已述"月"周期对人体中 70% 的水液有潮汐影响作用。

最后用"甲子"法调差。用十"天干"轮着二二覆盖十二"地支"一个循环即可。

天干：甲、乙、丙、丁、戊、己、庚、辛、壬、癸。天干表示"天球"，从天看地有"地以五为制"，表示年岁方位。十干模拟种子发芽到被烹饪食用的过程。甲，破壳；乙，抽芽；丙，开叶；丁，壮茎秆；戊，繁茂；己，结穗成实；庚，去糠；辛，成熟气味；壬，烹饪；癸，终阕，穀事完毕。

地支：子、丑、寅、卯、辰、巳、午、未、申、酉、戌、亥。地支表示"地球"，从地看天有"天以六为节"，表示时辰方位。十二支起源于每日的太阳运动过程，如酉，留也，太阳逗留天门外；戌，灭也，太阳入地，阳光尽灭；亥，阂也，天门关闭，太阳阂藏。

干支：即"六十甲子"，如下表：

		甲子	乙丑	丙寅	丁卯	戊辰	己巳	庚午	辛未	壬申	癸酉
	纪	甲戌	乙亥	丙子	丁丑	戊寅	己卯	庚辰	辛巳	壬午	癸未
周		甲申	乙酉	丙戌	丁亥	戊子	己丑	庚寅	辛卯	壬辰	癸巳
		甲午	乙未	丙申	丁酉	戊戌	己亥	庚子	辛丑	壬寅	癸卯
	纪	甲辰	乙巳	丙午	丁未	戊申	己酉	庚戌	辛亥	壬子	癸丑
		甲寅	乙卯	丙辰	丁巳	戊午	己未	庚申	辛酉	壬戌	癸亥

　　以上就是日、月、地大系统周期对人体小系统影响的一种规律性总结，《黄帝内经》《伤寒杂病论》依据此建立了独特的"时间医学"体系。《素问·宝命全形论》可以说是时间医学的纲领。《素问·玉机真藏论》记述："五藏相通，移皆有次。五藏有病，则各传其所胜。"也是依据四时相生相克以及传递规律讲解五藏"气之逆行"的危害，张仲景受其启发，提炼出"见肝之病，知肝传脾，当先实脾"的治疗法则，至今仍指导着临床实践。

　　《素问·宝命全形论》摘要：

　　　　天覆地载，万物悉备，莫贵于人。人以天地之气生，四时之法成。

　　　　夫人生于地，悬命于天，天地合气，命之曰人。人能应四时者，天地为之父母。知万物者，谓之天子。天有阴阳，人有十二节；天有寒暑，人有虚实。能经天地阴阳之化者，不失四时；知十二节之理者，圣智不能欺也。能存八动之变，五胜更立，能达虚实之数者，独出独入，呿吟至微，秋毫在目。

　　　　人生有形，不离阴阳，天地合气，别为九野，分为四时，月有小大，日有短长，万物并至，不可胜量，虚实呿吟，敢问其方？岐伯曰：木得金而伐，火得水而灭，土得木而达，金得火而缺，水得土而绝。万物尽然，不可胜竭。

　　"天以六为节，地以五为制"的"甲子计数"与历法的"甲子计数"是有区别的。历法也是皇权的标志，实际上"四时"本身是人为历法，如果一定较真，也可规定"五时"。《史记》记载黄帝"考定星历，建五行，起消息，正闰馀"；而《尚书》记载是尧帝"乃命羲和，钦若昊天，历象日月星辰，敬授人时"。"期三百有五旬有六日，以闰月定四时，成岁。"总之黄帝与尧帝祖孙时期即《黄帝内经》形成时期，我们的祖先已经充分认识到了历法与人体 360 周期的差数，设计了"闰月"调整。"闰"字就是指"王"在宫门授时。

　　"五运六气"表格就是阴阳二历合一的计算表格，纳音口诀则是整个"五运六气"表格推算的精简概括。每一干支年岁都有自己的"运"和"气"：地以五制，五运主岁；天有六节，六气司天，这就是广泛流传《六十花甲子纳音五行口诀》以及陈希夷的《紫微斗数》。在中国古代历法里，每个月对应一个音律，叫"律历"，每个音律对应一个地支和五行。"纳音"，就是按五行规则把地支（音律对应）纳入天干轨道，形成阴阳合历。紫微斗数以北斗为中心，把星空分为十二等份，按照地支分用"子丑寅卯"表达，这个图象叫"十二宫"，也叫"命盘"，其实是某年、十二个月或十二个时辰的星空分布。《紫微斗数》历法与其他历法的区别，就是按照天、地、人三螺旋，完成了"天、地、人"，即天球轨道、地球轨道和观察者轨道的三个轨道观察。十二命谱的"命宫、兄弟、夫妻、子女"等不过是周期位点的符号。

　　"紫微斗数"天文历法意义在于：在给定的时间，确定此时此刻在周期轨道上的位点。"命宫"逆行反映的是所谓"以天球看地球"；"安身"顺行反映的是"以地球看天球"。《黄帝内经》是客观科学，只关注与"人历"循环最相关的五与六。所以《天元纪大论》说："甲已之岁，土运统之；乙庚之岁，金运统之；丙辛之岁，水运统之；丁壬之岁，木运统之；戊癸之岁，火运统之。"又曰："子午之岁，上见少阴；丑未之岁，上见太阴；寅申之岁，上见少阳；卯酉之岁，上见阳明；辰戌之岁，上见太阳；巳亥之岁，上见厥阴。"每一干支年岁都有自己的"运"和"气"。《素问》："帝曰：何为当位？岐伯曰：木运临卯，火运临午。土运临四季。金运临酉，水运临子。"

　　中国古代有一种原生树——"梧桐"（不是引自国外的法桐）。《诗经》描述："凤凰鸣矣，于彼高冈。梧桐生矣，于彼朝阳。萋萋萋萋，雍雍喈喈"。

梧桐是美好的象征，凤凰"非梧桐不栖"，古人用梧桐来制作最好的古琴。更神奇的是，它还有与五运六气对应并显"象"的独特能力。春天观察梧桐树的花色，花色赤红，则年景必旱；花色浅白，则年景必涝。它甚至还"懂得"历法，梧桐每条枝上，平年生十二叶，而在闰年则生十三叶。

《黄帝内经》的五运六气环境学说与历法相关，但不是律法或者历法，如果要与健康挂钩，那么五运六气首先是影响会四时寒暑；其次必须与后文详述的宇宙"星际粒子"扫过地球的周期性规律结合（后文详述）。《伤寒杂病论》说："天布五行，以运万类，人禀五常，以有五藏。"而《天元纪大论》开篇即言："天有五行御五位，以生寒暑燥湿风。人有五脏化五气，以生喜怒思忧恐。"这说明张仲景把《黄帝内经》五运六气的思想融入了《伤寒杂病论》里。而且《伤寒杂病论序》提到采用了《阴阳大论》。

《阴阳大论》的全称是《太乙阴阳大论》，太乙是北极帝星，以它为中心发展出古人对天道的描绘、理解与运用。后世的各种术数皆源于太乙（天元）、遁甲（地元）、六壬（人元），《易经》是典型。太乙（天元）用天象预测国运、天灾人祸等。因为在古代禁止民间习用，各种民间文件就只能用暗语。《伤寒杂病论》三阴三阳的真谛在河图洛书与五运六气的结合，"天、地、人"三螺旋是伤寒论的原理。诸葛亮在《阴符经解》中解释："奇器者，圣智也。天垂象，圣人则之。推甲子，画八卦，考著龟，稽律历。则鬼神之情，阴阳之理昭着乎象，无不尽矣。八卦之象，申而用之。六十甲子，转而用之。神出鬼人，万明一矣。"

这个学说不仅可以论述个体（基因、环境、生物体三螺旋），更加适用于整体性"防疫"。可以明确地说，中医哲学以五运六气为外环境基础的预测，特别是对整体区域的"疫情"预测是非常科学的逻辑，从历史上看也是比较准确的（虽然气象科技水平很低）。《黄帝内经》中说只要气运具备条件，就必然形成疫病。"其病温厉大行，远近咸若。"这个逻辑就是1+2必然等于3的数学逻辑，是必要条件＋充分条件的逻辑。《至真要大论》全篇很长，主要讨论了五运六气的概念及六气变化致病的机理、证候、诊治等，概括出著名的五藏六气"病机十九条"、六淫（气）十三条和五藏五条。"至真要大"命名的含义，就是说这种理论正确、最真实靠谱，而且太大、太重要了。《黄帝内经》中说："先立其年，以明其气，金木水火土运行之数，寒暑燥湿风火临御之化，则天道可见，民气可调。"

具体到对区域与疫情类型的描述，《黄帝内经》仍然是采用"贞内悔外"的预测方法，把全年的五运六气特征按照六十年一轮作为基础变量，把区域特征作为预测变量。无论"非典"还是"新冠"的防治都可以作为参考。

"非典"三月突然来，五月突然走；不知哪里来，也不知向何处去；"非典"的传染性在北京较强，在上海较弱；人群中暴露的出租车司机以及免疫力低的老幼人群反而较少。以上种种都不吻合现代疫病学的原理与逻辑；却很合五运六气的逻辑。甲子60年中十年属"未羊""丑牛"。未羊、丑牛年份的"二之气"火热主气之月（3月21日至5月21日），发生瘟疫概率就大。如《素问·六元正纪大论》所言"二之气，大火正……其病温厉大行，远近咸若。""远近咸若"就是一种病。上一个"未年"、二之气正是"非典"流行高峰期，"非典"湿、寒、热三气并存为条件，当五月下旬进入三之气，主气变为少阳相火，火旺携风，风能克湿，当湿的条件不存在了，疫情就会结束。正是在5月20日全国"非典"发病上报病例数为零。"非典"流行的那个春天，北京气候反常，无风多雨，温暖湿润；而上海则少雨而多风。

从个体内环境角度来看，《素问·气交变大论》主要说明五运之化的太过不及，所引起的环境变化及影响人体生病（换个说法是病毒生长旺盛，内环境三螺旋的生物体是病毒感染的细胞）。同时也说明气候变化是否造成疾病，决定于"正气内存，邪不可干。"人体正气胜邪，不是战胜病毒，而是内环境不适合病毒的生长，大于外环境导致人体失衡的程度。不是所有的中医知识和中药都能防治"非典"，真正有效的是那些清热祛湿的治法。2013年，邓铁涛带领广东省中医院团队接治"非典"患者五十多人，全部治愈，而且无一例有后遗症，靠的就是"祛湿"的方法。事实证明，只要人体内环境改变，没有了湿、寒、热三气并存的条件，病毒就不能生长或螺旋升级，人就不会染病，在新的平衡下，人体就可以和病毒细胞体"和平共处"。"非典"流行，北京当时气候宜人，出租车几乎都开窗行车，车行有风，恰恰除湿热，司机从易感变成非易感状态。老人和儿童不熬夜，不喝"大酒"，不过分操劳，体内很少有湿热，所以也不是易感人群。中药也杀不死病毒，用中药的目的是调整体内平衡，因此高明的医生一定在治病的同时调节外环境与内环境。内环境不适合病毒，而外环境适合人体，一正一反加快修正平衡，患者病就好了。

2020年又是庚子年，庚子年五运六气总述：金运太过，少阴君火司天；天刑（气克运，气盛运衰）。《素问·气交变大论》中说："岁金太过，燥气流行，肝木受邪。民病两胁下，少腹痛，目赤痛、眦疡、耳无所闻。肃杀而甚，则体重烦冤，胸痛引背，两胁满且痛引少腹，上应太白星。甚则喘咳逆气，肩背痛；尻阴股膝髀腨（骨行）足皆病，上应荧惑星。收气峻，生气下，草木敛，苍干雕陨，病反暴痛，胠胁不可反侧，咳逆甚而血溢，太冲绝者，死不治。上应太白星。"

己亥末，庚子初，武汉大疫。《黄帝内经》中有"痎疟皆生于风"的描述，恰好2019年武汉夏季大暑，平均高温35℃，比前三年高2℃。秋季大风，11月有15级风的记录。《黄帝内经》几处章节提到"风疟"："魄汗未尽，形弱而气烁，穴俞已闭，发为风疟。""秋善病风疟""夏暑汗不出者，秋成风疟。"

　　《疟论》："黄帝问曰：夫痎疟皆生于风，其蓄作有时者何也？岐伯对曰：疟之始发也，先起于毫毛，伸欠乃作，寒栗鼓颔，腰脊俱痛，寒去则内外皆热，头痛如破，渴欲冷饮。帝曰：何气使然？愿闻其道。岐伯曰：阴阳上下交争，虚实更作，阴阳相移也。阳并于阴，则阴实而阳虚，阳明虚，则寒栗鼓颔也；巨阳虚，则腰背头项痛；三阳俱虚，则阴气胜，阴气胜则骨寒而痛；寒生于内，故中外皆寒；阳盛则外热，阴虚则内热，外内皆热则喘而渴，故欲冷饮也。此皆得之夏伤于暑，热气盛，藏于皮肤之内，肠胃之外，此荣气之所舍也。此令人汗空疏，腠理开，因得秋气，汗出遇风，及得之以浴，水气舍于皮肤之内，与卫气并居。卫气者，昼日行于阳，夜行于阴，此气得阳而外出，得阴而内搏，内外相薄，是以日作。"（夏伤于暑气，热气留藏皮肤之内、肠胃之外，亦即荣气居留的所在。由于暑热内伏，使人汗孔疏松、腠理开泄，一遇秋风或洗澡水气，风邪水气停留于皮肤之内，与卫气合居于卫气流行的所在，阴阳内外相搏，所以每日发作）。"**疟气者，必更盛更虚，当气之所在也，病在阳，则热而脉躁；在阴，则寒而脉静；极则阴阳俱衰，卫气相离，故病得休；卫气集，则复病也。**"（卫气和邪气分离，病就暂止；卫气和邪气再合，则病又发作。）

新型冠状病毒肺炎预计将成为全世界范围长期存在的疾病。在人类尚不能完全搞清这种病毒之前，"神药"应该是不会有的；在病毒变异的前提下，疫苗可能总是滞后的。根据《素问》的学说顺应外环境或者主动改变外环境是一个思路，比如在不易感区域集中治疗。根据张仲景的经验，在外环境不变的情况下，调整内环境也是一个思路，《伤寒杂病论》中有不少药方。针对很多重症老年患者，《伤寒杂病论》也无能为力，不过笔者留意到宋代有位"神医"窦材，他在《扁鹊心书》留下一个验方专治"肺伤寒"，似乎有益。笔者不是医生，仅摘录供前线医生参考。

"肺伤寒一证，方书多不载，误人甚多，与少阴证同，但不出汗而愈，每发于正二腊月间，亦头疼，肢节痛，发热恶寒，咳嗽脉紧，与伤寒略同，但多咳嗽耳。不宜汗，服姜附汤，三日而愈。若素虚之人，邪气深入则昏睡谵语，足指冷，脉浮紧，乃死证也。急灸关元三百壮，可生，不灸必死，服凉药亦死，盖非药可疗也。"（肺伤寒之证，今人多认为重伤风，非温平误事，即寒凉杀人。予于此证略有分晓，然不免因人检点，苟遇知己用之无疑，应酬通治，不过姜甘桂辛而已。设概用姜附，往往遭人谤毁。）

以上描述与"新冠"肺炎非常吻合。"姜附汤"本是张仲景的老方子，重点是对"若素虚之人，邪气深入则昏睡谵语，足指冷，脉浮紧，乃死证也"的针灸保命之法："急灸关元三百壮，可生，不灸必死"；窦材特别强调"服凉药亦死，盖非药可疗也"（如抗生素、激素）。张仲景不太重视针灸，经络学说在伤寒体系中并不是不可或缺的。窦材《扁鹊心书》也强调坚定本源《黄帝内经》，但补充了经络。他论述的对120多种疾病的治疗中，"灼艾"法有80多种。窦材首推灼艾为保命第一要法，关元穴是第一重要穴位。其位于脐下三寸处，有培元固本、补益下焦之功，凡元气亏损者均可使用。

五、周期论与"节点时机"干涉策略

《黄帝内经》认为没有不可治的病，治病的关键是抓住三个要点：心、环境和气；等待一个"可逆"的点"时"。心不用说了，庄子对环境与气解释得更清楚：《庄子·徐无鬼》以虱子在猪毛里待着安全，在猪皮上晒太阳就会"与豕俱焦"，说明"此以域进，此以域退"，"域"就是指环境。癌细胞是一类特别的干细胞（cancer stem cell，CSC），而干细胞很怕高氧环境，在常氧环境下不能存活，癌细胞存活作恶于低氧环境部位，如肝硬化、肠息肉等。治癌症应当去除病人体内的低氧环境。对于《黄帝内经》说的五运六气致病的"必有逃门"，《庄子·知北游》以"气"为中心，指出可以化腐朽为神奇。原理就是"人之生，气之聚也；聚则为生，散则为死。若死生为徒，吾又何患！故万物一也，是其所美者为神奇，其所恶者为臭腐；臭腐复化为神奇，神奇复化为臭腐。故曰，'通天下一气耳'。圣人故贵一。"人由气而生，天人合一都是气，当然可以互相转化。

《黄帝内经》《伤寒杂病论》的五运六气外环境理论按照"贞内悔外"预测病疫，同时也给出了防病防疫、治病治疫的策略，简单说就是辨证法的两条：

1. 尊重"天"道地气，顺应外环境周期。不"妄"为。《周易》有专门的《无妄卦》描述。"妄"的意思是古代抢来的女性逃跑，但一般跑不掉，所以是妄想；另外按《周易》的解读，是尊重女性的基础上为"妇"（嫁人），力求"安"居，所以也不用跑。《无妄卦》以商纣王"励精图治"反而死得更快，周武王不劳而获为例，讲政权组织大病时，应当"无为＋静养＋待时"，这对身体组织长期积累的重病也适用。

2. "无为"不是等死，而是以"静养"为主，等待干涉趋势的时机，若时机到来，必须下手。《伤寒例》中论述："斯则冬夏二至，阴阳合也；春秋二分，阴阳离也。"《五常致大论》总结"其久病者，静以待时；养之和之，待其来复。"

帝曰：其久病者，有气从不康，病去而瘠奈何？

岐伯曰：昭乎哉！圣人之问也，化不可代，时不可违。夫经络以通，血气以从，复其不足，与众齐同，养之和之，静以待时，谨守其气，无使倾移，其形乃彰，生气以长，命曰圣王。故《大要》曰无代化，无违时，必养必和，待其来复，此之谓也。帝曰：善。

以上的周期论和"节点时机"干涉策略与《周易》完全一致。老子与庄子在春秋乱世时，把这套策略更多地表达为"静养"，就是《黄帝内经》的"养生"，庄子还专门写了《养生主》和《庄子·在宥》来阐述，庖丁解牛就出自《养生主》。下面详细介绍：

《周易》第一组卦《乾坤》就是东方七宿"龙"的天行周期，对应君子守节而自强不息。《道德经》说"则我者贵"（按五运六气办就能成功）。周人是农业部族，高度重视天象代表的农时。哲学化的思考就是《乾坤》卦的内容，而文学化的描述就体现在《诗经》中，如《国风·豳风·七月》就完整描述了周人在老家"豳地"完整的一年生产生活。使用周历从七月写起，按农事活动的顺序逐月展开，涉及春耕、秋收、冬藏、采桑、染绩、缝衣、狩猎、建房、酿酒、劳役、宴飨各个方面。《小雅·甫田》也描述了周人全年的农业生产活动，更侧重记载围绕农业的祭祀活动。从时间周期上讲，《坤》+《乾》= 年。《坤卦》与《乾卦》相连，演示阴气在夏至到冬至从初生到壮大的过程。《坤卦》的起点是地上寒气始生的夏至，初六爻"履霜"，而上六爻"龙战于野"表明《坤卦》的终点为龙星即将出现的冬至。《乾卦》《坤卦》两卦组合在一起才是一个整体，它们包含了天、地和四时的变化规律。周文王是想说明天体的运行、万物的生长，甚至国家政权与人类社会的运行，都要吻合"天道"。《礼记·月令》把"年"分为"孟春之月"到"季冬之月"12个月，规定"君子"（天子）的祭祀礼仪、职务、法令、禁令，可以把《月令》作为各个"龙"时与君子对应行为的参考。周文王的"天"指的东方龙星运行往复代表的乾坤循环周期与规律不变，"天"的"时"指周期规律中的转换节点。因此《乾卦》才明确描述"龙"的各个节点，"人"要如何调整作为。这个逻辑与《黄帝内经》《伤寒杂病论》一致。

《乾坤卦》中的"潜龙""见龙在田""或跃在渊""飞龙在天""亢龙"等均是指对东方七宿苍龙傍晚时分出现在空中不同的位置的描述，代表不同的节气。"春分而登龙""云从龙""龙行雨施"（或跃在渊）；"夏则凌云而奋鳞"（飞龙在天）"秋分而潜渊""冬则蛰泥而潜蟠"等。"潜龙，勿用"的"潜龙"是说龙星宿尚未出现，但已经潜藏于此，即将出现，这是冬至天象；此时用军旗召集百姓"勿用"，春祀备耕。《道德经》解释说："众人熙熙，如享太牢，如春登台。"《周易》中极其重视"涉大川"，"潜"字本义为没水隐蔽地渡过，迎难而上。"阴谋修德""韬光养晦"不是真的躲起来。"二月二，龙抬头"，角宿代表龙角从地平线上显现，"利见大人"；另一个"利见大人"是"飞龙在天"，大约是五月初五赛龙舟时，此时龙星宿在傍晚已全部出现，仿佛龙行银河。夏至亢星宿处于天顶称"亢龙"。"亢龙，有悔"是指夏至太阳南移，阴气渐侵，即将迎来变化，"悔"指星象模糊，也指"变化"而"不定"。"贞悔"指的是上卦或叫外卦有变才能根据变化而预测，如果天时有变，那要决定是否起兵，而不是胜利后后悔。《坤卦》收尾"群龙无首"，指的是龙星宿的头没了，这是商周革命胜利结局的标志，即商人及其附庸的首领都被"馘"了。"馘"是指割头在祖庙烧烤祭祀，这是当时的通行做法，在甲骨文以及周书中有很多记载。

在周期节点上，周文王最关注突出的是"时"，是商周天命转换的节点。因此他特地在造"坤"字时没有复制"乾"的东青龙和西白虎，而是放上了"土"，同时在《坤卦》用文字强调"履霜，坚冰至"。伏羲八卦又叫先天八卦，文王八卦也叫后天八卦，先天为本，后天为用，周文王改变了八卦的排列顺序，就是"后天为用"，目的是商周革命。伏羲八卦原有的三阴三阴的整体平衡"恒"，在文王八卦中"乱"成了"阴阳相薄"，阴多阳少与阳多阴少的"变"。孔子在《周易·系辞》中论述："当文王与纣之事邪？是故其辞危，危者使平，易者使倾。"《周易》下经实际也是对上经的修正。

唐朝诗人罗隐《筹笔驿》中有这样的名句："时来天地皆同力，运去英雄不自由。"姜子牙《阴符经》也有类似描述："食其时，百骸理；动其机，万化安。……天之无恩，而大恩生；迅雷烈风，莫不蠢然。"（"蠢"

不是愚蠢，而是"蠢蠢欲动"，表示结束冬眠的虫子"踏春"而来）"圣人修炼"，能"夺万物为我用，人与天地合德。不失其时，不错其机。食其时者，趁时而吞服先天之气；动其机者，随机而扭转生杀之柄。"姜子牙说："日中必彗，操刀必割，执斧必伐。日中不彗，是谓失时；操刀不割，失利之期；执斧不伐，贼人将来。"《逸周书·武称》："春违其众，秋伐其稿，夏取其麦，冬寒其衣服。春秋欲舒，冬夏欲亟，武之时也。""天与不取，反受其咎；时至不行，反受其殃。非时而生，是为妄成，故夏条可结，冬冰可释，时难得而易失也。""心生于物，死于物，机在目。""天性，人也。人心，机也。立天之道，以定人也。心如主人，目如门户。"

《周易》通篇都在讲"天、地、人"的三螺旋。在《孙膑兵法》时代还是"天时、地利、人和，三者不得，虽胜有殃。"到了《孟子》时期提炼的"天时不如地利，地利不如人和"，充分表明儒家放弃了三螺旋，过度集中于人的社会组织性的立场；之后董仲舒又强化了人格化的"天"；到朱熹时代只剩下阴阳对立，再也没有三螺旋。显然，"地"在三螺旋中被弱化了，只剩下"天"与"人"的对立，这也可以解释为何在朱熹之后，中华智慧退化，中医也庸俗化。

"时"就是"机"，都在微妙之间，必须全神贯注。《周易》是小邦周与大国"商"博弈的时机与微妙状态；《黄帝内经》强调与病魔斗争的时机与"气机"。"如临深渊""手如握虎"出现在《素问·针解》中，与《诗经·小雅·小旻》"不敢暴虎，不敢冯河。人知其一，莫知其他。战战兢兢，如临深渊，如履薄冰。"一致，都源于《周书》与《周易》"君子终日乾乾，夕惕若"以及"履虎尾，愬愬"；《针解》的"手如握虎者"，就是《履卦》的场面。我们来对比阅读：

《素问·针解》摘要：

> 黄帝问曰：愿闻九针之解，虚实之道。
>
> 补泻之时者，与气开阖相合也。经气已至，慎守勿失者，勿变更也。
>
> 深浅在志者，知病之内外也。远近如一者，深浅其候等也。
>
> 如临深渊者，不敢堕也。手如握虎者，欲其壮也。

神无营于众物者，静志观病人，无左右视也。义无邪下者，欲端以正也。必正其神者，欲胆病人目，制其神，令气易行也。

《履卦》

履虎尾，不咥人，亨。

初九：素履往，无咎。

九二：履道坦坦，幽人贞，吉。

六三：眇能视，跛能履，履虎尾，咥人，凶。武人为于大君。

九四：履虎尾，愬愬，终吉。

九五：夬履，贞厉。

上九：视履，考祥其旋，元吉。

《五帝之戒》

武王问尚父曰："五帝之戒，可闻乎？"尚父曰："黄帝之时戒曰：吾之居民上也，摇摇恐夕不至朝。尧之居民上，振振如临深川。舜之居民上，兢兢如履薄冰。禹之居民上，栗栗恐不满日。汤之居民上，战战恐不见旦。"王曰："寡人今新并殷，居民上，翼翼惧不敢怠。"

《素问·针解》用"如临深渊，手如握虎"作比喻，是强调"补泻之时者，与气开阖相合"，主治医生或者主将要"神无营于众物，无左右视，制其神，令气易行。"是守神善微的刺道。在《灵枢》中更被细化为一位见机"夺气"的剑客。"粗守形，上守神。""粗守关，上守机，机之动，不离其空，空中之机，清静而微。""持针之道，坚者为宝，正指直刺，无针左右，神在秋毫。""针入贵速""用针之要，无忘其神""微旋而徐推之"，皆说明在进针之后的"寻气""催气""候气""得气""辨气""调气""行气""补泻"等，尤以"得气"一项最为重要。"刺之要，气至而有效""刺之而气不至，无问其数。"《灵枢·终始》："坚拒勿出，谨守勿内，是谓得气。"《标幽赋》中描述更为形象："气之至，如鱼吞钩饵之浮沉；气未至，如闲处幽堂之深邃。"现在可以明白《孙子兵法》"治气""夺气"的真实意境了。《灵枢·逆顺》甚至直接说："《兵法》曰，无迎逢逢之气，无击堂堂之阵。《刺法》曰："无刺熇熇之热，无刺漉漉之汗，无刺浑浑之脉，无刺病与脉相逆者。""方其盛也，勿敢毁伤，刺其已衰，事必大昌。"不就是《曹刿论战》"一鼓作气，再而衰，三而竭"的原理吗？

以上三篇和《诗经·小雅·小旻》，再次验证《素问》至少是与《周易》时代的同一哲学作品。为便于理解，我们详解《履卦》：

《坤卦》总论革命的土地与时机问题时就总结了"履霜，坚冰至。"《履卦》应是详解。

《履卦》前卦《小畜》讲的是对占领区的归化博弈政策。本卦是要派人去执行，而且碰到了比牛马等小"畜"更凶猛的大"虎"。本卦设定了政策与履行的目标，"履虎尾，不咥人，亨。"老虎屁股摸不得，踩到蛇尾都被咬，"履虎尾"还能"不咥人"？本卦回忆了当年公刘等祖先迁徙"幽"地时，必然遇上"戎"等虎，也必然会踩到对方的"蛇尾"，结果却基本做到了长期和平共处，这就是"不咥人"。回顾历史经验有几条：一是"履道坦坦"；二是"武人为于大君"；三是"愬愬，终吉"。

"素履往"中的素履就是草鞋。比诗经《葛屦》的"纠纠葛屦，可以履霜（葛屦是指麻布鞋）"还要艰苦朴素。当年的红军就是穿着草鞋爬雪山过草地，"素履往"走向抗日前线。"履道坦坦"是比喻君子坦荡荡。无私无我为了大众的解放，红军一路"履虎尾"无数，川狼滇虎黔之驴各路大小军阀，还有藏区首领，东进抗日也到了山西老虎的地盘，都"不咥人，亨"。

陕北"幽人"缺衣少枪，人数也很少，但是"眇能视，跛能履"（少一只眼睛叫"眇"，但不是"蒙"）。当时西北军、东北军都来"咥人，凶"。看似不堪一击的红军仍然将来犯之敌消灭。

"履虎尾"重在心态，"愬愬"的心态与对应姿态，就是"战战兢兢，如临深渊，如履薄冰"的危险紧张状态，但是更积极、更乐观、更勇敢。《小雅·小旻》原文中作者自比英勇智慧，在这种局面下，还敢于虎口夺食、虎口拔牙，而庸才才会"不敢暴虎，不敢冯河"。暴的甲骨文像在太阳下面曝晒鹿皮，"暴虎"就是指打老虎晒虎皮。作者解释"人知其一，莫知其他"，就是只看到老虎吃人的可怕，大川淹死人的可怕，没想到人也可以打虎暴晒虎皮当棉袄，人也可以"利涉大川"，反而将"河""冯"（凭据）为过河人的安全保障。当年犹太人就是这样过了"红海"，并利用红海淹死了埃及追兵，从此自称过河之人"希伯来"。虎与人的关系用句俗语来描述就是"麻秆打狼两头怕"，就看谁"坦坦"。

"愬愬"从《周易》开始使用，是原创。愬＝朔＋心，是指用心殚精竭虑地"朔"，显然"愬愬"是指恭敬严谨的态度。"朔"与《周易》中常用的望的"月几"相对，"朔"是新月，指每月农历初一。履道走路更得多加小心，接近"如履薄冰"的状态。"朔方"即北方，朔风凛凛。尚书《尧典》"北方申命和叔，宅朔方，曰幽都。"老北京幽州与老周人"幽地"都是艰难寒冷而且与游牧民族打来打去的地方。所以，本卦以老周人"履道坦坦，幽人贞，吉。"来举例。

"视履，考祥其旋，元吉。"就是要认真研究学习（占卜）前辈"考"曲折甚至打转但最终取得胜利的革命道路，吸取宝贵的经验教训，就能"元吉"，道路是曲折的，前途是光明的。"视"与"祥"的甲骨文都是表示巫师察看神迹，"祥"指用多个羊羔献祭。"旋"的甲骨文造字本义是指获胜归营的军队转动旗帜。旋字从疋，"疋"义为"绕行"，回顾红军四渡赤水，走回头路反而做到了"星星之火可以燎原"，就全可以明白了。

对于本卦提出的"履虎尾，不咥人"命题；《诗经》的答案是极其智慧勇敢的"暴虎冯河"，本卦更加详细分析如何"暴虎冯河"。除了三条"幽人"的经验，本卦特别提醒了"夬履，贞厉"。

今本《竹书纪年》记载："武丁三十五年，王猎于河渭，暴雷震死。"也许就是"暴虎冯河"的隐晦写法。其后发生季历之讼："文丁四年，周公季历伐余无之戎，克之，命为牧师……十一年，周公季历伐翳徒之戎，获其三大夫，来献捷。王杀季历。"这段历史就是《履卦》后面第 11 卦《泰卦》与第 12 卦《否卦》的祸福转换。

在"时"到来前，要耐心地静养才能等到时机到来的那一刻。"养生"不是"养身"，而是"养生命"，生命＝身心＝身＋心。庄子解释得很清楚："气变而有形，形变而有生。"《黄帝内经》与庄子强调的"养生"重在"养心"，养心的方式是清静不"妄"，如何不"妄"？老子的解药是"知"，庄子的解药是"无心"，即"忘"。"故养志者忘形，养形者忘利，致道者忘心矣。"(《庄子让王》)。"忘"在《庄子》中出现了 80 多次，指心无杂念，忘掉利欲的意思。庄子在《应帝王》中举了个例子，道心就是混沌，"忽""倏"二人自以为是地给混沌开了七窍，混沌就死了。庄子《天地》更明确地说，黄帝把他的道心"玄珠"弄丢了，才智、明察、巧言三人都找不到，象罔（无智、无视、无闻）却轻松找到。黄帝曰："异哉！象罔乃可以得之乎。"

　　庄子生在战国时期，《庄子》洋洋 10 万字，现代人基本都能看懂。庄子很好地继承阐述了"黄老"思想，是借助理解《素问》的宝贵二传手。与扁鹊、张仲景一样，我国原生道家的创始人老子、庄子也是历史资料极其有限，推测要么是被删改，要么是主动隐身。老子与孔子同期还有交往，庄子与曾子、子贡、孟子等大约同期，也有交往，更加奇怪，以至于蔡元培认为庄子就是同期的杨朱（实际不是，思想差别很大，庄子至少 7 篇论述批评杨朱）。最早确切记载庄子的是司马迁的《史记》："庄子者，蒙人也，名周。周尝为蒙漆园吏。"司马迁赞同黄老，估计也就这点资料。笔者有一个推论：老子、鬼谷子与"奔楚"的周室王子朝属于一个团体，庄周（注意"周"）是他们的传人。"周公奔楚""王子朝奔楚"，周王室斗争的失败者都"奔楚"，本身就可以互相验证。《庄子》描述的得道之人"呆如木鸡"却能"一鸣惊人"，正是指蛰伏隐藏最后称霸的楚"庄"王，无用为大用。王子朝被周敬王派人刺杀于楚，之后《左传·定公六年》记载："周儋翩率王子朝之徒，因郑人将以作乱于周。""冬，十二月，天王处于姑莸，辟儋翩之乱也。""单武公、刘桓公败尹氏于穷谷。""二月己丑，单子伐谷城，刘子伐仪栗。辛卯，单子伐简城。刘子伐盂，以定王室。""周儋翩"是谁？为何有能力起兵兴乱？为何不屈不挠为王子朝报仇？"周儋翩"会不会是：周王室子弟"儋"和"翩"。"儋"是不是太史儋即老子；王子"翩"是不是王诩即鬼谷子。"翩"是鸿雁"飞"的姿态；"诩"不能飞只好著书立说。据说，老子是鬼谷子的老师，那么能跟着老子学习《周易》《阴符经》的只能是周王子。鬼谷子还有一个名字叫"王禅"，寓意更清楚。"穷谷"与"谷城"是不是王子诩的基地"鬼谷"？如果以上推论成立，那么老子、庄子与鬼谷子的身世之谜与中华文明之谜，都有了合逻辑的答案。在政治军事斗争失败后，老子西迁，鬼谷子躲进深山，心有不平，著书立说，教化弟子后来人（《水浒传》《三国演义》《红楼梦》都是这么诞生的）。孔子活跃的时期正是这一时期，鲁国积极出兵支持的也是周敬王，孔子参与较多，也因此被庄子大篇幅借盗跖之口抨击唾骂为"虚言惑众""窃国者侯"。庄周如果是老子的弟子，王子朝的后人，所有的思想与行为都合乎逻辑了。这个千古之谜等待历史学家剖解，这里供读者参考，打开桎梏。

所谓"黄老之道"，绝不是机械的无为，"绝圣弃知"更不是愚民政策，而恰恰是通过"知"达到"不病"；恰恰是系统论、平衡论的治国之道（实际是养国）。不是为与不为，是如何为？区别是类似中西医的两条路线。在无知的时候，要有自知之明，选择保守疗法；在知的前提之下，中医强调抓住拐点与周期，积极干涉。《周易》上经主要讲商周革命、天下一统，是革故鼎新的重生有为；而下经也是强调基于不变的人性节点控制。其中《革卦》《震卦》《损卦》《益卦》等多篇，在战术上都是雷厉风行的，尤其《损益》与《节》强调的是节约政府消费、军费开支、祭祀开支（以及流程与耗时），征收富裕阶层财富，重点支持养民、防灾、养国，与汉武帝之后盐铁会议的认识水平不可同日而语。

如何"养国"才能天下万世？就是《黄帝内经》的圣人终极养生法"精神不散"。"失神者死，得神者生也。"养生的最高境界是养神，"五脏坚固""血脉和调""营卫之行，不失其常""呼吸微徐，气以度行""津液布扬""各如其常，故能长久"。姜子牙《阴符经》也表达了同样的思想："知之修炼，谓之圣人。""知之者，天常也。修之者，思无邪。"方以智总结为："东西圣人千百其法，不过欲人性其情而已。性其情者，不为情所累而已。"

《素问·灵兰秘典论》中，最早明确提出了养生的概念：

　　　　凡此十二官者，不得相失也。故主明则下安，以此养生则寿，殁世不殆，以为天下则大昌。主不明则十二官危，使道闭塞而不通，形乃大伤，以此养生则殃，以为天下者，其宗大危，戒之戒之。至道在微，变化无穷，孰知其原。窘乎哉，消者瞿瞿，孰知其要。闵闵之当，孰者为良。恍惚之数，生于毫厘，毫厘之数，起于度量，千之万之，可以益大，推之大之，其形乃制。黄帝曰：善哉，余闻精光之道，大圣之业，而宣明大道，非斋戒择吉日不敢受也。黄帝乃择吉日良兆，而藏灵兰之室，以传保焉。

庄子的《养生主》因为"庖丁解牛"的故事而为人熟知，被世代传颂。"养生主"的意思是养生的主要关键。"依乎天理""因其自然"，学会像解牛一样，要刀刃沿着筋、骨的缝隙间游动，不要碰着筋腱和骨头，这样才能"保身""全生""养亲""尽年"。庄子的养生之道和老子"知足不辱，知止不殆，可以长久"的思想是一致的。把"庖丁解牛"的"刀"理解成气血，就是《黄帝内经》"尽天年"的养生法。

庄子还有一篇《在宥》，是把生命组织的养生长生和政权组织的长盛不衰进行了比对。《在宥》的意思是"闻在宥天下，不闻治天下也。"（天下靠养不靠治）。其中还专门提到黄帝所述"吾欲取天地之精，以佐五谷，以养民人。吾又欲官阴阳，以遂群生。"庄子显然很熟悉《黄帝内经》，《在宥》借用了很多医学语言，如"人大喜邪，毗于阳；大怒邪，毗于阴。阴阳并毗，四时不至，寒暑之和不成，其反伤人之形乎""天地有官，阴阳有藏；慎守女身，物将自壮。我守其一以处其和，故我修身千二百岁矣，吾形未常衰。""天气不和，地气郁结，六气不调，四时不节。今我愿合六气之精以育群生，为之奈何？"郭象注："宥使自在则治，治之则乱也。"上述内容我们不能简单地理解为消极无为，实际是治未病。未病的关键是"知"，不知而不妄动，就是清静无为。《周易》《无妄卦》中所说的"无妄之灾"，对人和政权来说都一样。"必静必清，无劳女形，无摇女精，乃可以长生。目无所见，耳无所闻，心无所知，女神将守形，形乃长生。"病皆起于过用，对各种病（尤其长期积累的慢性病）来说，吃药不是最重要的，关键是不能再挥霍肾精，唯一的治疗方法就是养精蓄锐。老子在《道德经》中论述："治人事天，莫若啬。夫唯啬，是谓早服；早服谓之重积德；重积德则无不克；无不克则莫知其极；莫知其极，可以有国；有国之母，可以长久。是谓深根固柢，长生久视之道。"

《在宥》特地解释了被广泛误解的"绝圣弃知而天下大治"，其实就是《黄帝内经》的养生法——养心。崔瞿问于老子曰："不治天下，安藏人心？"老子曰："女慎无撄人心。人心排下而进上，上下囚杀，淖约柔乎刚强。廉刿雕琢，其热焦火，其寒凝冰。其疾俯仰之间而再抚四海之外，其居也，渊而静，其动也，县而天。偾骄而不可系者，其唯人心乎。""昔者黄帝始以仁义撄人之心，尧舜于是乎股无胈，胫无毛，以养天下之形，愁其五藏以为仁义，矜其血气以规法度。然犹有不胜也。尧于是放兜于崇山，投三苗于三峗，流共工于幽都，此不胜天下也。夫施及三王而天下大骇矣，下有桀、跖，上有曾、史，而儒墨毕起。于是乎喜怒相疑，愚知相欺，善否相非，诞信相讥，而天下衰矣。大德不同，而性命烂漫矣；天下好知，而百姓求竭矣。于是乎斤锯制焉，绳墨杀焉，椎凿决焉。天下脊脊大乱，罪在撄人心。故贤者伏处大山嵁岩之下，而万乘之君忧栗乎庙堂之上。今世殊死者相枕也，桁杨者相推也，刑戮者相望也，而儒墨乃始离跂攘臂乎桎梏之间。意，甚矣哉！其无愧而不知耻也甚矣！吾未知圣知之不为桁杨椄槢也，仁义之不为桎梏凿枘也，焉知曾史之不为桀跖嚆矢也！故曰'绝圣弃知而天下大治。"

庄子继承了黄老思想，也特地对一些容易误解之处做了解释。比如前文说的《黄帝内经》《道德经》都有的一段文字："甘其食，美其服，安其居，乐其俗。邻国相望，鸡犬之声相闻，民至老死，不相往来。"《庄子·齐物论》中也有提到，但"甘其食，美其服，乐其俗，安其居"表示人民安居乐业。"邻国相望，鸡犬之声相闻"，意味着邻国之间没有仇视，没有觊觎，没有战争。"老死而不相往来"则是指的"邻国"之间没有利益争斗，各国国内既"安""乐"，连马都"喜则交颈相靡"，人岂有不往来之理？

《素问·阴阳应象大论》："圣人为无为之事，乐恬淡之能，从欲快志于虚无之守，故寿命无穷，与天地终，此圣人之治身也。"

黄老之术强调"知"与"静"，不知就静不妄动。当人得了绝症或者王朝得了绝症,是不是没救了?或者不救了?《周易》的《恒卦》与《黄帝内经》都认为世上没有绝症,"言不可治者,未得其术也。"(《灵枢·九针十二原》)。《周易》的三螺旋理论告诉我们,"恒"的一面是不变,另一面却是螺旋升级,螺旋升级是"恒"的高级形式。处在螺旋升级的葫芦脖子位置的历史人物,只有正确地"振",才能"恒",在历史转折关头消极无为或者开历史倒车都是"凶"。《周易》本身就是第一次产业革命时代的作品,因为全世界最早的第一次产业革命发生在周朝。我国也是全世界仅有的经历了所有5次产业革命的唯一大国,也因此我国历史上出产了全世界最多的改革家。

"振恒,凶。"和癌症治疗一样,历史上的变法成功者寥寥无几,加速国家死亡者比比皆是,纵使成功也往往有很大的后遗症。病去如抽丝,变法如治疗重病,如癌症晚期或老病垂暮,需要"密"与"秘",严谨周详、小心探索,随时调整药方与疗程,一个小小的失误,甚至出牌下药的前后次序,往往会带来严重的后果。变法者都想当"神医",至少能发现病,然而历史的评价只能依据疗效来看。好的"医生"如管仲、汉宣帝、宋仁宗都起于贫微,体察帝国身体的枝枝叶叶,也就能通过"望、闻、问、切"把住脉。变法者要有科学的治病理论,孔子、王莽托古改制都找错了药方。改革药方的难题与重点是"创新",割旧肉长新肉。《周易》说的"枯杨生稊"就是让肌体长出新芽,产生新的利益与得益阶层,如秦国的军功阶层,张居正培育出的工商业阶层等。另外一点,越是面对大动作大手术,好的医生越要心静如水,越要耐心、平静、淡定。《汉书》:"莽性躁扰,不能无为",商纣王、吴起、王安石、崇祯、光绪等失败者基本与王莽有同一个心病:"性躁扰,不能无为。"成功者都有如周文王、周武王、周公的"谦"与隐忍的品格。欲振桓,心必静。

历史上伟大变革转型崛起的舵手们,都是抱真守一的"清教徒":英国克伦威尔,普鲁士三杰、先辈威廉一世菲特烈二世、美国国父:意大利加里波第等。周公、穆罕默德、英国摄政王、华盛顿、俾斯麦、毛奇、加里波弟、西乡隆盛等个人修养都是超一流的。王安石、徐阶、张居正、李鸿章、康有为的变法改革,失败的重要因素核心干部团的私心与奢靡。美国企业制度堕落腐烂的工具与起点就是"期权"。企业应鼓励真金白银的股权与真抓实干的分红权，上市公司投机空手套基因的期权制只会导致集体堕落。阳明学的最大缺陷是融合了佛、儒、道的教义，却漏了"墨家"的自律无私与团队纪律及工匠精神。阳明学指导中国的文艺复兴，大获成功，徐渭、汤显祖、吴承恩都是代表，但其指导工业革命是失败的。阳明学在日本的成功有偶然性，日本原有的极简主义优雅文化中，自律牺牲的武士精神是土壤，同期引进入西方"兰学"是前提。王阳明个人是圣人境界，阳明之学没那么伟大，也不好学。

王阳明的本名叫王守仁，幼名云，字伯安，他的心学源头就是《周易》。之所以自号"阳明"，是因为他立志做圣人，在山洞里苦学阴阳《周易》。余姚的山洞叫"阳明洞"，龙场的山洞叫"玩易窝"。他从小身体不好，直到五岁都不说话，改名"守仁"后开始说话。"守仁"语出《论语》："知及之，仁不能守之，虽得之，必失之。"此语强调仁厚之心＋学问＝君子。阳明同时也是《黄帝内经》术语，《太阴阳明论》讲脾与胃是后天养生第一重点。"阳明经"是极其重要的胃经，是吸收"地气"养育身体的唯一通道。阳明本人体弱多病，晚年才得子，但之后又不幸英年早逝，所以"阳明"这个号也是他的期望与自勉吧！

王阳明曾向当政者多次上书，以疾病比喻大明国事，力求为良医改革。《周易》的《革卦》是专门讲改革的，《革》的卦画是"火锅"，下火上泽，泽不是水，也可以是中医的"胃"。"胃里"（锅里）有水、有草、有鱼、有虾，还有微生物，是大融合之"泽"。胃火与锅火都不可急，文火慢炖味自美（养胃就是养阳明，就要煲粥煲汤）。《革卦》的思想就是把商朝的人肉干人骨汤祭祀改革成"牛牲"，把其他民族人当"人"而不是"牲"，就是"仁者爱人"，所谓"守仁"。

《周易》上三十卦和下三十卦的分法类似卦画的上下内外，下经为内，上经为外，内不变，而外变。以下三十卦人性不变为基础，上三十卦天下大变，是为"易"。上经三十卦围绕着"乾、坤"两字展开，讲述的全部是"治国平天下"的政治军事规律，基于的历史主要是从周建国到伐商到平叛真正完成平天下的历程。《咸卦》《恒卦》是下经后三十卦的内主题，看似修身齐家，实际是围绕不变的人性，讲如何"开万世太平"。换一个说法，乾坤是天地运行周而复始可变的朝代更替，咸恒恒久为常万世不变的内在人性。"天、地、人"三螺旋里，"人性"不会变，光辉与阴暗并存，共同推动人类社会，所以所罗门说"太阳底下无新事"。下篇正是以"人性"为中心，阐述如何"允执厥中"，以求万世。《周易》以及《阴符经》都强调"心"，因此周代金文的字往往在甲骨文上加上"心"，如"德"等。老子的《道德经》比较忠实地阐述了《周易》之道，更侧重讲下经的恒常不变，因此整部《道德经》没有时间地点与人物，也就是说适用于任何时代的人物和事件。《周易》与《道德经》的区别是《周易》必须六十四卦，也就是"30+30+4"的结构，因此后四卦可以独立成篇，是定稿人周公自己的人生小结。基于以上认识，只要对照商周革命的历史就能清晰不玄地解读周易前三十卦，只要把握住人性与万世恒常就能轻松读懂后三十卦。商周革命是人类历史上第一次产业革命，也是对过去数千年文明积累的一次大总结。因此《周易》记载的历史与规律对后世推动人类不断进步的产业革命充满了启迪。当然朝代更替的规律也是后世之鉴，但是朝代更替只是家姓小道，产业革命规律是万世大道，这就是真正的"天下"之道。

周以《周易》之道治天下八百年，周之后统一天下的秦始皇也想"朕为始皇帝。后世以计数，二世、三世至于万世，传之无穷。"秦始皇反思周没能万世是因为诸侯封建与强调教化，并总结秦国崛起的经验，改成郡县并制定苛酷法制，结果二世而亡。刘邦之后的皇朝再没有万世的无妄之想，明白朝代更替才是恒常。作为第一个真正统一天下的王朝，特别是周公，他参与了伐商与周王朝建立的全过程。周公当然比秦始皇更有资格规划设计"开万世太平"，他在退休三年期间，专门编写修订《周易》，为子孙君子们留下咸恒政权这个组织的创业史与"守成"的使用说明书。《黄帝内经》也可以认为是人生命组织的使用维护说明书。

六、中药与《易经》思想的内在关系

首先，中药的药性分析与选材，指标都是"气"或"星际粒子"，辨别之法就是阴中有阳，阳中有阴。地表之物皆可为药，因为它们都可以吸取、截留、保存星际粒子。大海中"病毒"最多，因为水是精气最好的载体，气遇水而聚，遇风而散。风小的盆地山谷出好药，古人使用的大多是水分多的鲜药，都是进山采药，很少有人在风大的海边采药。同样的十五年的长白山野山参吸收的"气"与种植参不可能同效，即使它们的化学元素一样。有些中药所截留的精气，很容易转变成藏系统的气：黄芪、人参之类补气，黄精、地黄之类补精。另一项常见验证是雨水与雪水的生物活性：腊月雪水被称为"廉价药"，《本草纲目》中说："腊雪甘冷无毒，解一切毒，治天行时气瘟疫。"俄罗斯医学研究表明，常喝雪水可以恢复萎缩了的机体细胞组织使人年轻。有些医生提出理论，每天饮一两杯雪水，可使血中胆固醇含量显著降低，能防治动脉硬化症。当然可以解释说，雪水中所含酶化合物比普通水要多，而雪水中的重水含量比普通水少25%，重水会抑制新陈代谢。那么，为何同样是水，变成了雪就变了呢？雨水也一样，如果谁认为雨后春笋是因为浇的水多，不妨去用普通水试试。雪水与雨水无非是"上过天"而已，但其功效仍然是"气"的作用。

　　1954年，毛泽东作出重要批示："中药应当很好地保护与发展。我国的中药有几千年历史，是祖国极宝贵的财产，如果任其衰落下去，将是我们的罪过。"同年，他又指示："即时成立中医研究院。"

　　现代医学通过大量的设备与元素分析给人发达的假象。然而，病毒性疾病、遗传性疾病、免疫性疾病、内分泌性疾病、神经系统疾病及多脏器疾病等，这些真正的疾病能治好吗？偏执地嘲讽中医药的以静待时策略很可能已把人类与疾病作斗争路线引向歧途。"人"是最复杂最精密最个性化的系统，临床用药如果把人当通用机器肯定不符合逻辑。因为系统平衡或者人与环境螺旋的复杂性，只是针对病毒或指标攻击性用药，就是一城一地的打法，也很难取胜。比如，治疗癌症，如果抛开癌症发生原因与发展进程的多样性，只发明某种杀死癌细胞的技术，那么清华大学工程物理系研究辐射的科学家就是最好的医学家，是不是发现了逻辑的谬误？"非典"暴发以来十七年依然没有特效药；新型冠状病毒肺炎还是没有特效药。如果每出现一种新病毒，就找新的特效药，那么现代的医学家永远是疲于奔命，旧的还未去，新的又来了，因为病毒的变异实在太快。激素抑制免疫力掩盖病情，最后病人就不是死于病毒，而是死于脓毒血症、多器官衰竭。世界卫生组织（WHO）指出："全世界有三分之一的病人不是死于自然疾病本身，而是死于不合理用药。"中药大多都经过了几千年的检验，而能够使用超过一百年的西药有几种？一次次因为忽略长周期的严重后遗症，这样的失误还不够多吗？"西方者，金玉之域，沙石之处，天地之所收引也，其民陵居而多风，水土刚强，其民不衣而褐荐，其民华食而脂肥，故邪不能伤其形体，其病生于内，其治宜毒药。故毒药者，亦从西方来。"《黄帝内经》已经在几千年前预言了西方人身体壮不易外感，"病生于内，治宜毒药""故毒药者，亦从西方来。"

　　"什么是垃圾？丢在垃圾桶里的？""如何判断有用无用？通过元素分析？""什么是毒？烟草与大麻哪个更毒？"每个人的平衡是个性化的，既有普遍性也有特殊性。身体当时不需要，就是无用，吃进身体则有害，肚子与身体就成了"垃圾桶"。狗、鸟类为了消化，吃屎、吃沙子（只有中华犬能消化中餐杂食）；北京人因为环境原因也会爱吃不洗干净的大肠"卤煮"以及馊透发酵的"豆汁"；贵州山区酷爱牛胃、肠、草熬的火锅，苦酸清火健脾；明朝军队就用"童子尿"解决军训中的跌打损伤，称"还魂酒"。因此，机械地分析元素成分，把某种物质定义为补品，另一种定义为毒品，包括为不同个性平衡的所有人开发一种药，要么是不合逻辑的"元素迷信"，要么是有计划、有体制、有司法协助的商业策略。古代欧洲人迷信"盐"，罗马用盐发军饷，所以英文的薪水"salary"一词就来自盐 salt。人本身就有钠盐平衡能力，偶尔多吃了一点盐很可怕吗？小孩天生脾虚需要吃糖，"甜"味也是自然美好的信号，吃糖与吃转基因汉堡哪个可怕？同样是音乐，不同的频率节奏适合不同的人。"阴平阳秘，精神乃治"是平衡的最佳状态。"阴平""阳平"本身也是声音概念，不能机械地把歌舞就定义为"欢乐愉快"的。中药的组方逻辑以及十八反等禁忌，难道只是元素叠加？若真是如此那拓扑学又在研究什么？

　　中医的复兴与回归，是指回归生命哲学，绝不是排斥现代科技，也不应排斥西药。恰恰相反，在哲学的指引下，中医应当勇于引进现代科技。对中药的药性，应当智能化精准检测，而不是依靠经验；对于西药本身，也应当根据"君子用极"的指引，大胆使用，明确使用，但是应当坚持君臣佐使组合，对大寒类药物配合补精药物。"君子用极"本来就是《周易》《革卦》的思想，否则如何做到"小人革面"成为健康"新民"？纵观历史，18 世纪后大机器生产时代的以标准化工具、标准化的产品为核心的医学，必将被信息科技大数据、人工智能模拟预测、机器人打针手术等颠覆。人类正迈入"一人一方"的精准医疗时代，新中医结合新科技的前景会更广阔。

中药的药效还特别强调君臣佐使的组合，以及十八反之类的不能组合。组合的作用绝不是元素相加相减，但是如何说清它的原理依据呢？元素分析叠加是合乎逻辑的，但是每种药的元素太多、多种药与剂量、炮制方法的组合太多、与内外环境的匹配太多，几乎是无数量级。对它进行计数，人类的科技水平不仅现在达不到，未来恐怕也达不到。比如，张仲景治疗肺炎爱用的"细辛"，细辛又名细参、烟袋锅花，属马兜铃科，含有著名的马兜铃酸，因其根细、味辛，故得名。细辛选药还要求以气辛、嚼之辛辣麻舌者为佳。实际上这个"辛"是一种有毒的挥发油，其可直接作用于中枢神经系统，先兴奋后抑制。对呼吸系统的抑制，逐渐使随意运动及呼吸运动减退，反射消失，最后呼吸完全被麻痹，先于心跳而停止。然而，《伤寒杂病论》中将细辛与五味子、干姜、桂枝等组合，要求开盖煎熬后，不仅无毒，而且对祛寒湿性肺炎以及哮喘非常有效，离开细辛治寒饮，肺炎就治不好，特别是对老年重症呼吸肌肉长期寒且无力，导致痰停滞在肺里出不来的情况（真武汤＋细辛、干姜、五味子。"病痰饮者，当以温药和之。"）。因此，《神农本草经》也将之列为上品。还有无数实践案例可以证明中药的"神奇"，其实神农、张仲景也未必能完全讲清为什么要这个组合、为什么要这个剂量、为什么要煎熬还要开着锅盖？

对中药的组方逻辑还是要从《周易》等哲学思路来理解，比较能说明这个逻辑的就是《巽卦》。古建筑布局以"坎宅巽门"为最佳，正房坐北为坎宅，巽门即东南门。八卦"巽"代表风，风负责运输"气"，因此被崇尚。深圳"巽寮湾"的取名就是根据东南方位和藏风聚气的特点，期望建"寮"于此湾，百姓吃喝不愁。《周易》记载，无论檀父"贞"周原，还是周公"象宅""地中"洛阳，都显示"风水"已经在周易前成熟，而且更加侧重"天地"

即环境对"人"的养育，目标天地人合一，这并不是"迷信"。风水中根据物体摆放位置的不同而产生不同"能量"的理论，实际上就是"拓扑学"，简单来说就是同样长度的线圈成不同几何形状，围合的面积也不同。

为了便于理解拓扑学和组方的关系，我们以战法中最简单的兵阵组合为例。同样是 1 万士兵，如何布阵最有战斗力，需要针对不同的作战对象来看。正面拦住示威人群，排成一列就能挡住最多的示威者；阵地战攻击敌人阵地特别是罗马方阵，楔形最锐利；如果围城或围猎，圆形能围合最大面积。除了步兵，还可以再区分出更多兵种，更复杂但原理一样。所以韩信说给刘邦超过 10 万人就指挥不好了，而他拓扑学学得好——多多益善。名将与滥竽充数的对比、军阵与乌合之众的对比，就是名医与庸医的对比。元素叠加思想以及各种设备药物都上就是乌合之众。毛泽东说有什么武器打什么仗，对付不同的敌人打不同的仗，这就是张仲景的治病打法。而美国人只是在对比枪炮、GDP 做元素分析和元素叠加。不知道西点军校有没有算明白他们是怎么输的。

除了风水，中国人用一种更有趣的游戏来表达传递"巽"的排列组合与能量场思想，那就是"麻将"——牌无分好坏，不同的组合才有价值高低。"巽"是拓扑理论在政治组织与人事中的应用而已，人、"鼎""床"的排布组合不同，能量场也不一样。中药组方的哲学思路与《巽卦》一样，首先不能脱离人体活的生命这个"鼎""床""野"的结构（就是后文详述的藏象双生命结构），兔子小白鼠或者死人或者不同的人，该生命组织的结构不同，组方匹配就不同；其次才体现医生的组方与匹配能力。管仲、商鞅、吴起、王安石、张居正、李鸿章、康有为等，在他们同时代，有不同的"医生"，有不同的组合，但结果一生一死。

双盲试验是为了避免试验结果受人为主观因素影响而采取的一种试验手段，在各行各业的试验都有应用，并非只有医疗行业采用。只要是人，都可能受人为因素影响。双盲试验的本质是让评委客观看结果，要看的是整体结果，而不是单项指标。成分分析对药物的理解可能会有一定的帮助，但大多以偏概全。医学管理如果片面强调双盲试验，其实是因为对人类疾病的系统与长周期本质不了解。比如同一种病，好的中医肯定会开出多种药方，针对任何个体基于概率论的双盲统计结果肯定是概率很小的（只有一种方最有效）。

附文一：《巽卦》解析

第五十七卦《巽卦》

巽：小亨；利有攸往；利见大人。

初六，进退，利武人之贞。

九二，巽在床下，用史、巫纷若；吉，无咎。

九三，频巽，吝。

六四，悔亡，田获三品。

九五，贞吉，悔亡，无不利。无初有终。先庚三日，后庚三日，吉。

上九，巽在床下，丧其资斧，贞凶。

理解《巽卦》的关键是理解"巽"。无论是东南"风"还是"逊""顺"的解释都逻辑不顺的。

巽字从二巳，从共。巳，子也（新生儿）。共的甲骨文＝（双手）＋（口），表示两人捧着"口"。是古文写法的"共"，表示更多人一同使劲。洪、供、栱等字显然都是把水、人、木集中合力的意思。因此"巽"的本义是众子合在一起，那就是托儿所？托儿所幼儿园的老师既要给他们准备食物摆好位置，还要叫他们遵守秩序，于是延伸出"具"的含义，就是有秩序地给很多人喂饭，再明确就是"馔"，如馔宾（款待宾客）。《周礼·天官》："掌其厚薄之齐，以共王之四饮三酒之馔。"《说文解字》记述："巽，具也。"认为巽字的本义为官员依次而跪，等候君王上朝的排位摆放已经具备。理解"巽"离不开"鼎"，鼎是指饭锅和肉锅，部落围着吃饭，如果"鼎"代表朝廷的功能，那么"巽"就代表朝廷的摆放秩序，类似聚餐时的状态。古人开会时都坐在"床"上，前面是专人有序摆放餐具与酒菜。床可以是矮的木榻，也可以是"榻榻米"，所以"床"就代表了朝廷。《剥卦》的"剥床"也是指撤掉在朝廷中能坐下吃饭开会的席位。

　　归纳一下，固定的"鼎""床"与可移动更换的"人"即朝廷大员们共同组成了"巽"的画面。这个画面是一个系统，不仅是单方面的群臣顺从地跪成一排或两排，古人的"坐床"就是"跪床"。因此《尚书·尧典》中记载，尧帝传位舜，说："咨！四岳。朕在位七十载，汝能庸命，巽朕位？岳曰：否德忝帝位。"

　　巽指的是调整这个"鼎、床、人"的系统，迁鼎就是迁都，很少发生；迁大床就是尧巽位给舜的换皇帝之事，也少发生。本卦主要指调整大臣诸侯们的"床"与相应位置的人，就是组织机构与人事的改革。因为总是改来改去"频巽，吝"，但体制僵化，失去功能了又必须改一改。改革调整的最佳时机并不是动乱已经发生后，而是在看似平稳的时候"利有攸往"，而且要和核心团队协商酝酿充分"利见大人"。

　　《墨子》摘引《武观》："启乃淫溢康乐，野于饮食。将将铭，筦磬以力。湛浊于酒，渝食于野，万舞翼翼。章闻于天，天用弗式。""野于饮食""渝食于野""天用弗式"，就是说启作为第一个君主制国家创始人，他的政治体制混乱，是不完善的。

　　《说文解字》："史，记事者也。从又持中。中，正也。""史"指王者身边担任星历、记事的文官，也自然地成为君王的助手。他们也以历史和星象等事件为依据给君王提建议。因为他们在记录历史时要力求客观公正，所以"史"字"从又持中"。《说文解字》："巫，祝也。女能事无形，以舞降神者也。像人两袖舞形，与工同意。古者巫咸初作巫。"巫就是联通人与鬼神的人。例如"秦晋之好"中晋献公的太卜就是的智慧化身，也是决策智囊。每当有事，巫要占卜祈祷（周公曾兼职"金腾"）。

　　改革完成后的效果是"悔亡，田获三品。"《舜典》中记载了一次类似的改革：帝曰："契，百姓不亲，五品不逊（通巽）。汝作司徒，敬敷五教，在宽。""契"作司徒改革"五品不逊"。"三品"与"五品"，还是指众多得力的朝廷大员"利见大人"。"田"是"畋"的通假，指"畋猎"。文王"田"见到大人姜子牙，周公以爷爷的故事教导成王要广泛的从体制外发现人才。"巽在床下"改回到"巽在床"，动乱结束"悔亡"。

　　改革的过程，周公描述为"无初有终，先庚三日，后庚三日。"才能实现"贞吉，悔亡，无不利。吉。"庚是十个计时天干的第七位，十日一轮为一旬，"先庚三日"就是庚日的前三天"丁、戊、已"，没有"甲、乙、丙"，所以"无初"，就是开局很乱很"不巽"。"后庚三日"就是指庚日之后的三天"辛、壬、癸"，正好是一旬的终结，所以"有终"而"巽"。《蛊卦》"先甲三日，后甲三日"的含义是有终有始。

中医本身很难产业化，另外因为要治本，中药也很难标准化。标本思想始于《黄帝内经》，"标本"非常抽象，表达相对、主次，表述经络起始与末端的分布、疾病与医工、先病与后病、正气与邪气、表病与里病以及症状与病因等相互之间的关系。诸如《灵枢·卫气》："能知六经标本者，可以无惑于天下。"该文六经标本是指手足六经的标部和本部，标部为经气所止的位置，本部是经气所起的位置。《素问·标本病传论》："知标本者，万举万当；不知标本，是谓妄行。"该文标本指疾病的先后之分，即本病为先发疾病，而标病为后发疾病。《素问·标本病传论》："夫阴阳逆从，标本之为道也，小而大，言一而知百病之害；少而多，浅而博，可以言一而知百也。以浅而知深，察近而知远。言标与本，易而勿及。""知标本者，万举万当；不知标本，是谓妄行。"（《素问·标本病传论》）"知标与本，用之不殆，明知逆顺，正行无问。此之谓也。不知是者，不足以言诊，足以乱经。"（《素问·至真要大论》）。《素问·汤液醪醴论》中正确而明确地认识到了两者的关系，说："病为本，工为标。标本不得。"历代医家都遵循的"标本先后"重点在"有余"或"不足"。"有余"就是"邪气有余"为"本"，成病为"标"，此时要"先本后标"：先祛邪，然后调理气血、恢复生理功能治其标，一般以外感诸证居多。所谓"不足"，就是"正气不足"为"本"，成病为"标"，这时采用"先标后本"的原则。先固护正气、防止虚脱，然后再祛除邪气以治其本，一般以内伤诸证居多。《素问·阴阳应象大论》："治病必求其本。"西医治标，指机械地孤立地去除肌体相应部位的症状，却不能从整体角度彻底除掉导致该症状的根本原因，以至于疾病反复发作。比如，癌症细胞本是人体正常细胞病变，是人体异常的结果，而不是癌症的原因。采用放、化疗或手术切除方法治疗，导致癌症的根本原因并没有消除，所以治疗之后会复发，这不是正确的策略。《素问·移精变气论篇》批评这是"暮世之治病"："暮世之治病也则不然，治不本四时，不知日月，不审逆从。病形已成，乃欲微针治其外，汤液治其内，粗工凶凶，以为可攻，故病未已，新病复起。"对治病明确的准则是：

　　帝曰：愿闻要道。岐伯曰：治之要极，无失色脉，用之不惑，治之大则。逆从倒行，标本不得，亡神失国。去故就新，乃得真人。

　　帝曰：余闻其要于夫子矣！夫子言不离色脉，此余之所知也。岐伯曰：治之极于一。帝曰：何谓一？岐伯曰：一者因问而得之。帝曰：奈何？岐伯曰：闭户塞牖，系之病者，数问其情，以从其意。得神者昌，失神者亡。

　　"治之极于一"，"一者因问而得之"，即指最高境界在于神治。"子一"就是合一。天人合一、神形合一、标本合一、心身不二。"一者因问而得之"，就是一定要寻找出致病的原因。"中医之方"自然辩证生成，按进程临床加减。《素问·玉版论要》："治在权衡相夺，奇恒事也，揆度事也。"《黄帝内经》要求不背方，不套方（前文已述，靠背方套方去打仗是赢不了的）。揆度奇恒是《黄帝内经》用语；揆度，指揣测或估量；奇，指特殊的；恒，指通常的。《素问·平人气象论》："黄帝问曰：平人何如？岐伯对曰：人一呼脉再动，一吸脉亦再动，呼吸定息脉五动，闰以太息，命曰平人。平人者不病也。"以正常人的指标对比衡量病人，是确定病之所在及病之轻重的逻辑方法。揆度，即先确定正常人指标，然后以此尺度去衡量；奇恒，是拿正常情况（恒）与特异情况（奇）作比较，找出不同，确认病变（奇）之所在及严重程度。如脉搏迟速的诊断，就是揆度奇恒（一说"揆度"与"奇恒"是《黄帝内经》引用的两部古医书）。

　　《素问·汤液醪醴论》：

　　岐伯曰：当今之世，必齐毒药攻其中，砭石、针艾治其外也。
　　帝曰：形弊血尽，而功不立者何？

岐伯曰：神不使也。

帝曰：何谓神不使？

岐伯曰：针石道也。精神不进，志意不治，故病不可愈。今精坏神去，荣卫不可复收，何者？嗜欲无穷，而忧患不止，精神弛坏，荣泣卫除，故神去之而病不愈也。

岐伯曰：病为本，工为标，标本不得，邪气不服，此之谓也。

岐何曰：平治于权衡，去宛陈莝，微动四极，温衣缪刺其处，以复其形。开鬼门，洁净腑，精以时服，五阳已布，疏涤五脏。故精自生，形自盛，骨肉相保，巨气乃平。

中药的提纯和标准化制造是一条歪路。正宗的中药给药途径只有两条：一是脾胃吸收，二是经络穴位吸收。中药提纯后通过肌肉注射给药，正是因为违反了药理与给药途径，容易产生不良反应；其实本质上是西药的元素标准导致。中医哲学是为"藏生命"服务的，直接用于解剖形体的不多，与西医类似靠"毒"不靠"气"的都可以被西药替代或者直接提取元素成为西药。藏系统主要是通过脾胃吸取饮食中药所含之精，因此中药的典型形式还是汤药。伊尹应该是最早熬汤的人，也是最早搞药食同源的人，他服务的对象就叫"汤"。中医对药"毒"的认识也是辩证的：《本草纲目》中 70% 左右标有毒性的药都对解剖肉体有不良作用，但是对藏象系统有利与否是根本。另外，对于毒药的用量《素问·五常致大论》中有明确的、渐进的"度"的标准："病有久新，方有大小，有毒无毒，固宜常制矣。大毒治病，十去其六，常毒治病，十去其七，小毒治病，十去其八，无毒治病，十去其九。谷肉果菜，食养尽之，无使过之，伤其正也。"即使无毒的"谷肉果菜"也要"无使过之，伤其正"。

经络穴位针灸本身不能产业化，但是针灸机器人可能是个很好的研究方向。人为经络穴位吸收，可以练习的途径只有炼内丹。葛洪的前辈是系统炼丹理论的开创者魏伯阳，他所著《周易参同契》被后世奉为"万古丹经王"，奠定了道教丹鼎学说的理论基础（包括内、外丹），思想来源于《黄帝内经》和《周易》。"参"是"三"，"同"是相通，"契"是"书"，

"参同契"即易、黄与炼丹三合一。魏伯阳采用铅汞作为炼丹的主要原料，以及把黄金的恒定性作为永生类比，开启了丹鼎炼金术等，葛洪、陶弘景都可视为他的传人。他将阴阳五行学说用于解释炼丹术现象，认为万物的产生和变化都是"五行错王，相据以生"，是阴阳相须，彼此交媾，使精气得以舒布的结果。他还提出了相类学说，"同类"的物质才能"相变"，"异类"物质之间则不能发生反应。从风行欧洲的炼金术层面来看，培根、牛顿等人也可视为魏伯阳的弟子。牛顿因为研究炼金术而成为皇家铸币局局长，开创了英镑的金本位制度，不清楚这个本位黄金是否来自炼金术？炼金术组织如"玫瑰十字""金蔷薇"等演变为"共济会"，共济会主力推动了欧洲启蒙运动与科学革命。从本源上讲，现代科学的祖宗是炼金术，炼金术（或炼丹术）的哲学来自《黄帝内经》和《周易》。

　　龙战于野，其血玄黄。启明之星，元吉黄棠。《周易》时代语文既格局宏大，又传神优美。"其亡其亡，系之苞桑。"苞就是瓢瓜，是不是一比"黄瓜"就没法读了？一本 3000 年前的经，我仔细学习了能找到的所有解释版本，没有一种合乎"逻辑"，却被日积月累地添加扭曲。真相和真理被无知与不懂装懂掩盖，甚至有些理论大言不惭欺世盗名。假逻辑就是文字与概念游戏，主要靠吓人。于是玄玄乎乎的假"数学"就登场了。假数学就是缺乏基本逻辑的数学游戏，主要靠唬人。不到五千字的书，只可能有一种解释是对的；其他全是谬误。只要对了，合乎逻辑，就不可能晦涩难懂，就不需要很多"专家"各种研究。

附文二：《无妄卦》《蹇卦》两卦两病

　　《周易》中直接以"病"为题探讨的有两卦：《无妄》和《蹇》。无妄指老子强调的病，纣王因无知有自以为知地折腾；蹇是指周室内部五藏失衡导致四肢逐渐瘫痪，讲的是周公与成王、三叔、召公、姜太公的矛盾。以下分别独立解析，供读者参阅理解。

　　第二十五卦《无妄》

　　无妄：元亨，利贞。其匪正，有眚。不利有攸往。

初九：无妄往，吉。

六二：不耕，获；不菑，畬。则利有攸往。

六三：无妄之灾。或系之牛，行人之得，邑人之灾。

九四：可贞，无咎。

九五：无妄之疾，勿药有喜。

上九：无妄行。有眚，无攸利。

《无妄》总结伐商顺利的原因，即对方系"无妄之灾"；同时也回顾了武王为伐商所面临的巨大压力，无数个周公陪伴劝慰的无妄之梦。

妄，金文=比（亡）+￠（女）。不是指女人死了，也不是强调女人本身无妄，而是指"女亡"（女性逃跑）这件事是"妄"。至少在《周易》之前甲骨文时代，古人已经发现了这一现象。

《阴符经》对《无妄》的描述还是用"树木"做比喻，"火生于木，祸发必克；奸生于国，时动必溃。"木本生火，火祸及木，则木克；邪生於心，邪发而祸及心，则性乱；国中有奸，奸动而溃其国，则国亡。《红楼梦》描写秦可卿之死，天下不宁而大乱，讲的病症就是"水亏木旺的虚症候"这个意思。没了水木还能旺？实际就是《黄帝内经》讲的"邪之所凑，其气必虚。"《阴符经》解释："火生于木，火发而木焚。奸生于国，奸成而国灭。木中藏火，火始于无形。国中藏奸，奸始于无象，非至圣不能修身炼行，使奸火之不发。夫国有无军之兵，无灾之祸矣，是以箕子逃而缚裘牧，商容因而塞叔哭。"

"无妄往，吉"指的是在姜太公阴谋修德以及"蛊"一系列措施下，商朝已经内部分裂，成员之间离心离德，"无妄之疾""多将熇熇，不可救药！"（诗经《大雅·板》）。商人内部分离腐败严重到一定程度，对周人而言，类似"和平演变"，权衡一番，可以下手摘果子了——"则利有攸往"。在商陷入"无妄之灾"时，"无妄往，吉"。《史记》说纣王"知足以距谏，言足以饰非；矜人臣以能，高天下以声，以为皆出己之下；好酒淫乐，嬖于妇人，爱妲己，妲己之言是从。于是使师涓作新淫声，北里之舞，靡靡之乐；……百姓怨望而诸侯有畔者，于是纣乃重刑辟，有炮烙之法；而用费中为政，费中善谀，好利，殷人弗亲，纣又用恶来。恶来善毁谗，诸侯以此益疏。""微子去之，箕子为之奴，比干谏而死。"（《论语·微子》）。这个时候，武王认为伐商的时机到了。

　　《武王入殷》记载：武王使人候殷，反报岐周曰："殷其乱矣！"武王曰："其乱焉至？"对曰："谗慝胜良。"武王曰："尚未也。"又复往，反报曰："其乱加矣！"武王曰："焉至？"对曰："贤者出走矣。"武王曰："尚未也。"又往，反报曰："其乱甚矣！"武王曰："焉至？"对曰："百姓不敢诽怨矣。"武王曰："嘻！"遽告太公，太公对曰："谗慝胜良，命曰戮；贤者出走，命曰崩；百姓不敢诽怨，命曰刑胜。其乱至矣，不可以驾矣。"故选车三百，虎贲三千，朝要甲子之期，而纣为禽。则武王固知其无与为敌也。因其所用，何敌之有矣！……武王之义也。人为人之所欲，己为人之所恶，先陈何益？适令武王不耕而获。

　　本卦以"不耕，获；不菑，畬"的农业来比喻，本来一分耕耘一分收获，这是农业的铁律，然而如果一个人想"不耕，获"就是指不劳而获了。《吕氏春秋》解释说："武王之义也。人为人之所欲，己为人之所恶，先陈何益？适令武王不耕而获。"本卦显然不认同，周公认为是无妄所致。而且"不菑，畬"，竟然指连没有翻耕施肥的生地"田地"，都自己直接变成肥沃的熟地这难道不是痴心妄想吗？《尔雅》："田一岁曰菑，二岁曰新田，三岁曰畬"。《坤卦》说的"不习"之地，"直方大"，指不用开发养护就有收成，比喻周人获得商征税的势力范围。
　　"无妄之灾。或系之牛，行人之得，邑人之灾。"是一个比喻，类比周人偷驴而商纣王拔楔。本卦以不耕而获摘果子为主题，讲的是农业民族的潜意识。《孙子论述》论述："金城汤池而无粟者，太公、墨翟弗能守之。"老子说："治人事天莫若啬""有国之母，可以长久。是谓深根固柢，长生久视之道。"农业最重要的生产工具是"牛"，所以"或系之牛"，是《周礼·载师》中"牛田牧田"的牛。"或系之牛"就是国运系之于"牛"，比喻管制保卫国家的人才。"行人之得，邑人之灾"反映了周人一系列的挖墙脚、策反和蛊惑工作的成果。

《阴符经》将商人"无妄"说成是"沈水入火，自取灭亡"。逻辑就是商人迷信上天之意，迷信占卜信息，"愚人以天地文理圣"，迷信化为祭祀"杀人过万"，导致"大风暴起"。而姜子牙代表的周人"我以时物文理哲"，因此不惧《师卦》之"惑"，坚定出师，"观鸟兽之时，察万物之变。""哲"是善于感悟并能预言的先知先觉者。

商人之"无妄"，都是周人有预谋的，因此叫"人以奇期圣，我以不奇期圣"，没什么可奇怪的。《诗·大雅·抑》说："抑抑威仪，维德之隅。人亦有言：靡哲不愚，庶人之愚，亦职维疾。哲人之愚，亦维斯戾。"意思大致是：君主应有浩大的威仪，端正的品德。有人说：伟大的智者不会受欺骗，而普通的人之所以受欺骗的原因主要是由于普通人被生活所困，不能超脱罢了。

"或"是"域""國"的本字。甲骨文**町**＝**丁**（戈，武器）＋**甘**（口，城郭），表示武力守城，以军队守卫国土。后来加"土"另造"域"来代替。当"域"的本义消失后，又加"口"另造"國"代替。

"无妄之疾，勿药有喜"就是"悲夫乱君之治，不可药而息也"，"勿药"与无为保民修养刚好相反，强调"作"。对周人而言"有喜"，相当于有人擂鼓相助。《说苑·辨物》中说："夫死者犹不可药而生也，悲夫乱君之治，不可药而息也。诗曰：'多将熇熇，不可救药！'甚之之辞也。"

《诗经·大雅·板》载述："多将熇熇，不可救药！"就是对商纣无妄的宣传歌。《毛诗序》说是凡伯"刺厉王"之作。周厉王很出名，他被国人起义推翻导致召公和周公的"共和行政"。他与商纣王确实很像，也是一个面对"积重难返局面"的改革家。

《黄帝内经》同样把"常"与"妄"作为健康长寿的正反对照，"邪气伤人，此寿命之本。"这个原理同样适用于国家等组织。"上古之人，其知道者，法于阴阳，和于术数，食饮有节，起居有常，不妄作劳，故能形与神俱，而尽终其天年，度百岁乃去。今时之人不然也，以酒为浆，以妄为常，醉以入房，以欲竭其精，以耗散其真，不知持满，不时御神，务快其心，逆于生乐，起居无节，故半百而衰也。"

"可贞，无咎。"是指继续审视观察，不急于行动。纣王的"无妄行"包括内部改革、外部削藩以及征东夷等，但这反而为周人搞策反以及抓住战机提供了基础。纣王本是努力作为，却加速了商的灭亡，这还真是一个"痴心妄想"的事业。《逸周书》记载姜子牙说过："土广无守，可袭伐；土狭无食，可围竭。二祸之来，不称之灾。天有四殃，水、旱、饥、荒，其至无时，非务积聚，何以备之。"

"无妄行。有眚，无攸利。"引用了武丁中兴的话"若药不瞑眩，厥疾不瘳；若跣不视地，厥足用伤。必交修余，无余弃也！""有眚"本意应当在小有眼疾时防微杜渐，商纣却"无妄行"，病虽初生但经不起折腾，因此"无攸利"。《史记·宋徽子世家》记载："纣王始为象箸时，箕子叹曰：彼为象箸，必为玉杯；为杯，则必思远方珍怪之物而御之矣。舆马宫室之渐自此始，不可振也。"纣王不听箕子劝谏，箕子最终选择了无视暴君胡作非为，自己装疯作奴。

"故恒（常）无欲以观其眇，恒（常）有欲以观其嗷"，"微"通"侥"，是求的意思，指贪求不止。成语"离本徼末"，表示不抓根本环节，只在枝节下功夫。老子告诉我们如何才能认知"道"。"常"的必然性如果导致衰败会让人无法接受，但也得承认，之后就会少了很多痴心妄想，因为痴心妄想不能改变"常"的结果，只能让自己变得愚蠢，"妄作"只会死得更快。

老子解释"无妄"行的反面，就是"守静笃"，"复命曰常，知常曰明，不知常，妄作，凶。知常容，容乃公，公乃王，王乃天，天乃道，道乃久，没身不殆。"

老子主张"静"和"无为"的本义，是在没有"知常曰明"的情况下，不能"不知常，妄作"，乱作为必"凶"，这类似武丁用药与疾作比喻。老子另一句名言是："知不知，上；不知知，病。""圣人不病，以其病病。""知不知，上"就是要承认对世界认知是有限的，有"自知之明"；"不知知"就是不懂而自以为是，不懂装懂就会"病"。"三代出名医"，说明医疗经验的积累是很困难的。所有的疾病，除外伤外都是内科病。病千变万化，越是老医生，越是见得多，就越觉得自己的知识太有限。以中西医疗之争为例，外伤以及病菌感染类为"疾"，现代医学已经基本掌握，抗生素与手术技术是西医的巨大贡献，但是对于系统性、内生性、长期性"病"的认识，无论中西医都还在"不知常"的阶段，区别就是是否知道"不知知，病"并"妄作，凶"的道理。过度医疗、指标化医疗、孤立医疗等都是"妄作"，自命科学、自以为是更是有病。方以智进一步阐述："人先不能自见其心，而语及、不及者，妄也。""毒均设炉，听人投迷。有开目放光者，则出而逍遥；不能出，则迷死之已耳。无明即明，争明逾迷。跃冶造命，本无迷悟，而有似乎生迷死悟。不迷则死，不如迷学，学固轮尊毒毒药之毒也。吾告稗贩毒药者曰：至贱如盐水，至秽如矢溺，皆可吐下，比于灵丹；何必外国之阿魏、黄硇乎？灯笼露柱，石牛木马，乃辽之白蹢也。土苴矣，疑者嚼即弃之。故为画长安图，使人出门西向而笑哉？世无非病，病亦是药。以药治药，岂能无病？犯病合治药之药，诚非得已。"

21世纪资本主义的最大考验来自医疗服务领域。西药体系本身就有缺陷，其立项（药理的毒副性是以损伤其他器官的代价来达到抑制病症的结果）、检验（只以化学反映的结果论证药物对某一病症的抑制能力，却没考究对正常细胞已造成的新侵害源）、测试（以低等的生物如鼠类作药物初期的试验体，并忽略低等生物体本身抗病毒能力比人类要强大的事实）等并不能完全符合逻辑。类比慢性病，长期用药来维系病情不恶化的患者，其药物进入人体后，少部分到达病源处产生抑制作用，但很大部分却游走于人体各个器官，侵害日积月累，导致旧病未愈新病又至。美国采用的是商业保险医疗体系，它的医疗花费占政府开支比例却比多数发达国家要大（美国18.5%，加拿大16.7%，法国14.2%），人均寿命也比其他发达国家要短（美国77岁，英国79岁，加拿大80岁）。美国花了更多的钱，却办成了更少的事。据估算，现在医疗费用占美国GDP的16%，预计到2030年时，这个比例将达到30%，到21世纪后期，甚至可能达到一半。《美国医学会杂志》（JAMA）研究发现，从2014年起，美国人预期寿命出现下降趋势，是半个世纪以来首次。"美国医疗体系正在杀人。"

商纣越"无妄"，周人越"元亨"。"其匪正，有眚"，指的是商周的"无妄行"，不"正"。"正"是"征"的本字。甲骨文 ᚹ = ◻（口，城邑方国）

+ ✔（止，行军），表示征伐不义之邑，征伐正是为了让他修正。

这里引用了商汤"正"夏的典故，以其人之道反"正"其人之身。《书·汤誓》记载商汤正夏：王曰："格尔众庶，悉听朕言。非台小子，敢行称乱！有夏多罪，天命殛之。今尔有众，汝曰：'我后不恤我众，舍我穑事，而割正夏？'予惟闻汝众言，夏氏有罪，予畏上帝，不敢不正。今汝其曰：'夏罪其如台？'夏王率遏众力，率割夏邑。有众率怠弗协，曰："时日曷丧？予及汝皆亡。'夏德若兹，今朕必往。"尔尚辅予一人，致天之罚，予其大赉汝！尔无不信，朕不食言。尔不从誓言，予则孥戮汝，罔有攸赦。"

《尚书·多士》："弗吊旻天，大降丧于殷。……惟时上帝不保，降若兹大丧。"

第三十九卦《蹇卦》

蹇：利西南，不利东北。利见大人，贞吉。

初六：往蹇，来誉。

六二：王臣蹇蹇，匪躬之故。

九三：往蹇，来反。

六四：往蹇，来连。

九五：大蹇，朋来。

上六：往蹇，来硕，吉。利见大人。

耿耿于怀的周公在《蹇卦》《解卦》两卦继续详细回忆摄政之蹇与解。《说文》："蹇，跛也。"引申动作迟缓，钝，困苦，不顺利。古文通"謇"指口吃、结巴，都是病。《素问》概述："蹇膝伸不屈、易蹇""蹇膝伸不屈，治其楗。"显然，本卦以"病"喻政事，不是周公本人瘸了，而指的是国家机器的"蹇"。

"蹇"出自《骨问》，病的关键是"膝"，逐步导致"全身不遂"。病因是"风寒"，治法是"针灸"。周公为"膝""楗"，此病不除，周政权先瘸后瘫。以上病情在诗经《狼跋》中描写得很生动，那个"跋其胡，载疐其尾。疐其尾，载跋其胡"的跛脚狼可不是自诩为鸿雁和美狐的周公，

133

而是小狼崽子成王和狼心狗肺的《睽卦》"恶人"们。

类似本卦以病情变化过程比喻政事的另一篇经典就是中学课文《扁鹊见蔡桓公》：

> 扁鹊见蔡桓公，立有间，扁鹊曰："君有疾在腠理，不治将恐深。"桓侯曰："寡人无疾。"扁鹊出，桓侯曰："医之好治不病以为功！"
>
> 居十日，扁鹊复见，曰："君之病在肌肤，不治将益深。"桓侯不应。扁鹊出，桓侯又不悦。
>
> 居十日，扁鹊复见，曰："君之病在肠胃，不治将益深。"桓侯又不应。扁鹊出，桓侯又不悦。
>
> 居十日，扁鹊望桓侯而还走。桓侯故使人问之，扁鹊曰："疾在腠理，汤熨之所及也；在肌肤，针石之所及也；在肠胃，火齐之所及也；在骨髓，司命之所属，无奈何也。今在骨髓，臣是以无请也。"
>
> 居五日，桓侯体痛，使人索扁鹊，已逃秦矣。桓侯遂死。

《蹇卦》卦辞"利见大人，贞吉"指的是周政权的首脑应当多与大人们商议如何治病。历史上，是周公主动写信联络召公、姜太公等大臣，解释沟通。召公与太公再去"说"成王。被动与主动是有区别的：因为地位处境不平等，周公主动拉下面子去贴那些大人、老同事、老部下，体现政治家特点。"往蹇"也包含了自身处境不佳行动不便的困苦，忍辱负重吧。

诗经小雅中《十月之交》《小旻》《小宛》等都以此表达了忧国忧民的想法，"四方有羡，我独居忧。民莫不逸，我独不敢休。天命不彻，我不敢效我友自逸""发言盈庭，谁敢执其咎？如匪行迈谋，是用不得于道""宛彼鸣鸠，翰飞戾天。我心忧伤，念昔先人。明发不寐，有怀二人。""螟蛉有子，蜾蠃负之。教诲尔子，式穀似之""国虽靡止，或圣或否。民虽靡膴，或哲或谋，或肃或艾。如彼泉流，无沦胥以败。不敢暴虎，不敢冯河。人知其一，莫知其他。战战兢兢，如临深渊，如履薄冰"。

因为流言蜚语的"风"，周的初始病症是"往蹇"。往蹇是指因为膝关节损伤，往前走很困难，再次强调周公是周政权的膝关节。"来誉"显然又具讽刺意味，把周公赶跑，明明政权跛足了，还被歌功颂德。

"王臣蹇蹇，匪躬之故"，是对病因的解释。"王臣"可以是王和臣，也可以是"率土之滨，莫非王臣"，总之都"蹇蹇"了。整个国家行政体系都跛足不能往前，病因不是"躬"。各位大臣给成王歌功颂德，不就是因为除掉了摄政王这个"不躬"的权臣吗？现在都是低眉顺眼"来誉"的了。可见王与臣还在病症初期阶段的糊涂状态中。

"往蹇，来反"的中"反"，不是指造反，是指病症由跛足发展到要用手扶着走路。"反"是"扳"的本字。甲骨文 = 厂（石崖）+ 又，抓），表示攀岩、攀崖行进。

"蹇"而"来连"，引用了《黄帝内经》的病症"膝痛不可屈伸，治其背内。连（胹）若折，治阳明中俞髎。""来连"指的是病情发展到如同骨折腿短，不是跛足能往，也不是翻山越岭能往，而是得靠拐杖了。换句话说，此时国家政权之"蹇"，必须找到或者找回拐杖。

"大蹇，朋来"指的是"蹇"到了很严重的程度，反而有了盟友。但不是患难之交的意思，这些人全是"老谋深算"的顶级政治家。因为大蹇，导致政局动荡国家即将生乱，可以理解为"瘫痪"，即国难。来的朋就是召公与姜太公，这两个是"牛人"，特别是姜太公。然而他们再能干也明白了，自己不过是肱股，也可以是心腹，但不是"关节"，更不是"良医"，所以只能请周公回来了。

"来硕"很特别，硕就是大，大脑袋，如《诗经》"硕鼠硕鼠，无食我黍"。《诗·唐风·椒聊》"彼其之子，硕大无朋"指果子大到没得比。《剥卦》"硕果不食"也是指东征无比之功。因此"硕"是周公的政治定位：品德、才干、功绩、综合评分都是第一，这是和解重新摄政的理由。"王臣蹇蹇，匪躬之故。"是说自己不是为了自己而摄政导致"蹇"。

对于"公孙硕肤，赤舄几几"的周公，老子的内心也满满的赞美，在严肃的《道德经》中，特别创作了类似《离骚》的一段诗歌体：绝学无忧。唯之与阿，相去几何？善之与恶，相去若何？人之所畏，不可不畏。荒兮，其未央哉！众人熙熙，如享太牢，如春登台。我独泊兮，其未兆，如婴儿之未孩。儽儽兮若无所归。众人皆有余，而我独若遗。我愚人之心也哉！沌沌兮！俗人昭昭，我独昏昏；俗人察察，我独闷闷。澹兮其若海，飂兮若无止。众人皆有以，而我独顽似鄙。我独异于人，而贵食母。

结尾的"利见大人"，指的是周公重新摄政"籍用白茅"，重新动员行政和军事体系，包括他著名的动员令《尚书·大诰》。

武王在临终前要把王位传给有德有才的周公，并说这事不须占卜。周公涕泣不受，"孺子"诵继位。当时的局面就是"大蹇"，《尚书·大诰》说："有大艰于西土，西土人亦不静。"《史记·周本记》也说："群公惧，穆卜。"武王之死使"车轮"失去了重心而"蹇"，需要"硕"来"鼎玉铉"。周公执政称王，古书中有不少记载，只是到了汉代大一统和君权至上的时代，才有周公"摄政""假王"等说法。三叔流言："周公将不利于孺子（成王）"，也并非无中生有。形势与人性都对周公本人以及召公姜太公包括成王提出了"解"的要求。周公主动说服太公望和召公奭，他说："我之所以不回避困难形势而称王，是担心天下背叛周朝。否则我无颜回报太王、王季、文王。三王忧劳天下已经很久了，而今才有所成就。武王过早地离开了我们，成王又如此年幼，我是为了成就周王朝，才这么做。"经过《蹇》《解》过程之后，周公才"安内"，再"攘外"东征，救己、救成王、救国家于"蹇""艰""凶"而"吉"，周公自认摄政或称王"无咎"。

老子说："知不知，上；不知知，病。夫唯病病，是以不病。圣人不病，以其病病，是以不病。"古人称外伤为"疾"，称内患为"病"。老子这段话实际上为很多"内伤"病提出了治疗思路，即反向改变致"病"状态，而且一定要"知"，先清楚病因病理，才能改变病态，比如脊椎病患者要反向练瑜伽。"圣人不病，以其病病，是以不病。"因此"不为良相，便为良医。"

在三国乱世，出了三位良医：华佗、张仲景和葛玄。华佗被杀是因为他参与反曹政变，显然有志于良相。张仲景就生活在诸葛亮与刘备活动的南阳地区，但是《三国演义》居然把他漏了。葛玄一派与孙策缠斗，他是我国道家药宗"葛皂山"的创始人，他的侄子葛洪更出名。三国时代在中华文明千年升级周期中，处在中央集权农业帝国第二个乱世，第一个王莽时代有刘向；第二个乱世——三国时代也出了三位重要的思想家郑玄、王肃和王弼，也都被《三国演义》忽略了。《三国演义》第一回说刘备"尝师事郑玄"，郑玄活了73岁，与孔子相同。汉灵帝时期，郑玄因"党锢之祸"入狱十三年。郑玄坐牢时创立了"郑学"，使经学进入"小统一时代"，他是第一个把各经串起来通透研究的思想家，顾炎武是他的继承人。顾炎武在《述古诗》中说："大哉郑康成，探赜靡不举。六艺既该通，百家亦兼取。至今三礼存，其学非小补。"特别重要的是郑玄用《诗经》和《周礼》对比《周易》，成为经学祖师。王肃是被诸葛亮骂死的王朗的儿子，司马昭的岳父，司马炎的外公，他伪造《孔丛子》《圣证论》等假材料打压郑玄的手法，也启发了康有为一类人物仿效。王弼则是魏晋玄学的开创人，他只活了二十四岁，贡献是用《道德经》解释了《周易》。王弼的贵"无"论对后世宋明理学影响很大，他的玄学对唐朝完成的佛教中国化、本土化也起了重要作用。在政治派别上，郑玄是汉朝正统；王肃是司马家代表，被捧为官学；而王弼属于曹党——玄学家大多站在司马家朝廷的对立面。

明末清初，复社才子方以智和傅青主也都成了名医。方以智三代深研《周易》，被通缉时，行医为生，出家后取名"药地"和尚，立志医治中华文明之"病"。傅山更有意思，当年带领山西学子进京游行，后来成了妇科之主。他本人确实剑术高超，成了《七剑下天山》中的大侠。

《蹇卦》以病喻政，也成为后人学习的榜样。我国最强的两个朝代汉与唐都崇尚"黄老之术"，"黄"就是《黄帝内经》。《黄帝内经》中说："痿躄为挛"，王安石《洪范传》中解释"筋散则不挛，故辛可以养筋。"寓意用"辛辣"之法改制去病，王阳明与张居正也都以大明之病为喻来阐述思想与政策。《红楼梦》把这个传统发挥到了极致，写了多位医生与众多奇奇怪怪的"假药""假方"，只要有中医基础，很容易发现作者在故意提示药名与历史事件以及历史人物的谐音与寓意。正是因为近代以来，学界对中医学的过分贬低，导致研究《周易》与《红楼梦》者往往不懂中医，因此无法理解病与药之喻，其实也从内心不接受阴阳，自然理解起来也差之千里。

　　王阳明以及他的半个学生张居正，都是特立独行敢于担当不畏人言的"狂狷"志士，是"痴人"（理想主义者）。他俩在奏疏中，都提出了大明中期的"病症"。张居正在《论时政疏》中初次陈述自己的政见，指出"宗室骄恣""庶官瘝旷""吏治因循""边治因循""边备未修""财用大匮"五种积弊的根源在于"血气壅阕"。王阳明以哲人的睿智洞悉到封建末世"天下波颓风靡""何异于病革临绝"的危机，但他俩都没把到"封建专制制度本身"这一脉，治病的思想方法至少是不系统的。张居正开出"人参养荣丸"，发展商品经济但同时关闭书院清议制衡，结果因为"水亏木旺"成了灰。王阳明开出"天王补心丹"和"冷香丸"，提倡修炼个体，虚化实体。因此，尽管王阳明本人武功赫赫，"内圣""外王"，但并不是医治"病革临绝"的明王朝的灵丹妙药，这也是《红楼梦》的作者们不厌其烦讨论病和药的原因。"风月宝鉴""通灵宝玉"在阳明学基础上，结合曹学、姬学、洋学，"一除邪祟，二疗冤疾，三知祸福"就是此意。"姬子"学就是书中以《周易》为中心阐述的内容。《红楼梦》的作者是要采药炼丹、破石出玉，系统医治沉疴已久的"中华文明"。

　　薛宝钗的"冷香丸"就是她修炼的哲学思想——心学。这个"海上仙方儿"冷香丸，需要一系列"十二"熬炼，如四季花蕊各十二两；炎凉甘苦十二味等"穷且益坚，不坠青云之志"。烦琐的取材与煎熬过程明显是道家修仙派的"炼丹术"；历经炎凉甘苦是王阳明说的"事上磨炼"；宝钗对人温厚，并且有不坠青云之志的品质是儒家"仁厚"与"诚志"之道。道之"玄"，佛之"空"，儒之"仁"三合一，就是阳明心学"冷香丸"。宝钗在大观园游刃有余，家道变迁从容不迫，完全不同于王熙凤式的精明算计，也不同于贾探春式的精明干练，她是心学之道的"从容淡定""不动心"。整部哭哭啼啼的《红楼梦》，宝钗只哭了一次，还是因为被哥哥薛蟠点破"钗"与"玉"。如此杰出人物，那个时代只有康熙。宝钗见解超群，和康熙一样，因此贾母对薛姨妈说，从自家四个女孩儿算起，全不如宝丫头。指"三春"政权和太子都不如康熙。"康熙"在满蒙语的意思是"平和宁静"，宝钗在《红楼梦》中被誉为"群芳之冠"牡丹，"冷"

不是真的冷，是"任是无情也动人""淡极始知花更艳"的"淡"。就是老子说的理想境界："宠辱若惊，贵大患若身。何谓宠辱若惊？宠为下，得之若惊，失之若惊，是谓宠辱若惊。何谓贵大患若身？吾所以有大患者，为吾有身，及吾无身，吾有何患？故贵以身为天下，若可寄天下；爱以身为天下，若可托天下。"

康熙饮食习惯粗粮淡饭，《圣祖御制诗文集》记载："山翁多荦荦，粗食并园蔬。"他也不喝酒，晚年为养生喜欢喝葡萄酒。另外，康熙也从不吃补药，只食补，他认为"唯饮食有节，起居有常，如是而已"。康熙从小离开父母与孝庄在郊外寺庙居住（与妙玉几乎完全一样）。据说因天花流行而隔离，但他还是两岁时出了痘，靠着苏麻喇姑及曹寅奶奶的精心照料才痊愈。天花是宝钗的"热毒症"，天花的"花"对应上"冷香丸"的各种强调的"花"。康熙建造承德"避暑山庄"，直接的原因就是在冷环境中避"热"痘。康熙自小多病，必须以道学养生，而且专研《易经》。他从《易经》中发现数学之美，康熙说："算法之理，皆出于《易经》。即西洋算法亦善，原系中国算法，被称为阿尔朱巴尔。阿尔朱巴尔者，传自东方之谓也（代数）。"

康熙还是世界历史上第一个可能也是唯一一个组织东西方专家对《易经》和《圣经》进行混合研究的皇帝，白晋等人的研究成果直接启发了莱布尼茨等人。二进制、拓扑学（风水数学化）、辩证法都受此研究影响。另外还启发西方产生了《圣经》索引学派，间接促进了西方神秘主义，如喀巴拉思想的产生。犹太神秘学者认为，摩西三上西奈山，每次 40 天。在最初的 40 天里，摩西得到了石版律法"十戒"，第二次的 40 天，摩西接受了"律法之魂"；最后的 40 天里，神向摩西传授了"喀巴拉"。但是第三部分"律法的魂之魂"被巧妙隐藏，只有那些最高等级的密仪执行者可以接触这部分知识，所以"律法的魂之魂"被称为"喀巴拉"（Cabala 或 Kabbalah，希伯来语"口授""传授"的意思），犹太人认为神将有关"人外的宇宙"和"人内的宇宙"的奥秘隐藏在喀巴拉里，传授给能够理解这些知识的人（易经是律法之魂，口授即魂之魂，老子口授 5000字）。喀巴拉的代表著作为《光明之书》（Bahir）、《创造之书》（Sepher

Yetzirah）和《光辉之书》（Zohar），但更多内容只以口头方式传承，禁止书写。西方神秘学都受到喀巴拉影响，包括灵数学、手相学、塔罗牌、符咒学、炼金术等，都可以在早期喀巴拉中找到源头。

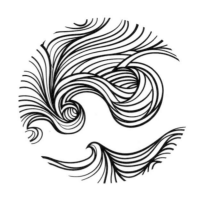

【第三章】

中西合一的生命解剖结构

人体是世界上最为复杂的体系，理解《黄帝内经》的生命结构首先要基于先天之精为根，再理解阴阳、五藏与六腑。《黄帝内经》中唯一能将五藏六腑、奇恒之腑、经络、气血、阴阳、五行等统一的就是"藏象"，而且它是一个完整的系统。

"藏"是生命本质，"象"是生命的体现，包括生理系统与各种生命活动的特征。同时，《黄帝内经》基于本源"气"，发展出"气血"，再衍生出"精、气、津、液、血、脉"，体系完备。《素问》则认识了比现代解剖学更先进的、更系统、更全面的生命结构。

一、《素问》的"解剖"理念很超前

我们知道《灵枢》的穴位与针灸是被验证了的，而且《灵枢》里的岐伯既精通脉理，还很熟悉生理解剖，他向黄帝系统讲述了人体各部骨骼的标准分寸，还讲解了消化器官的大小、长短及部位，都与现代医学吻合。那有两个逻辑：1.《灵枢》是科学的，《素问》是不科学的；2.《素问》《灵枢》是科学的，但《素问》更超前于现代解剖学。实践检验真理，医学的检验是疗效，而不是"科学迷信"。《素问》在几千年的时间中已被验证，而《灵枢》也靠针灸被验证。那么，结论就是：《素问》的解剖是正确的，一定也是基于正确的生命解剖结构的，"不科学"是因为比当下科学更超前。

甲骨文记载了成千上万各种花样的杀俘祭祀行为。"卯"字就是指开膛破肚。祖先有丰富的解剖经验，很直观就可以"其死可解剖而视之"（活解而视之也不少，类似凌迟），所以说《黄帝内经》不清楚生理解剖结构，这很反常，很不合逻辑，只能是"故意"没有提及。我们对比《黄帝内经》与现代解剖会发现，只要是有形的"器"与"脏"，无论形状、位置、功能都基本一致。比如甲骨文的"心"字既描述了确切形状，还知道有几条血管；甲骨文的胃字 ![] 就是象征解剖胃的形状装着米粒，下面还挂着肠子。

《黄帝内经》也明确膀胱是一个储尿器官，控制尿液的排出。膀的繁体写法是"脖"，就是指尿液往下降。而"胱"的甲骨文 ![] 基本就是两肾脏 + 两腿 + 中间部分的象形图。

"胆"字的金文 ![] 是担（担）的古字，指二人用肩扛，就是两位战友肝胆相照的来历。

实验科学的逻辑是眼见为实，然而像魔术、幻觉图等眼睛欺骗我们的事情还少吗？科技进步只是用望远镜、显微镜、雷达等各种波各种成像延伸了眼睛而已，并没有改变"眼见未必为实""不眼见未必不实"的逻辑。隐形飞机隐形吗？取决于你的雷达的水平。叙利亚探测不到，俄罗斯探测到了告诉你，你信吗？五藏不是五脏，"藏"就是隐藏看不见，"脏"显性看得见；经脉不只是各种血管淋巴管和各种神经，生命存在、人活着时能用其他感官感知经络与气的存在，人死了，解剖是看不到的。

《灵枢·经脉》中说："夫八尺之士，其死可解剖而视之。脏之坚脆，腑之大小，谷之多少，脉之长短，气之多少，十二经络多血少气，皆有大数。"既证明了古人对生理解剖特别是尸体解剖的实验逻辑很清楚，也再次验证战国时期的《灵枢》自己在解剖出"脉，气之多少，十二经络"时吹了牛。不仅五藏，就连六腑中应该显性的三焦腑现在也没有完全找到。解剖学能分离出维生素、核酸、无机分子等，"气之多少""皆有大数"在尸体解剖中是不存在、找不到、测不出的。因此我们能得出以下结论：

1.《素问》认识了比现代解剖学更先进的、更系统、更全面的生命结构，就是阴与阳、表与里的藏＋象双层结构，而且是通过经脉联通一体的系统性平台组织（病毒、细菌也是共生共进化的一部分）。藏与象可分可合，生合死分；气血通过经脉循环不息，多个循环构成网状"圆"；五藏即"玄牝"即河图洛书的"5"，是人体平台的中心，有主有辅、可分可合；心神之主就是老子说的"太上"，如区块链的"中心"既无处不在（边缘末梢也能计算），也可以无须定所。《黄帝内经》解剖难题的焦点"三焦"，是腑是象，但是大象无形，是一个接近内分泌的系统。《素问》理论的中医是在努力维持这个平台的平衡与活力，"症状"是平台失衡、活力不足的信号，不是病。治病不是简单地把平台当机器去修理，而是当成系统去调试。站在人体角度根据五运六气调外环境，站在系统内失控病毒为核的细胞角度调内环境。

2. 现代科学对世界和人体的认识还很不足，所知还很肤浅，"科学迷信"就是一种典型的"不知知，病"（不知道，却认为自己知道，病就来了）。基因科技、星际粒子（以及暗物质、暗能量）、量子物理（量子纠缠、不确定性、测不准），是"天"学的进步，提示我们从"地"的视角（目前主要的科学积累）去补充"天"的视角，回归"天、地、人"三个视角认识人与生命。鉴于星际粒子（包括病毒）永恒不息来到地球与人体；鉴于病毒等粒子在人体平台内无穷无尽，这是"常"，是"恒"。《素问》从策略上建议人类选择和平共处，阴平阳秘求得新平衡而尽天年，这是"道"。"道"的具体做法是修心养神，就是"静"与"不妄"。

3.《灵枢》运用了《素问》理论，在技术上细化，在认识上自欺欺人（后文详述《灵枢》不是原文，与《素问》本身有重大分歧，也制造了混乱）。《黄帝八十一难经》试图解决疑难，也局限于科技水平，没能完全成功。所以只能回归到古代文献《山海经》《易经》《阴符经》等理论中，并引用古印度等文献互相验证，再结合当代前沿科技追本溯源，认真地认识生命，重新搭建中医的人体结构。

正是基于系统性平台的定位，钱学森认为 21 世纪医学的发展方向是系统论的中医，而这是西医的严重缺点。所以医学发展的方向是中医，而不是西医，现代医学必将随着前沿科技的系统进步走到中医的道路上来。前文已述，《素问》面对五运六气、无数的病毒粒子持续永久地来到地球、病毒作为最原始生命前存在、先天之精的定量天年设置等先决条件，明智地选择了"静"＋"养"＋待时干涉的策略。正是对《素问》里这一最明智策略的嘲讽，近现代医学也干了很多傻事，放血治炎症、电击治精神尚不久远。不谋全身不足以谋一域，不谋全生命周期者不足以谋一时。不把菌群计入人体生命系统，就会自然认为阑尾无用而割掉，直到人们认识到阑尾是必不可少的菌群备份。不考虑全系统，只是头痛医头脚痛医脚，这样的案例太多了。不考虑全周期生命，就会认为激素治百病，年轻患者大量用激素治"好"之后，长长余生的脱发与坏骨是不是医疗事故？长期服用"毒药"可以控制住血压、血糖、嘌呤指标，终生服药、累积伤害是"治病"还是"致病"？

基因、环境、人体的三螺旋是生命状态的基本规律，人体平台是一个不断与环境进行物质、能量和信息交流的系统。七情六伤、情志致病关注的是人与人交流对各自系统平衡的影响，离婚、退休等都是危险的致病节点；甚至大喜之事如中彩票大奖最后几乎全部以悲剧收场。人体与外环境最基础的交换是热能平衡，因此寒热平衡的控制最重要。《素问》《伤寒杂病论》始终把"寒"视为第一重点。动物也一样，野兔、蛇在受伤感染后都会寻找温暖阳光；以提高约 2℃ 体温，否则就会死亡。寒热最重要的指标是温度，然而人体的"基础体温"随着近 200 年的"科学""医学"进步，已经从 37℃ 降到了 36.4℃，这带来的恶果就是人体自我平衡能力的丧失，病"越治越多"。

人体系统具有强大的根据内外环境自动控制和自我平衡的恢复能力。"正气存内，邪不可干"的理解是，当造成失衡的外邪远大于人体自动调节控制能力时，人才会得病。清华大学自动化系的每个人每天都在研究"信息、反馈与控制"。然而与自动化生产线的调控不同，人体系统是世界上最为复杂精准的控制系统，如果一定要比喻，那人体更像是既开放又封闭的区块链系统。人体自动调控恢复系统平衡的能力，免疫细胞、干细胞等生理再生恢复系统只是次要基础（类似人工智能机器或工业互联网联合体）。藏生命包括的五藏与经络才是一切生物的主控系统，有中心有网络，同时控制着各部机器系统（与工业互联网的区别是中心。区块链技术的中心更强大，边缘也能计算，但找不到中心），区块链技术让我们能够更好地理解这个系统形态与运行模式。藏系统对肉体本身既有着十分强大的修复功能，同时也支配指导生理解剖系统的修复。解剖系统中的疾病，都可以通过调节藏系统来治愈，比如针灸以及五藏调"气"。即使在植物的破损处，科学家也发现了恢复形状的光晕。

二、藏和象的生命结构

人体是世界上最为复杂的体系，理解《黄帝内经》的生命结构首先要基于先天之精为根，再理解阴阳、五藏与六腑。包括找出六腑中的三焦，并按阴阳对称找到三焦对用的另一个"似藏非藏"的藏；再结合经脉系统，藏象生命结构图就真正成型了。

人分男女是一个阴阳；表里是一个阴阳；人体按显性、隐形划分是另一个阴阳。显性的就是六腑、血脉和现代生理解剖，隐形的是五藏、经络和精气神，"五脏者，全神气魂魄而藏之，六腑者受水谷而行之，受气而扬之。"五藏与六腑不在一个界中。

阴阳对立统一的三螺旋成为一个整体，叫"藏象"。藏为隐形、象为显性，藏象等同于人体的阴阳。《黄帝内经》中唯一能将五藏六腑、奇恒之腑、经络、气血、阴阳、五行等统一的就是"藏象"一词，而且它是一个完整的系统。"藏象"生命结构是中医的核心基础。"象"是什么？左丘明明确地说，他和孔子共同出使周王室，获准在图书馆查资料，正是看到了《易象》才明白了《易经》。《易经》中的象，并不是《系辞》解释的"易者，象也。"实际的意思是：易理的体现或解释，相当于玄妙易理的解读书。从生命结构角度，"藏象"＝藏＋象。象可以理解为成像、成形，是藏的可以看见并因此被理解的体现，不只是象形的生理解剖系统，还包括各种生命特征。或者说，"藏"是生命本质，"象"是生命的体现，包括生理系统与各种生命活动的特征。

"君子不器"，就是指君子上善如水，流动不息，本身没有形状，只有储存在"器"里才成像一种形状。比如水在天为云，在地为泉河湖海，温度低为冰为雪。在茶杯这个器中就是茶杯的形状，在南极这个态中就是冰山的形状。又如肺藏形象于毛和皮（肺藏在表里阴阳角度对应的是肠）；解剖的肺脏不同于肺藏，肺脏和六腑一样都是"器"，即有形的器官，是肺藏这个无形"君子"装在肺脏这个水杯里的形象，被藏控制也协同；而毛和皮显示的是肺藏的生命活动特征。

"藏象"系统不是很多人解释的抽象思维模型，它是指活人，即生命真实的原型。相对解剖生理系统，可以把"藏"看成是潜藏在我们身体内部的另一种生命系统，以五藏为其核心，最大特点是无形无证，故称"藏"。解剖五脏是藏象五藏的影子，是一种"器"，也是"象"；同时藏与生理解剖系统包括五脏共同发挥功能的生命存活的各种表现，也是"象"。藏象五藏与解剖五脏没有对应的空间关系，藏象五藏中的肝不需要在解剖五脏肝的位置上。五藏可以简单表述为神、魂、魄、意、志。实际是同一种灵魂分布在各个器官的不同表现形状，类似前文举例的水的各种形态与位置以及容器的关系。水在天上、在南极冰上、在黄河九套与十八弯、在茶杯里、在化粪池里等，都是同一种水，但区别很大。

"藏"与"脏"是阴阳关系。心、肝、肺、肾，各有四形脏、四神藏；脾只有神藏，无形脏。"九脏"共"形藏四，神藏五"——出自《素问·六节藏象论》以及《素问·三部九候论》。所以说，所有指责《黄帝内经》或中医搞不清肝脾肾的都是没有看过这两篇的。

《三部九候论》："三而成天，三而成地，三而成人，三而三之，合则为九，九分为九野，九野为九藏。故神藏五，形脏四，合为九藏。五藏已败，其色必夭，夭必死矣。"《六节藏象论》："夫自古通天者，生之本，本于阴阳。其气九州、九窍，皆通乎天气，故其生五，其气三，三而成天，三而成地，三而成人，三而三之，合则为九，九分为九野，九野为九藏，故形脏四，神藏五，合为九脏以应之也。"

以上"9"，也是源于河图洛书的一个神秘数字。河图洛书各行各列不仅相加等于 15，而且两两相乘得出的数字再相加都等于 9。至于为何，笔者也不能解释，《黄帝内经》解释是 3×3。

脾藏是人的后天之本，气血生化之源，主生化，主升清，主统血。这些功能都无法归结到某个有形的脏腑里，故脾只有神藏，无形脏（但对应消化系统六腑）。心、肝、肺、肾有神藏和形脏，中医形脏的功用都能与西医理论吻合，如心脏泵血，肾脏滤尿等。而神藏的功用被西医认为搞错了或故意为之。区别就是其神藏功能：心主神明即谓心藏神；肺主宣发肃降，主治节，即谓肺藏魄；脾主运化升清，主统血即为脾藏意；肝主疏泄即为肝藏魂；肾藏精，主纳气即为肾藏志。

《素问·六节藏象论》主要在论述五藏以及"藏和象"的生命结构。书中记述：

> 帝曰：藏象如何？岐伯曰：心者生之本，神之变也，其华在面，其充在血脉，为阳中之太阳，通于夏气。肺者气之本，魄之所处，其华在毛，其充在皮，为阳中之太阴，通于秋气，肾者，主蛰封藏之本，精之处也，其华在发，其充在骨，为阴中之少阴，通于冬气。肝者，罢极之本，魄之居也，其华在爪，其充在筋，以生血气，其味酸，其色苍，此为阳中之少阴，通于春气。脾、胃、大肠、小肠、三焦、膀胱者，仓廪之本，营之居也，名曰器，能化糟粕，转味而入出者也，其华在唇四白，其充在肌，其味甘，其色黄，此至阴之类，通于土气。

上述文中最后一句"脾、胃、大肠、小肠、三焦、膀胱者，仓廪之本，营之居也，名曰器，能化糟粕，转味而入出者也，其华在唇四白，其充在肌，其味甘，其色黄，此至阴之类，通于土气。"逻辑上比较有出入，留下了三个难题：脾藏、胆与三焦腑。

1. 找不到的"脾藏"，又被"脾脏"错误翻译误导。

2. 奇恒之腑的意思。胆脏的归属，以及男女胞中。

3. 三焦是《黄帝内经》解剖第一难题，如讲不清，中医的生命结构图就无法建立，退无可避，后文专篇尝试解密。

《六节藏象论》开篇讲得很清楚，"天以六六之节，以成一岁，人以九九制会，计人亦有三百六十五节以为天地"。因为有"六六之节"，所以五藏和胆这个"奇恒之腑"构成"6"；而脾藏是没有形脏对应的藏，对应了六腑中的五个腑"胃、大肠、小肠、三焦、膀胱者"，没有胆。这个划分完全是从5、6两个数字来的（日历、月历与生理一年的差数）。"胆"这个六腑之一成为调节对称用的"奇恒之腑"，因为它"奇"，整体才能"恒"。

本段从主旨行文看讲的实际上是脾和六腑，因为脾和六腑完成这些功能，"其华在唇四白，其充在肌，其味甘，其色黄"都是脾藏的基本特征。复杂的是脾藏与六腑，六腑是"营气"的"营之居也，名曰器，能化糟粕。""腑"的"府"就是居住的空间。六腑本身就是脾藏之气的锅、碗、瓢、盆、水杯等的各种形象。六腑"其华在唇四白，其充在肌"，是另一种生命活动特征成像，是"营气"通过六腑发挥功能，通过唇和肌肉成像。营气充足，则六腑顺畅，消化、吸收、运输以及内分泌激素调控都好，表现为唇周围颜色白润和肌肉有力。运动员是典型的"营气"充足，这也就是生理医学认为的"健康有活力"，然而运动员必能长寿吗？个别跑马拉松的运动员为何会猝死？后文会解释是"营气"过盛，耗用了过多的"阳气"与肾精；而且与三焦的"肾间动气"高度相关，正是"决渎"这个闸门开了大口子的结果。在生理上，医学家看到的是表面消化系统各器官"气盛"；而中医反而看到实质上是"脾藏"气虚，过多吸收了五谷中的营养，少吸收了"气"，同时耗用过多的"阳气"才能将五谷营养转换为"阴气"即形体。

"脾虚"的概念耳熟能详，但又不是指解剖层面上的"脾脏"虚。忧思伤脾，人确实就吃不下饭，而且消化吸收以及排泄不好；唱唱歌，吼一吼确实有效。这些既不能用六腑解释，更与现在命名的脾脏无关。脾脏只是淋巴器官，而且是机体最大的免疫器官，位于左上腹部，占全身淋巴组织总量的 25%，含有大量的淋巴细胞和巨噬细胞，是机体细胞免疫和体液免疫的中心。脾脏的功能不是脾藏，现代指定的这个"脾脏"应该是翻译错误。生理解剖被指定的脾脏应当与肝脏为对称关系，都属于"肝藏"的"形"脏，共同担负解毒、免疫、调动血等"干"的将军功能。很多人基于错位翻译指责《素问》就是这个原因。他们归谬说"脾藏"是后天之本，但是脾脏切除还能活，但那是因为还有肝藏和肝脏在行使功能。

　　生理解剖上的肝脏与脾脏都位于腹部，左右对称（类似两肺、两肾）。肝脏是人体最大的解毒器官、脾脏是人体最大的免疫器官，都吻合"肝藏"的"干"功能，即作为将军之官消灭入侵之敌，同时负责调动"血"（肝主血）。在现代医学疾病中"肝脾肿大""肝脾破裂"都是常见并发症。因此，可以认为肝藏也有两个形脏：右肝脏 + 左肝脏（脾脏）。

　　肝藏的战友是"胆"腑。《素问·灵兰秘典论》说："胆者，中正之官，决断出焉。"《素问·奇病论》又说："夫肝者，中之将也，取决于胆，咽为之使。此人者，数谋虑不决，故胆虚气上溢而口为之苦。"这一段也是很多人攻击中医的一个点。"决断"就是判断利弊疑惑。《礼记》说"夫礼者，所以定亲疏，决嫌疑。又分争辨讼，非礼不决。"也就是说"胆"掌握一个类似于"礼法"的标准，要判断利弊的是主将肝藏管的事，就是"肝主血"以及解毒、杀敌、守卫国门之类的工作。病从口入，身体的主要国门就是"咽喉要道"，咽要在此处作为山海关总兵决定是否放入，并决定食物与空气如何分道管理。食物入关进入胃，所谓五谷精微；新兵与器材何时被征用训练，确实不是由肝决策，而是胆汁决定的。肝藏时时刻刻产生胆汁，但只能全部集中到胆处，由胆决定何时投入肠道的消化战场。胆汁中主要成分是胆汁酸和胆红素，胆汁酸的作用是消化脂肪类食物必备的，现代人必须回到祖先时代，他们的主食就是狩猎动物肉。因此胆汁酸决定生存（发酵茶是后来的发明，成为草原人的必需品）。胆红素是肝藏初选准备淘汰的血红素（红细胞），大部分由胆排泄（也可理解为杀掉或流放），少部分回收，仍然由胆决策去向。胆汁酸的体内含量为 3 ~ 5 克，餐后即使全部倾入小肠也难达到消化脂类所需的临界浓度，仍然由胆决策每餐后进行几次"肝肠循环"（2 ~ 4 次），以达到脂类食物消化的目的。可以说胆汁控制人能否进食（咽是否开关放行），是狼吞虎咽还是细嚼慢咽的进食方式。

胆汁中各种成分保持着相对的稳定状态，成分发生较大的变化时，就会引起胆道疾病。《灵枢·邪气脏腑病形》说："胆病者，善太息，口苦，呕宿汁，心下澹澹，恐人将捕之。"胆气由此而产生。

近代医学的一个重要失误就是认为"咽为之使"的"山海关"的一扇前门"扁桃体"无用，易发炎就割掉。实际上急性扁桃体炎要么是因为细菌感染（食物不洁），要么是因为长期饮食不洁或酒肉过度之类导致上火。这正是边关守将的狼烟，提醒将军不能再继续放敌人入关（控制饮食）。后来再深入研究还发现，扁桃体内具有产生抗体功能的 B 细胞和 T 细胞，并含有数种免疫球蛋白（IgG、IgA、IgM、IgD、IgE 等），具有体液免疫和细胞免疫的双重抗感染的免疫功能，也是负责免疫的左肝脏（脾脏）的边关守将。

脾脏切除与扁桃体切除，不仅验证了《素问》的正确，而且证明了近现代生理解剖学的"不知"而自以为"知"，妄动手术又制造了更多的"病"。如果把"不知"的教材当科学经典，那就是庄子说的："曲士"不足以闻道，"束于教也。"

《素问·六节藏象论》讲六腑"脾、胃、大肠、小肠、三焦、膀胱者，苍廪之本，营之居。"在这一段还缺了一个胆。胆的归属，《黄帝内经》有"六腑""奇恒之腑"两个说法。奇恒之腑的论述仅见于《素问·五脏别论》，"余闻方士，或以脑髓为藏，或以肠胃为藏，或以为腑，敢问更相反，皆自谓是。不知其道，愿闻其说。岐伯对曰：脑、髓、骨、脉、胆、女子胞，此六者，地气之所生，皆藏于阴而象于地，故藏而不泻，名曰奇恒之腑。"

古人在使用"别论"一般是有争议内容的。《黄帝内经》还有两个别论："阴阳别论""经脉别论"，都与其他篇章不同，是自成一家之言的意思。这三个"别论"都与《六节藏象论》有关，应该都是冲着最后一句的疑难。

"五脏别论"着重讨论了"奇恒之腑""传化之腑"以及五脏六腑的总体功能和特点。同时讨论了切寸口脉诊病，并指出了信巫不信医的危害性。《经脉别论》说明环境、情志的变化和体力与脉中营气的关系，阐述了饮食的消化、吸收、输布等主要是依靠脾的运化和肺的输布全身的能力。

《素问·五脏别论》中岐伯对此解释区分得很清楚：藏来自天（天之气），而奇恒之腑"地气之所生"，但也有藏的功能。因此都没有和五藏的表里配属关系（除了胆）。地所生，就是生理解剖的脏腑一类，具有天生功能（藏精之类），似腑非腑、似藏非藏才叫"奇"。"恒"是稳定不变的意思，脑、髓、骨、脉比较吻合，所以叫"奇恒之腑"。"脑、髓、骨、脉、胆、女子胞（子宫），此六者"，按照古代的生理解剖观察水平，共同点都是一个比较坚固稳定的腔体，里面都是比水看似稠密很多的血、髓、胆汁（实际上仍然以水为主）。胆是装满胆汁的囊，子宫也是装着胎儿的囊。比较特别的是"脉"，对应心血管系统，古人对毛细血管认识还没有应用到显微镜，只能留意到心血管系统是一个"密闭"的管道系统，以及将血管包裹成束状的结缔组织与纤维组织（既像囊又像骨腔）。人的血管总长约 10 万公里，可绕地球 3 圈，够"奇"了吧？

"奇"也有奇数不对称的意思，除了前文说的"胆"用于"五五""六六"的对称变量之"奇"，还有一个男女之"奇"就是"女子胞"。男子奇恒之腑比女子少一个"胞"。这个男女有别的"奇"本来很正常，但是《灵枢·五音五味篇》又搅了浑水："冲脉任脉，皆起于胞中，上循背里，为经络之海。"后世据此认为此胞男子亦应有之，若男子无"胞"，为何《灵枢》说冲任二脉皆起于胞中？《黄帝八十一难经》为解决这个难题凑了个精室叫男子胞，"命门者，诸精神之所舍，原气之所系也；男子以藏精，女子以系胞。"精室是男性生殖器官，要对应也是卵巢而不是子宫。实际上"奇恒之腑"的"奇"已经明确，不要画蛇添足，强求对称，越瞎解凑越乱。人类的"线粒体"全由女方负责代代传递等，这种"奇"就是"恒常"。结论：

1. 胆就属于六腑；脾藏不属于六腑，六腑、唇以及肌肉就是脾藏的"象"。但是古文没有标点符号，实际是《素问·六节藏象论》中"脾、胃、大肠、小肠、三焦、膀胱者""脾"后如果是分号即可。

2. 既然"奇恒之腑"叫"奇"，就不要苛求男6女6。女子需要孕育胎儿，必须有子宫。《素问》的"女子胞"本来已经明确不同于《灵枢》的"冲脉任脉，皆起于胞中"。《素问》的"女子胞"如分男女，就会直接写胞；《灵枢》的"胞中"只是命门一个对应的生理结构位置的描述。

3. "奇恒之腑"的"女子胞"，就是子宫。不包括卵巢等性腺体，这些激素体属于三焦腑（后文详述）。

4. 《黄帝内经》时代书写困难，无法用文字完全描述清楚复杂的生命结构。因此，应当有配套的类似《易象》的"黄之象"，是一张或几张图（类似伏羲螺旋图）。在流散过程中，应当基本保留下来《经络图》，遗失了《脏腑图》。

5. 后世的纠结集中于三焦，因为三焦与其他单独清晰的脏腑不一样，本身是一个独立的系统，分布于四肢之外的全身。与气功修炼的命门、关穴、任督冲三脉对应构成藏 + 象。这个藏象是地上所生，因此地上可练习，不受天生天年先天之精的定量限定。这个系统是中华内丹功与古印度瑜伽的基础。另外，这张图也最复杂、最玄妙可用，后世遗失或者故意撤除都有可能。也就是五藏为天生之藏，有一个地生之藏被有意忽略隐藏，就是命门。5 天藏 +1 地藏 =6 藏（第一章所述"绝地通天"、人神分界的需要）。

五藏"藏"的是"神"，神吃的是"气"，"神"也通过"气"对身体发挥作用。"气"来自"先天之精"转化和后天吸收。后天之气来自脾藏从食物中提取以及肺藏从天气吸收。内丹瑜伽以及辟谷等的逻辑，就是指不再耗费先天之精变成"元气"或"阳气"，用于运化五谷和催动津液形成和维护"形"。因此脾胃系统只喝水，特别是"气"多的山泉水；而肺藏加大马力多吸收"天之气"，除了一部分转化为阳气与津液维护形体，大部分逆向转化为"后天之精"，供应自我之"神"，最终脱胎换骨成为人间的"神"，就是"仙"。

第一个记载成仙的人，据庄子说就是黄帝本人。《庄子·在宥》记载了"黄帝问道广成子"的求仙之道，但《在宥》记载的广成子所教"至道之要"，无非"至道之精，杳杳冥冥。至道之极，昏昏默默；无视无听，抱神心以静。形将自正，心净心清。无劳尔形，无摇尔精，乃可长生。慎内闭外，多知为败。我守其一，以处其和，故千二百年，而形未尝衰。得吾道者上为皇而下为王，失吾道者上见光而下为土。今夫百昌，皆生于土而反于土。予将去汝，入无穷之门，以游无极之野，吾与日月参光，吾与天地为常，人其尽死，而我独存焉。"以上《素问》中都有，只能达到尽天年。

还有两个细节：广成子传授给黄帝《自然经》一卷；与《素女经》有关的"轩辕黄帝，御女三千，白日飞升"。庄子的作品显然学自黄老，胸有成仙的志向。他的作品提示我们，在他的时代，《黄帝内经》应当有《自然经》与《素女经》有关的内容或篇章（否则也解释不了《黄帝内经》对性生活过于忽略）。《庄子·刻意》《逍遥游》也提到服气吐纳这些修炼方法，内容应当与三焦相关的内修方法类似，被当作秘术同时删掉也是一种可能，因此三焦语焉不详。"藐姑射之山，有神人居焉。肌肤若冰雪，淖约若处子，不食五谷，吸风饮露，乘云气，御飞龙，而游乎四海之外"（《逍遥游》），这不就是孙思邈说黄帝"御飞龙"成仙的出处吗？庄子看到黄帝当了皇帝想成仙，心里想，"我不如直接修仙吧？"

人不同于动物，因为人有"神"，神是生命的本质。因为"神"与胚胎的结合，藏生命才成型并成为生命的本质。所谓的藏生命系统就是指五藏＋经络。"得神则生，失神则死"，即使人死后部分生理区域仍然有生理活动，但是"神"没了，人也就死了，或者叫行尸走肉。《素问·阴阳应象大论》："阳生阴长，阳杀阴藏。""生"与"死"都是生命最本质的两种变化，都是"阳"决定的（天）。"长"指生长，取材于地，并非生命的本质。《素问·阴阳离合论》也说："天覆地载，万物方生；阳予之正，阴为之主。"阳（天）给了"神"是人的本质，故曰正；阴（地）给了生长所需，如主人供养。古印度《六问奥义书》说得更加清楚："惟太阳为生命，惟太阴为原质，凡此一切有形体者，皆原质也。故原质即形体。"太阳是生命的本质，而形体（太阴）则是生命的原质。

《素问·调经论》曰："心藏神、肺藏气、肝藏血、脾藏肉、肾藏志、而此成形。志意通，内连骨髓，而成身形五脏。五藏之道，皆出经隧，以行血气。"《黄帝内经》说神来到人体后藏于五藏之中，而神就是命，所以五藏是生命的中心。此处"心藏神"是主神，其他是分神。"心者，君主之官""藏真通于心""心者，五脏六腑之大主也"。肺是仅次于心的"藏（脏）"，它像宰相，古代时右为上，故左肝右肺。肝的地位居肺之下，脾又再次之，肾主外。五藏是生命中心，也有分工，"肺藏魄，肝藏魂，脾藏意，肾藏志，胆主决断。"

心藏之主宰神外，肾藏精，当胚胎还没发育成人时，就已经有了推动神；脾藏意，是人的能量神；胆为决断神肝藏魂，肺藏魄，是主宰神心的两大辅神。"魂魄"的"魂"经常称为"灵魂"，古人表示人为区别于动物的一面，比如理性、道德、高尚等；而"魄"，常用如"体魄"，是"形体"的一面，更接近动物性。有灵魂才会有舍生取义的行为；只有体魄则只能根据动物的本能做出贪生怕死的举动。

甲骨文"鬼🧍"的象形，下面是"人"，上面的"田"既不是指田地也不是像有人解释的指脑袋，应该是表示"面具"，戴面具的人就是与神灵沟通的巫师。所以《周易》《睽卦》里的"载鬼一车"，表示三叔与武庚叛乱的头领戴着面具。同样《既济》中"高宗伐鬼方"征伐的也不是死人，而是戴面具的部落。夫差被勾践打败，自称无颜见先祖，才开始了以面具覆盖死人的风俗，"鬼"才成了"死人"的同义词。"魂"的造字类似山人为"仙"，云端的鬼才是灵魂；而"魄"的"白"象形日光照下而生形体。

"五藏之道，皆出经隧。"五藏通过经络而通连全身。没有了经络，五藏仅仅是五个点，而不能形成一个系统。每藏中又有两条经络通向全身，肺（肺经与大肠经）、肝（肝经、胆经）、脾（脾经、胃经）、肾（肾经、膀胱经），心除了心经、小肠经外，还包括心包络，正好构成十二条经络，各经之间又有络相联，构成一个"如环无端"封闭的网络系统。《灵枢》就是要描述这个神灵生命的隐形结构。"灵"就是住在身体里的灵魂或"神"（在《素问·天元纪大论》中叫"布气真灵"），以五藏为中心，经络为联系，各处的"枢纽"就是穴位。维持这个网络运行的是"气"，这个网络也是"真灵"，或心神通过五藏用"气"来指挥控制"形体"的通道，因此气的流动与分配，可以通过针灸于穴位这些"枢纽"而实现补泄。

隐形"五藏"的形态，如果一定要画出来，很多学者认为就是一个"圆"，类似佛教的"万字符"，或者《河图洛书》的中心"5""玄牝"：上心、下肾、左肝、右肺、中脾。实际上《黄帝内经》并没有描述五藏的形状，上、下、左、右、中也不一定是平面思维，更不能是简单的形象思维。笔者根据天地人小宇宙的暗示理解，五藏的形状应该像一个"球"：地球。地球的诞生首先是地核以及地表以下的地幔（表面全是水），象形"肾藏"，这就是先天之精，先有地核 + 地幔 + 水，后形成岩石 + 土壤 + 空气；地表生成的陆地就是中土"脾藏"，它居中是立体居中，与各藏都搭界；大气层就是华盖"肺藏"，覆盖整个地球；与大地层的空气通过光合作用共同创造生命力的"阳光"，就是"肝藏"，与日夜同节奏，一半一半地覆盖。所谓夜里 11 点到次日凌晨 1 点就是最黑暗无阳光的时段而已。"左肝右肺"的意思是大气一刻不可少，而肝藏阳光可以一半一半地进行覆盖。阳光从东来，定为东方肝；肾藏这个地核在下，心藏这个"太上"定为上。"火"既可以从地下喷发上来，也可以从天上引下来。

"心藏"是心神，既像火山的火，也像被人类借得火种，区分于动物。"心神"如同"太上"或区块链的强中心和边缘计算，它实际上没有固定位置，准确说应该是无处不在。地球本身也是一个生命体，形成这样一个神奇的生态系统，靠的是"宇宙智慧"的推动构造，这个"宇宙智慧"就是《黄帝内经》明确说的"灵"。因为无处不在，到"人"生命结构的过程叫"布气真灵"，于是人便有了真正的生命。《素问·天元纪大论》引《太始天元册》曰："太虚廖廓，肇基化元，万物资始，五运终天，布气真灵，惚统坤元。"这个"真灵"在人身上又被描述为"心神"。

阴阳五行在《黄帝内经》中本身没有玄学含义，就是"四时"（分出长夏）的代号而已（《周易》也不提阴阳五行，估计是汉代的曲解）；金、木、水、火、土也只是代号，只不过"木水火土"很形象，而"金"代表"肺"现代人觉得不太形象，"东方青龙西方白虎"无非也都是象形，并不需要牵强附会。

实际上"东方七宿"的"龙"的象形字是"马"的原字，古籍中的"牵龙术""御龙术"，要么是指养马的，要么是观察东方七宿的星象官。世界上就不存在"龙"这种动物，《周易》时代西周白虎联合东方"马"和北方"龟蛇"，共同对抗南方"朱雀"（商人的图腾是鸟），三合一创造了一个联合标识而已。龙 = 马头 + 虎爪 + 蛇身 + 龟甲，黄帝为了方便征讨其他部落，封蚩尤为战神，也是把他的画像画在旗帜上，其他部落一见就降了，于是统一了天下，成为天下共主。周统一天下后，按夫妻关系统战商的图腾"鸟"，创造了"龙凤呈祥"的图形（《周易》《咸卦》的主题），其他小部族放不进统一标识，就叫"龙生九子"。我们不能因为后世误解或曲解以及玄化而否定祖先的客观科学精神与创造力。

人的生命这个阴阳藏象双系统十分怪异，很容易让人联想到科幻片中想象的外星球生命寄宿于生理人体。如果不认可《黄帝内经》的藏神的科学性，那么就要认为生理解剖系统是为外星藏神服务的。站在藏神的角度，生理人类只是工具和载体而已，就是个操作平台。从这个角度来看，也不妨把这个"藏"生命称为"灵魂"。英国科学家甚至通过测量人死亡瞬间的体重减轻 21 克，推断出"灵魂"的重量是 21 克。《黄帝内经》都在讲述"灵魂"这个藏神生命与生理人的关系，倒真像是外星生命入侵生理人，还通过对话记录留下了使用维护手册。从这个悖论角度来说，科学只能选择相信中医的生命哲学，否则最终也要像达尔文、牛顿一样转一圈再回到相信上帝。

三、从天与星际粒子角度看精气神

神：宇宙智慧以及在藏生命的体现。《素问·八正神明论》阐述这种智慧："请言神，神乎神，耳不闻，目明心开而志先，慧然独悟，口弗能言，俱视独见，适若昏，昭然独明，若风吹云，故曰神。"

《说文解字》中论述："神，天神引出万物者也。"神就是指宇宙智慧。《黄帝内经》"天地之动静，神明为之纪"的"神"能为天地划道道，只有宇宙智慧。"神"也是给予并主宰藏生命的角色。"两神相抟，合而成形，常先身生，是谓精"。胚胎只有具备了"神"，才能发育成人。人这个躯壳有神则生、无神则死，显然指"灵魂"，即来自宇宙智慧的藏生命的种子。《素问·移精变气论》："得神者昌，失神者亡。"表达的也是这个意思。根据《黄帝内经》"人生十岁，五藏始定"的论述推断，孩子在 10 岁前五藏未定，藏系统并不能从饮食中化生先天之"精"。只能来自赋予，父母赋予的如果只是一个精子和一个卵子，至少解释不了其他无法发育成胚胎的无数精子。因此，推断在只有在精子卵子结合的一刻，又有其他赋予，只能是"神"了，是个定数。

《黄帝内经》中的"神"绝不是封建迷信，它明确定义是看不见但客观起决定性作用的智慧。《素问·宝命全形论》的名言"道无鬼神，独来独往。居于鬼神者不可言于至德。"意思就是说天地之道和鬼神无关，宗教宣扬鬼神学说就是无德（骗人）。"独来独往"可以理解为老子在《道德经》中所言的"上士闻道"的孤独感："上士闻道，勤而行之，中士闻道，若存若亡，下士闻道，大笑之，不笑不足以为道。"《禅宗无门关》所谓"大道无门，千差有路；透得此关，乾坤独步。"《素问·八正神明论》描述"上士闻道"而神的状态：

> "通于无穷者，曰以传于后世也，是故工之所以异也，然而不形见于外，故俱不能见也。视之无形，尝之无味，故谓冥冥，若神仿佛。"
> "岐伯曰：请言神。神乎神，耳不闻，目明心开而志先，慧然独悟，口弗能言，俱视独见，适若昏，昭然独明，若风吹云，故曰神。三部九候为之原，九针之论，不必存也。"

这个"神态"就是柏拉图所描述的"从一个黑暗的洞穴中出来，看见了太阳的光辉"的境界。老子在《道德经》中的描述更像《黄帝内经》中的："惟恍惟惚，惚兮恍兮，其中有象，恍兮惚兮，其中有物，窈兮冥兮，其中有精。"老子这个描述，与地球上的可见之物象形，不就是"天之精""火"吗？冥冥与"昭昭"相对。昭昭指为阳、为天、光明之处；冥冥指为阴、为地、幽暗之处。"冥冥之中"意为命中注定，不知不觉中便发生了某事，这就是对"神"无形而必然的描述。《庄子·在宥》中说："虚空渺茫至道之精，窈冥冥。"《素问·阴阳类论》："上合昭昭，下合冥冥，诊决死生之期，遂合岁首。"《荀子·劝学》："是故无冥冥之志者，无昭昭之明；无惛惛之事者，无赫赫之功。"其实是在学习周文王。《周易》"默契天真，冥周物理"。对最崇拜的周文王就有两次描述为"冥"，分别是"冥升""冥豫"，都是韬光养晦、据雄守雌、阴谋修德的意思（而且扭转乾坤了）。

爱因斯坦名言：世界上根本不存在物质这个东西，一切物质的本质都是能量。这种能量是源于一股令量子保持不停地振动和维持紧密一体的力量，这股力量的背后是"心神"。换句话说，眼见为实的肉体之病却为"假象"，只是病象的投影，而真正的"病"却在不可见的心上。"疾病"是一种生命现象，研究疾病绝对不能背离"生命体"。心灵是生命体真正的主宰，一切都是心的结果。要研究生命健康必须抓住"根本"，即"心神"。所以，心神宁则天地清，是健康、生命乃至命运的根本，这也是中国传统文化的根本：一切从正心开始。养生的最终极目标还是修心，"故主明则下安，以此养生则寿，殁世不殆，以为天下则大昌。"心若冰清，天塌不惊。万变犹定，神怡气静。忘我守一，六根大定。戒点养气，无私无为。上下相顾，神色相依。蓄意玄关，降伏思虑。内外无物，若浊冰清。尘垢不沾，俗相不染。

我国历史上有个奇怪的现象，皇帝的谥号只有王安石、张居正变法的两位皇帝庙号神宗，即宋神宗赵顼与明神宗万历。"神"作为谥号是"民无能名曰神"。"民无能名"是说他的功绩伟大得没法评价，似乎有明褒暗贬和敬而远之的含义。"火"本身在春秋以前也经常指天灾。人类对"神"的感情非常矛盾，既敬畏害怕，又幻想成为它的一部分或与它一体。《素问·移精变气论》"理色脉而通神明"，指的是如何修炼与宇宙智慧相通合一。修炼达到后，就成为"神人"，具有了超人的智慧。《黄帝内经》之"神"实为三位一体，可分不可离。生命来自神，居内为生命主宰，外现为生命征象，升级与宇宙智慧相通。

宇宙智慧选择地球、改造地球，进而孕育、进化生命，藏生命就是宇宙智慧的一部分。各种宗教或哲学的最高境界，都是"天人合一"。"量子纠缠"（不管相距多远）已确证所有的物质都互有关联，纠缠于整合为一的咬合关系中。人生的终极意义就是"藏"生命或灵魂、良知、光、佛性的升级。在后世对《易经》的研究中，普遍采用"易象"代替"易"；对《黄帝内经》的研究，也以讹传讹地用"藏象"代替"藏"，这只是"名可名"而已。

在《素问·天元纪大论》中明确说："夫变化之为用也，在天为玄，在人为道，在地为化，化生五味，道生智，玄生神。""天"就是"三螺旋"，"玄"字是道家法器葫芦的象形，是最简单的三螺旋结构，只有 2 层。人间要学习遵循的就是"道"。而只有局限地坐地观人，才是"化"，也就是说进化论只是地学。

同样在《素问·天元纪大论》中，鬼臾区引用更古老的典籍回答黄帝："臣稽考太始天元册文曰：太虚廖廓，肇基化元，万物资始，五运终天，布气真灵，总统坤元。"太空无边无际，由它"化"出了生命之"元"，万物由此诞生。"太虚"这个天，以五行循环，向地球播撒"气"（星际粒子）和"真灵"（藏生命，灵魂），天控制着地以及地上的一切。

帝曰："光乎哉道，明乎哉论！请着之玉版、藏之金匮，署曰天元纪。"这就是中华文明说。

生命起源一直是个谜，基因的发现打开了"天窗"，"基因、环境、生物体"三螺旋理论推翻了达尔文部分正确的进化论。《物种起源》的胜利，是科学对宗教的胜利。但达尔文过分强调了生物进化的渐变性，他深信"自然界无跳跃"，用"中间类型绝灭"和"化石记录不全"来解释古生物资料所显示的跳跃性进化。然而过渡化石又找不到，也找不到一个合理的遗传机理来解释自然选择。无论自然选择还是用进废退都能很好地解释动植物的进化，却不能解释人类的进化。不过晚年的达尔文并不迷信自己的学说，他回顾一生的道路时，曾谈到两种气质对他的帮助，首先就是"保持思想自由"。因此，他把《物种起源》称为"一部长篇争辩"。1882 年，达尔文去世之前说，他一直相信上帝的存在。

1960 年，英国人类学家阿利斯特·哈代把目光从地面转向大海，提出了全新的、令世人惊奇的"海猿论"。试图解释人类很多不合理的生理构造源自海生动物走上陆地（鼻子、耳朵、头发、眼泪、盐等）的行为，其实是试图为达尔文补台。然而人们从来没有找到过海猿的化石，阿利斯特·哈代也解释不了海猿重返陆地后，为了适应陆地为何不丢掉水生生活的特征这个问题。这又违反了达尔文进化规律。如果按照后文的星际粒子更易于被水吸收解释，宇宙 DNA 在海水中进化的概率应当高于陆地。

哈代的"海猿论"认为，在几百万年的化石断档期人类祖先生活在海洋中。400 万 ~ 800 万年前，非洲东部和北部被海水淹没，迫使部分古猿到海洋中生存，后进化为海猿。几百万年后，地壳再次变动，海水退却，本已适应了海洋的海猿不得不重返大陆，这就是人类的祖先。哈代收罗了大量的人类特征证据，证明在海豚、海象等水生哺乳动物身上也具备，而陆地灵长目动物反而明显缺乏。哈代的证据包括：

1. 毛发胡须：胡须可以解释顺流潜水像鱼鳃保护口鼻；眉毛与头发发旋可以解释逆流。人类之外的陆生灵长目动物均有浓密的皮毛，唯独人类与水兽一样，皮肤十分光滑，缺乏体毛。人类不会是因为穴居才变得光溜溜的吧？

2. 潜水：陆生灵长目动物均没有体下脂肪，而人类却有很完善的体下脂肪，这一点与水生海兽相似；这个特点明显可以适应水中生活。人在潜水时，会产生"潜水反应"：肌肉收缩、呼吸暂停、心跳变慢、全身脉血管血流量减少等。此时，富含氧气的血液不再输入到皮肤组织、骨骼及其他器官，而是全部集中至维持生命最重要的机体大脑和心脏，使它们的细胞不至于在数分钟内死亡，这种现象与海豹等水生动物的潜水反应十分相似。人类的眼睛是一双"水眼"。眼睛的表面需要长时间供水，泪液随着眨眼不断润化角膜，眼球的内部充盈着"房水"流动循环。"散光"与"青光眼"都可以用潜水退化来解释。

3. 盐：人类具有靠泪腺分泌泪液及排出盐分的生理功能，这种功能在其他陆生灵长目动物中找不到共同点，唯水生哺乳动物独有；所有的陆生动物都有极精细的盐分摄入和调节机能，盐分缺乏会影响生存。而人类却和水生海兽一样，对盐的摄入调节机能不强。灵长类动物中，人类是唯一会流泪的，而泪水中含有约 0.9% 的盐分，这也是海兽的特征。在缺少盐分的陆上进化发展的动物，不可能"浪费"盐。

4. 性与生殖：人类所具有的正面性行为，仰卧睡觉及出汗等生理行为，其他陆生灵长目动物身上没有，而与水生动物类似；人类的体形只有大猩猩的一半大，而阴茎是大猩猩的几倍 ——这是对水生生活的一种适应表现。女性大阴唇和处女膜的出现也是对水生环境适应的特征：处女膜在水的海豹和齿鲸身上也有发现。人类女性在水中分娩没有痛苦，而婴儿则喜欢水并有游泳的本能；人体含有 70% 左右的水分，大大超过其他所有陆生灵长目动物。

陆地有化石断档期，海中又没有发现化石，在地球找不到人类直接进化证据的情况下，学者们只能将注意力再次转回到了宇宙。不过这一次，是秉承着科学而不是上帝。

20 世纪 50 年代以后，随着分子遗传学的发展，尤其是沃森和克里克提出双螺旋结构以后，人们才真正认识了基因的本质，即基因是具有遗传效应的 DNA 片段（遗传因子）。生命首先由基因决定（部分病毒如烟草花叶病毒、HIV 的遗传物质是 RNA）。基因支持着生命的基本构造和性能，储存着生命的种族、血型、孕育、生长、凋亡等过程的全部信息。生物体的"生、长、衰、病、老、死"等一切都与基因有关。它也是决定生命健康的基本内在因素。通过使用基因芯片分析人类基因组，可找出致病的遗传基因。

美国遗传学家理查德·列万廷（Richard Lewontin），最先使用三螺旋来模式化基因、组织和环境之间的关系。《三螺旋：基因、生物体和环境》总结了他的生物哲学思想。列万廷既反对基因决定论，也反对环境决定论。生命要比已知的，甚至设想的都更为复杂。遗传决定论认为有了基因组序列就可以计算生命现象，列万廷指出生物体的发育过程并不仅仅是基因程序依次展开的固定过程，即使将环境因素考虑进去也不够，分子之间的随机反应也有重要影响。换个说法，生物体不是计算出来的，它不根据基因信息进行计算，也不根据基因信息和环境的反应结果进行计算，生命过程包含有相当重大的随机因素。基因有两个特点：一是能忠实地复制自己，以保持生物的基本特征；二是基因会"突变"，突变大多会导致疾病，另外一部分是非致病突变。非致病突变使生物可以在自然选择中选择出最适合自然的个体。他指出，并不存在一个既定的"生态空间"等待生物体去适应，环境离开了生物体是不存在的。生物体不仅适应环境，而且选择、创造、改变它们所生存的环境，这种能力是写入了基因的。基因和环境都是生物体的因，而生物体又是环境的因；环境也由基因所编码。总而言之，基因、生物体和环境，这三者就像三条螺旋缠在了一起，都互为因果。

　　这种生命观，是不是很眼熟？对，它就是《易经》的"天、地、人三螺旋"和《黄帝内经》人的藏＋生理生命系统、天地环境、基因的三螺旋。

　　生物的一切表型都是蛋白质活性的表现，换句话说生命都是基因相互作用的结果。所谓相互作用，一般是代谢产物的相互作用，只有少数情况涉及基因直接产物，即蛋白质之间的相互作用。自然界的基因片段或蛋白质有无数种，现在我们可以认识到，无数种蛋白质只有无数小的概率，其中一些组合才会相互作用出"人类"。大自然共有一百多种氨基酸，而构成我们生命的只有20多种，并且全部是左旋的，这个选择是极小概率事件。这20多种氨基酸又有几乎无穷多种排列方式，但对于一个具体的生命来说能执行一种特定功能的蛋白质在三维空间的排列方式却是唯一的。成功概率之小相当于把骰子连掷50亿次，每次都必须是6点。自然，大科学家们会和牛顿、爱因斯坦一样想到上帝或者某种智慧。合理推论：藏系统就是这个"上帝"或者某种智慧的一部分。

　　生命受到环境影响，包括基因重组、基因叠加、基因突变，也包括基因混合共生。即使是细胞，也以细胞膜为界构成细胞核的内环境与外环境。人类一直在寻找宇宙中的同类，就必须有类似的外环境。然而，仅仅就"外环境"因素而言，地球及太阳系的组合的条件好得让人难以想象，至少到当下没找到第二个。《黄帝内经》的六气依靠的是太阳系组合，而且地球绕太阳旋转还刚是有个倾角23.44度。这个角度使地球的整体南北赤道受热相对均衡，使地球的最大面积可以适宜生物生存。如果是零倾角那么赤道地区会一直是热的（会比现在还要热很多），而两极则一直寒冷。倾角使南北半球交替变冷变热，才有了四季。若没有这个倾角，周期性的寒流、暖流及与之相关的雨雪风霜的变化也将不再存在。前文也说过，没有阴阳中的"月"，地球就和水星差不多，也孕育不了生命。

　　无论是基因还是天地环境，都提示人的生命起源与进化与"天窗"高度关联，甚至源于天（指宇宙太空），落根于地（地球）。这就是《黄帝内经》所说的："清阳为天，浊阴为地。""夫人生于地，悬命于天，天地合气，命之曰人。""阴阳者，天地之道也，万物之纲纪，变化之父母，生杀之本始，神明之府也。"

直到 20 世纪初，人们还认为星际空间是一片真空。星际有机分子的发现，被列为 20 个世纪四大天文学发现之一。如果再加上星际无机分子，可以合称"星际分子"。通过星际分子，我们能更好地理解"气"、病毒和三螺旋共生系统。

目前已发现 100 余种星际分子，其中大多数是由碳、氢、氧、氮组成。这些分子的电磁辐射在厘米、毫米、亚毫米等波段，所以能不受星际物质的吸收与阻挡而自由穿行于宇宙。第一类星际分子 CH 是由 Swings 和 Rosenfeld 在 1937 年根据光谱分析而推断出的。20 世纪 60 年代由于射电天文学的发展，到 2004 年为止，发现的星际分子则已经有 130 余种。目前发现的星际分子几乎都是：氢、氧、碳、氮、硅，加上磷就构成地球各种生命的基础元素。科学家在地面实验室模拟太空条件（包括材料），已合成几种氨基酸。所以，宇宙空间也一定存在氨基酸的分子，只要有适当的环境，它们就有可能转变为蛋白质，从而进一步发展成为有机生命。如果把《黄帝内经》中的学说扩展到地球生物，不都是"夫人生于地，悬命于天，天地合气，命之曰人"吗？科学家困惑的是，有些星际分子在地球环境中找不到，在实验室也无法得到。这些地球上找不到的星际分子，在地球上起了什么作用，还是一个谜。它们肯定和其他星际分子一样来到过地球，是不是"精化气"了呢？

人类目前仍然对病毒疾病束手无策。如果从"天窗"角度来看，从来自太空角度，从星际分子角度去认识它，学会顺天而为而不是逆天而行，这也许是生命哲学的突破与解决之道，也是中西医两条道路的本质。把星际分子与人类起源以及病毒共生科学地研究清楚，中西医之争在更先进科技的大旗下，也就没有任何意义了。

从古埃及的木乃伊开始，"天花"困扰了人类数千年，包括古罗马、玛雅人、印第安人的衰亡都与它有关。"天花"之名含义无考，中医对病的命名，大致有如下原则：以主要症状命名，如哮喘；以症状形象特征命名，如霍乱、奔豚气；以病因命名，如湿阻、疟疾、虫证；综合病因和主要症状命名，如水肿；以病机命名，如肺痿、积聚。但"天花"之名均与上述命名方法不符。天花，古称"痘""天痘""虏疮"等。"虏疮"提示了病毒与基因的关联：汉人不易感染，而满清入关后传染率很高，顺治的孩子几乎全部死于"虏疮"，侥幸没死的康熙继位后立刻在承德修建避暑山庄，一是因为发现了温度与病毒的关系；二是为了隔离蒙藏地区携带者，防止他们入京。最有意思的事，葛洪称"天花"为"天行发斑疮"。其实葛洪命名把来源讲得很清楚："天行"，就当是天女散花吧！

病毒是最原始的有机体（不一定成为活性生命），个体微小、结构简单。基本结构：仅仅一种遗传物质（RNA 或 DNA）和蛋白质外壳衣壳。早在没有细胞之前就有病毒存在，没有细胞构成的生物体让病毒寄生，这些蛋白质和核酸或它们的复合体无法成为生命，而病毒可以感染所有细胞构成的生命体。病毒没有自己的代谢机构，没有酶系统，因此病毒离开了宿主细胞，就成了没有任何生命活动、不能独立自我繁殖的化学物质。一旦进入宿主细胞后，它就利用细胞中的物质，能量以及复制、转录和转译的能力按照它自己的核酸所包含的遗传信息产生和它一样的新一代病毒。也就是说病毒类似于细胞核，它占据了宿主的细胞核，反客为主变成了宿主自己的一部分（当然打破了原有平衡）。

地球上病毒的数量大得惊人，一杯海水中就有上百亿个病毒，但能对人类造成危害的仅是极小一部分。迄今只有约 5000 种病毒得到鉴定。

人类以及地球生物从何而来？ DNA。病毒是什么？ DNA 或 RNA 以及蛋白质外壳。地球最早的主人是谁？病毒。地球上数量和种类最多的有机体是什么？病毒。

所谓病毒，本来就是人的祖先和一部分，也是天、地的一部分。《素问·天元纪论》曰："阴阳不测谓之神。神在天为风，在地为木；在天为热，在地为火；在天为湿，在地为土；在天为燥，在地为金；在天为寒，在地为水。故在天为气，在地成形，形气相感，而化生万物矣。"

地球先有了病毒，然后才有了初级细胞，即"原核细胞"。科学家研究发现 40 亿年前地球才诞生了原核细胞（病毒等不是细胞），直到 20 亿年前才小概率产生了"真核细胞"。结构更加复杂精细的真核生物不断发展，形成了今天丰富的生物种类，比如真菌、植物、动物等。然而，第一个真核细胞到底是怎么诞生的目前还不清楚。在提出的各种进化模型中，最被广泛接受的是共生模型。其中古菌宿主细胞与胞内共生的 α – 变形菌融合，从而诞生了第一个真核细胞。推测是一个原核细胞吞噬另一个原核细胞，但被吞的细胞居然没死，还成为宿主生命的一部分，这属于极小概率事件。但这个偶然事件却产生了一个极具震撼力的结果，那就是真核细胞的诞生。

真核细胞比原核细胞多了叶绿体、线粒体（融合后转型）等复杂的细胞器，叶绿体进行光合作用；线粒体是细胞呼吸的中心，是生物借氧化作用产生能量的主要机构，将营养物质（如葡萄糖、脂肪酸、氨基酸等）氧化产生能量，储存在 ATP（三磷酸腺苷）中，供给生理活动的需要，线粒体是细胞的"动力工厂"。线粒体掌管了真核生物的生杀大权，线粒体的健康极限就是真核生物的寿命极限［相关研究发表在"科学"（Nature）上］。

地球上的所有生命看上去千奇百怪，但实际上仅有原核生物（细菌）和真核生物这两类，根据成型细胞核的有无来区分。细菌等原核生物有一条染色体，原核生物所有的遗传信息都汇集在这一条染色体上。真核生物（人类、动物、植物、真菌、酵母等），染色体有很多条。原核细胞标志着原始地球上生命的正式诞生，而真核细胞的诞生伴随着地球生命的空前繁荣。2018 年 8 月，中国科学院首次人工创建了单条染色体的真核细胞（自然界真核生物都是多个染色体），一个全新的、自然界不存在的生命由此诞生。

病毒粒或病毒粒子（virus particle），是人类在恐惧之下给出的命名。进化论等生命起源学说正是因为封闭在地球上探索猜想，所以无法形成合乎逻辑的结论。如果认识到病毒不过是星际分子的一种，那么病毒来自太空之说，就可以解释了。正是它们的到来，才有了地球生命的起源。没有所谓的病毒，就没有人类。人类起源的 DNA 就是一种"病毒"。太空向地球播撒病毒是永恒持续的，人类等地球生物与无数种病毒共生、共同进化。太空向地球播撒什么类型的粒子，取决于天体运行周期。

"天花"粒子或病毒不仅创造了生命，而且时时刻刻促进着人类的进化，人类的很多基因都是从病毒中得到的。我们时时刻刻和病毒生活在一起，没有它们，也不会有系统性、生态型、平台化的生命。人类基因组测序工作的最终完成，含有 30 亿碱基对的人类基因组数量实在太庞大，基因疗法距离实际运用还需要很长时间。但奇怪的是，科学家们发现，人类在数万亿年的进化过程中，体内累积了很多没有明显功能的基因，不知作何用的 DNA 达 98%。有人甚至认为是"垃圾 DNA"，可以向电脑垃圾程序一样清除，保证人体系统快速运行。关于"垃圾 DNA"的理论一直存在争论。

"天花"粒子或病毒，既是"环境"必然的一部分，也维持着生态环境系统的平衡。在海洋里，每秒钟大约会发生 10^{23} 次病毒感染，这些感染是导致海洋生物死亡的主要原因之一。海洋生物死后成为其他生物的养料。病毒每天会杀死海洋中几乎半数的细菌，释放出数十亿吨碳供其他生命体使用，这个过程是大自然碳循环重要的组成。所以，如果海洋中没有病毒，许多生命得不到生长繁衍的机会。另外，海洋中还生活着大量的聚球藻，它们承担了地球上约 1/4 的光合作用，为地球制造氧气。这种藻类里编码进行光合作用蛋白质的基因中有一些来自病毒。科学家估计，地球上 10%的光合作用都有病毒基因编码的蛋白参与。通过控制聚球藻的数量，病毒也在控制着气候。

人类从对"病菌"的概念初步认识的阶段，终于进步到了发现无害菌类与益生菌的阶段。特别发现是肠道里超过 10 万亿个菌群对人体的健康非常重要，它们不但帮助人体消化食物，参与能量代谢，还影响着人体免疫系统的功能。而人类肠道里病毒的数量比细菌还要多，它们除了帮助人类控制肠道菌群的平衡，也直接益生。比如，最近就有研究发现小鼠肠道内的诺如病毒能帮助小鼠修复受损的肠道黏膜和维持肠道黏膜的免疫功能。另外，一些温和的病毒，如鼻病毒还能帮助我们的免疫系统不对轻微的刺激产生反应，从而减少过敏反应的发生。

艾滋病毒、狂犬病毒、流感病毒、肝炎病毒等会带来疾病。这也正是人类与基因、环境螺旋理念的一部分。人类进化史上已经适应、吸收了无数的"天花"粒子或与病毒共生，或进化基因。"天地不仁以万物为刍狗"，天向地球生物播撒病毒并没有感情倾向，没有有益或有害的概念。人体自身可以发展出一套对抗一批批各种类型病毒感染的方法。也可以做一个猜想，如果从猴子或者从海狮到人的过程解释不清楚，不妨假设来自太空的病毒感染了猴子或海狮，基因突变后成了一种新物种，叫"人类"。如果有巨人族之类的史前人类，当然也有可能感染病毒突变为猴子，甚至突变为海豚、猪、蛇之类。总之，既然都是随机的小概率事件，天地当然可以变万物为刍狗。

　　对人类造成最大死亡的病毒基本都是通过飞沫吸入或直接接触而传染。包括天花病毒、流感病毒、SARS 病毒等。据说，波斯人因此发明了最早的口罩"面纱"；而华夏人见面抱拳不握手。其实这就是《黄帝内经》说的"肺"是人类直接接受天之"气"的主要通道；口、胃通道只是间接通道，是把吃入的食物通过"脾"把"气"分离出来。所以人类要么吃饭，要么不吃饭，靠吸"气"而活（辟谷）。当天花病毒第一次入侵人体时，人体的免疫系统并不认识入侵者，而当受感染者痊愈以后，免疫系统就会"长记性"，记住病毒的一些特征（通常是病毒表面的蛋白质等，这些可以引起免疫系统应答的成分通常被称为"抗原"）。当同样的病毒再次入侵时，免疫系统通过识别病毒的特征，可以快速地回忆起过往的经历，并迅速调动各种免疫机制来对抗入侵，防止再次发病。据史料记载，人类最早的种痘尝试可能来自约3000年前的古印度。而在约500年前的中国明朝，种痘的方法就已经在民间使用。到目前为止，人类医学对天花和其他病毒一样仍然没有确定有效的疗法。

　　1980 年，世界卫生组织即宣布，天花已经在世界范围内被消灭。天花病毒是人类"彻底灭绝"的第一种病毒。这种宣布不太靠谱，"天花"只是完成了它的使命或者本身被"天、地、人三螺旋"淘汰，或者潜伏或者仍在其他生物中进化而已。人类自身没有能力消灭病毒，也没有必要，因为病毒是持续永恒地从天而来、落地而生。人类要做的是顺应天的周期，维持住人体生命系统与环境系统的内外平衡，与"气"共同进化升级。这就是《黄帝内经》中的理念。中医学脱离地表观察人类生命，可称为"上帝视角"。

　　病毒和细菌的对抗理念，充分显示了中西医的差别。西医学对人类有很大的贡献，特别是"疾"，包括抗生素与外科手术；而对于真正的"病"，基本束手无策。我们以病毒攻击"肺"或"呼吸系统"导致的典型症状"发烧""咳嗽"来辨析。

《黄帝内经》素问中专门有《热论》《水热穴论》《咳论》来阐述。热论，其实就是发热（这几篇可视为《伤寒杂病论》的发端）。"恒温"的人在两种情况下会发热：第一种是人体受外寒，寒凝而经络不通，气血运行不畅。此时，人体的自保功能会调动全身的气血去攻通被堵塞的经络，攻通使体温增高去化开寒凝的经络，《热论》主要讨论的是这种情况。即"今夫热病者，皆伤寒之类也"。可以解释为人与病毒共存，特别是直接吸收星际粒子的鼻腔、咽喉、体表等部位。受风寒之后，局部温度下降使这些病毒开始活跃进犯机体。发热的目的本身为了升温使得病毒不适应。被高温环境淘汰的病毒被排除而"咳嗽"（必有痰）。"咳"与"嗽"有区别，"有声无痰"谓咳（干咳）；"有痰无声"谓嗽。在疾病状态下，咳与嗽常常并见（有声有痰），故合称为咳嗽。《黄帝内经》只有"饮"没有"痰"，张仲景第一个把"痰"分出来，是为了强调"津"流动把垃圾以"痰"的形态摆渡出去，就是"嗽"，类似漱口。人体的第二种发热是由于被"细菌感染"，此时，如现代医学描述人体的免疫系统与外敌激战，人体出现发热症状。由于许多细菌更偏爱高温，人体升温并不能解决细菌感染的问题。在人类发明抗生素之前，无论中西医都缺乏有效手段，也正是"菌类"导致的第二种发热被解决了，由此确立了西医的地位。客观地讲，《黄帝内经》《伤寒杂病论》以及各代中医，都将细菌感染视为绝症。霍去病因感染而死，徐达因箭伤发作而死；《灵枢·玉版》中，岐伯"吹嘘"针灸最牛（比"五兵"还大，因为五兵武器只能杀人，而针灸能救命），黄帝使坏给岐伯出了个难题，就是针灸能不能治"脓"，岐伯老老实实明确说："痈疽之生。脓已成，十死一生。"

《黄帝内经》没有"痰"的概念，有"饮"，"民病饮积，心痛"（《素问·至真要大论》），"饮积"代表了津液循环流动不畅形成淤积。"痰"最早出现于张仲景《金匮要略·肺萎肺痈咳嗽上气病》："隔上病痰，满喘咳唾。"《金匮要略·痰饮病》论述，饮是指水液停留于局部的病变，主要与局部的经脉闭阻不通有关。痰为结气所致，"痰者，涎液结聚，在于胸膈；饮者，水浆停积，在膀胱也。"这是最早的区分。"诸痰者，此由血脉壅塞，饮水积聚而不消散，故成痰也。或冷，或热，或结实，或食不消，或胸腹痞满，或短气好眠，诸候非一，故云诸痰。"去"痰"对于治疗重症肺炎意义极大，这是张仲景伟大的关注点。后世"痰""饮"不分，正是没能真正理解先贤的真谛。

病毒的最适温度与其宿主一致，在离体环境中很快就会死亡。呼吸道病毒在 100℃的开水足以灭活。细菌对温度的耐受范围比较高，绝大多数细菌最适温度在 20 ～ 40℃。但存在耐高温的细菌，例如很多弧菌往往在 42℃时最适宜生长；也存在嗜冷菌，比如李斯特菌在 25℃生长状况好；多数细菌能耐 0 ～ 196℃的温度，在海洋深处的某些硫细菌可在 250 ～ 300℃的高温条件下正常生长；嗜盐细菌甚至能在饱和盐水中正常生活；产芽孢细菌和真菌孢子在干燥条件下能保藏几十年甚至上千年。耐酸碱、耐缺氧、耐毒物、抗辐射、抗静水压等特性在微生物中也极为常见。细菌繁殖极快，如青霉素生产菌的发酵水平由每毫升 20 单位上升到近 10 万单位，利用变异和育种如此大幅度的产量提高，在动植物育种中是不可思议的。

可以看出，人体的发热能够控制病毒，却很难对付细菌。而人体温度无论是"伤风"还是"伤寒"而下降，必然激活病毒，持续高热又激活细菌。从"风者百病之长也。今风寒客于人，使人毫毛毕直，皮肤闭而为热。"（《素问·玉机真脏论》）的论述中可以发现张仲景的《伤寒杂病论》作战主要在冬季打败了病毒，而不是在夏季打败细菌（鼠疫等瘟疫）。无论《黄帝内经》《伤寒杂病论》各种"方"都没有对付细菌的特效药。

中医对"脚"的异常重视，首先还是重视脚的"温度"。人的正常体温一般在 36.5℃左右，而趾尖温度有时只有 25℃。脚位于人躯体的末端，离心脏远，血液供应少，再加脚的表面脂肪层薄，保温能力差，所以脚皮相对低温。脚与上呼吸道黏膜之间存在着密切的神经连系，脚掌受凉可反射性地导致上呼吸道黏膜内的毛细血管收缩，纤毛摆动减慢，抵抗力明显削弱。于是，各种病菌、病毒乘虚而入，大量繁殖。国外一些学者认为，脚是人的"第二心脏"。"寒从足下起，火从头上生。""上病取下，百病治足。""诸病从寒起，寒从足下生。""养树护根，养人护足。""灸一次足三里，等于补一只老母鸡。"《黄帝内经》中也记载有灸关元、足三里以强身的作用。灸足三里，使艾灸的热力通过穴位走窜经络，可以温散寒邪：灸关元穴可壮元气，温肾固本，补气扶阳，这是补了先天之本，灸足三里是补了后天之本。日本人把足三里称为强壮穴、长寿穴。苏东坡也有两句诗："主人劝我洗足眠，倒床不复闻钟鼓。"

现代医学认为只要咳嗽就是呼吸系统病。而《黄帝内经》认为，五藏六腑有病都会咳嗽，并且详细列出了各脏腑咳嗽的症状和表现。并且还认为"咳"与"嗽"症状是一种报警信号和人体系统的自我保护功能。因此，不能简单地止咳。一般无痰咳嗽是气虚（实际是气虚导致津生成与流动不足），而且往往是病毒性感染，只能靠调节内外环境抵抗。不管是哪个脏器导致的咳嗽，都是身体运行状况不佳的表现，要全面考虑。"岐伯曰：治脏者，治其俞；治腑者，治其合；浮肿者，治其经。"具体方法包括：用药、针灸、刮痧、排毒、营养素疗法等。对于久咳，上述几法可全面使用。《素问·咳论》还认识到了咳从肺开始，在五藏间传递，同时指出五藏之咳的症状。《黄帝内经》其他部分也指出肺与大肠相表里，肺气"通调水道"也与"大肠主津"互相影响。因此，肺部痰热壅盛，可通肠泻下；某些便秘也可宣肺肃肺。肺与脾的关系，主要表现在气的生成与津液的输布。脾主运化津液，肺主通调水道，人体的津液由脾上输于肺，再通过肺的宣散与肃降作用布散至全身及下输膀胱。如果脾失健运，则水湿停聚结成痰，甚至水肿，犯肺而为喘，所以有"脾为生痰之源，肺为贮痰之器。"之说治咳嗽，常健脾燥湿与肃肺化痰同用，就是根据这个理论，实质上仍然是为了"津"全身流动并更多通过尿和汗排出（自然减少痰）。

《黄帝内经》的无形"肺藏"的基本功能是"主气，司呼吸"以及"主宣发与肃降"，还"主行水，通调水道"。《素问·灵兰秘典论》："肺者，相傅之官，治节出焉。"肺主一身之气，"脉气流经，经气归于肺，肺朝百脉，输精于皮毛。毛脉合精，行气于府。府精神明，留于四脏，气归于权衡。"

权衡，就是调节作用，说明了肺与全身器官的关系。肺的主要生理功能为肺主气，主宣发、肃降，司呼吸，通调水道，朝百脉，主治节。肺在体合皮，其华在毛。外邪常先从皮毛而入，大多先出现肺的病症，如出现恶寒、发热、鼻塞、咳嗽等症状。《素问·病能论》有"肺者，藏之盖也"，故称肺为"华盖"，指帝王乘车的伞。肺居于诸脏腑的最高位置为华盖，就像"花洒"一样，将卫气、气血、津液等从上到下、由表及里宣发，即宣通、发散。表现在以下三个方面：一是通过肺的气化，不断将体内的浊气排出体外；二是使气血、津液输布至全身，滋养、濡润所有脏腑器官；三是宣发卫气，调节腠理的开合，将代谢后的津液化为汗液，通过汗孔排出体外。肺失宣散，可出现咳嗽、吐痰、喘促、胸闷、呼吸困难、呼气不利以及鼻塞、喷嚏和无汗等症状。肃降即有清肃和下降，即使肺内的毒与异物、水湿痰浊肃清排出。"肺失肃降"，则呼吸短促或表浅、胸闷、咳喘、咳痰、咯血等病变。"肺气失宣""肺失肃降"则胸闷、咳嗽、喘息等。肺调节水液代谢称为"肺主行水""通调水道"，而完成此功能主要依赖肺的宣发和肃降，对水液的输布、运行和排泄起疏通和调节作用。排泄汗液、生成尿液都是人体水液代谢的一部分，每天每人通过汗液可排出 400 毫升左右的水分。宣发功能失常，就会无汗、水肿、小便不利等。如果肺病功能减退，就发生水液停聚而生痰、成饮，甚则水泛为肿。

《素问·咳论》摘要：

黄帝问曰：肺之令人咳，何也？

岐伯对曰：五藏六腑皆令人咳，非独肺也。帝曰：愿闻其状。岐伯曰：皮毛者，肺之合也；皮毛先受邪气，邪气以从其合也。其寒饮食入胃，从肺脉上至于肺则肺寒，肺寒则外内合邪，因而客之，则为肺咳。五藏各以其时受病，非其时，各传以与之。人与天地相参，故五藏各以治时，感于寒则受病，微则为咳，甚则为泄为痛。乘秋则肺先受邪，乘春则肝先受之，乘夏则心先受之，乘至阴则脾先受之，乘冬则肾先受之。

帝曰：何以异之？岐伯曰：肺咳之状，咳而喘，息有音，甚则唾血。心咳之状，咳则心痛，喉中介介如梗状，甚则咽肿喉痹。肝咳之状，咳则两胁下痛，甚则不可以转，转则两胠下满。脾咳之状，咳则右胁下痛，阴阳引肩背，甚则不可以动，动则咳剧。肾咳之状，咳则腰背相引而痛，甚则咳涎。

帝曰：六腑之咳奈何？安所受病？岐伯曰：五脏之久咳，乃移于六腑。脾咳不已，则胃受之，胃咳之状，咳而呕，呕甚则长虫出。肝咳不已，则胆受之，胆咳之状，咳呕胆汁。肺咳不已，则大肠受之，大肠咳状，咳而遗失。心咳不已，则小肠受之，小肠咳状，咳而失气，气与咳俱失。肾咳不已，则膀胱受之，膀胱咳状，咳而遗溺。久咳不已，则三焦受之，三焦咳状，咳而腹满，不欲食饮。此皆聚于胃关于肺，使人多涕唾而面浮肿气逆也。

帝曰：治之奈何！岐伯曰：治藏者治其腧（后背对应的五大穴位）；治腑者治其合；浮肿者治其经。帝曰：善。

基于对来自宇宙的智慧"神灵"以及星际粒子的认识，"精气"就能说清楚了。

《黄帝内经》以先天之精为根，以五藏为干，以骨筋肉皮等为枝叶花果种了一棵树。从受精卵到死亡以"神"赋予生命。在这棵树上流动的是精、气、津、血，流动的通道是经脉以及三焦的"水道"。我们再详细探究。

"地食人以五味，天食人以六气。"《灵枢·五味》中说"天地之精气，其大数常出三入一，故谷不入，半日则气衰，一日则气少矣。""五谷入于胃，其糟粕、津液、宗气，分为三隧。故宗气积于胸中，出于喉咙，以贯心脉，而行呼吸焉。"五味很清楚；"六气"如何吃？应当理解为星际粒子，既包括有机粒子，也包括无机粒子，这些粒子能量体叫作"精气"。如果借用暗物质解释，可能就是指暗物质粒子。科学家已经证明宇宙的能量85%是暗能量，也证明了暗物质粒子的存在，只是一直找不到。《素问·气穴论》中岐伯拍黄帝马屁说"精人易语，良马易御"。而黄帝都谦虚地说"余非精人之易语也，世言真数开人意，今余所访问者真数，发蒙解惑，未足以论也。然余愿闻夫子溢志尽言其处，令解其意，请藏之金匮，不敢复出。"显然，"精人"是真正的高能量人，可能就是"真人"的状态。庄子解释："真者，精诚之至也，不精不诚，不能动人。"一颗暗物质粒子就可以毁灭掉巴黎。"精"的能量级别，赋予了人，就可以按照尧舜大禹的次序当天子；哪怕赋予了一只辽鸟，一旦叫"精卫"，就敢去填海。

《黄帝内经》中关于"精"的用法就有十三项之多，后世又总与精子、精液纠缠不清。实际上可以清晰地归为三类：《素问》描述的先天之精；《素问》描述的后天之精以及《灵枢》中"搅浑水"的精。

1. 《素问》描述先天之精，是生命力之本：

《素问·金匮真言论》："夫精者，身之本也。"《素问·上古天真论》："七八，肝气衰，筋不能动，天癸竭，精少，肾脏衰，形体皆极。"显然《素问》的"精"不是指精子精液（天癸），而是生命力的本源，是一种能量。《素问·阴阳应象大论》："故天有精，地有形。"《素问·五运行大论》："形精之动，犹根本之与枝叶也。"《素问·八正神明论》："月始生，则血气始精，卫气始行。"这种能量与"天"（月）有关，比较抽象。《素问·四气调神大论》："天明则日月不明，邪害空窍，阳气者闭塞，地气者冒明，云雾不精，则上应白露不下。"这种能量与云雾有关（气）。《素问·汤液醪醴论》："夫病之始也，极微极精，必先入结于皮肤"的"极微极精，必先入结于皮肤"正是指"天花病毒"等星际粒子撒到地球，人的皮肤先接受。

2. 《素问》对于"后天之精"，即从脾胃吸收的"地气"即所谓水谷之精微，描述得也非常清晰明确，如下：

《素问·经脉别论》："食入于胃，散精于肝，淫气于筋。"
《素问·汤液醪醴论》："开鬼门，洁净府，精以时服。"
《素问·大奇论》："脉至如弦缕，是胞精予不足也，病善言。"
《素问·阴阳应象大论》："精不足者，补之以味。"
《素问·经脉别论》："惊而夺精，汗出于心。"

3. 真正对"精"表述混乱，与《素问》时同时不同的是后世伪书《灵枢》，表现了一个针灸技术工作者，对"道"的迷茫：

《灵枢·决气》："两神相搏，合而成形，常先身生，是谓精。"
《灵枢·经脉》："人始生，先成精，精成而脑髓生。"

这两处具体表述了"先天之精"。

《灵枢·邪气脏腑病形》："其血气皆上于面而走空窍，其精阳气上走于目而为睛，其别气走于耳而为听。"

《灵枢·营气》："谷入于胃，乃传之肺，注溢于中，布散于外，精专者行于经隧。"

《灵枢·营卫生会》："壮者之气血盛，其肌肉滑，气道通，荣卫之行，不失其常，昼精而夜暝。"

《灵枢·五音五味》："圣人之通万物也，若日月之光影，音声鼓响，闻其声而知其形，其非夫子，孰能明万物之精。"

《灵枢·本神》："魂伤则狂妄不精。"

这几处到底要说什么，没有一致逻辑，令人难以捉摸。

对比大约同时代的古籍中的"精"，与《素问》基本一致。最经典的就是《书·大禹谟》："人心惟危，道心惟微，惟精惟一，允执厥中。"如果请老子解释，就是《道德经》中的"孔德之容，惟道是从。道之为物，惟恍惟惚。惚兮恍兮，其中有象。恍兮惚兮，其中有物。窈兮冥兮，其中有精。其精甚真，其中有信。自古及今，其名不去，以阅众甫。"

《管子·内业》对"精"是星际粒子的解释可能最清晰准确："凡物之精，此则为生，下生五谷，上为列星，流行于天地间"。"精也者，气之精者也，气道乃生。""中不精者心不治。"据中医的确切记载，星际粒子以"气"的形式，经由五条通道周期扫过地球。地球生物能接受、储藏、转化这些生命素，所以"下生五谷，上为列星，流行于天地间"。"精"充斥整个宇宙，无处不在，但无法看到。这些粒子进入人系统后，就变成了原料。五藏既储藏也加工，精可以转化成气"精化气"；精也可以变成血"精生血"；还可以变成津液等。五味中一样吸收了星际粒子，蛋白质、维生素等被生理系统吸收消化后，能量粒子部分被"脾脏"分离，"化"如"藏"生命。离开了这些粒子，人将精尽气绝而亡。

与星际分子高度相关的精气神显然是生命之本。《素问》依来源又分先天之精和后天之精。先天之精也是生殖之精，具有生殖能力，储藏并旋泄于肾。久病、劳逸过度都会导致精的大量消耗，但最大的消耗在人类情志变化和生殖过程中。七情六欲对藏系统的伤害远大于解剖生理系统，所以在中医阴病因中，最主要的就是强调了情志与疾病的关系。情志过激，首先是伤气，而气为精所化，本质则是伤精。"恐惧不解则伤精""暴乐暴苦，始乐后苦，皆伤精气，精气竭绝，形体毁沮。"

因为先天之精决定人的最大寿命，所以叫"天年"，《素问》的终极养生目标就是《素问·上古天真论》所说："上古之人，其知道者，法于阴阳，和于术数，食饮有节，起居有常，不妄作劳，故能形与神俱，而尽终其天年，度百岁乃去。""度百岁"是一个大约数。同期的《尚书·洪范》说"以百二十为寿"，这已经吻合现代科学与统计的结论。德国著名学者 H.Franke 在 1971 年提出："如果一个人既未患过疾病，又未遭到外源性因素的不良作用，则单纯性高龄老衰要到 120 岁才出现生理性死亡。"事实上，120 岁的天年与长寿调查资料相符。

老子名篇《赤子》拿婴儿的生理现象举证，说的正是"先天之精"的作用，也强调了"和"即平衡才能"益生"，否则"心使气强，物壮则老，不道早已（死亡）"。赤子没有性欲也能勃起，没有肌肉能紧握，整天哭也不岔气，弱小而虫兽不侵害，那力量来自何处？先天之精。

"含德之厚，比于赤子：蜂虿虺蛇不螫；攫鸟猛兽不搏；骨弱筋柔而握固；未知牝牡之合而朘作，精之至也；终日号而不嗄，和之至也。和曰常，知常曰明。益生曰祥，心使气曰强。物壮则老，是谓不道，不道早已。"

精子由骨髓中的干细胞产生，确实越用越少。一个正常成年男性每天可产生 7 000 万 ~ 1.5 亿个精子。不过日本科学家研究可以在精子产生同时制造新的干细胞，如果可调控，那就可以让人返老还童吧！"As 模型"表述精子的形成过程：干细胞分裂产生两个细胞质相连的子细胞。分裂继续，子细胞增加到 4 个、8 个、16 个……一般这种分裂过程是不可逆的，即分裂后的细胞无法再回到干细胞状态。中医说纵欲损耗骨髓，如果描述为损耗骨髓中的干细胞，不就很"科学"吗？婴儿赤子与成人的区别不就是成人的干细胞越来越少吗？这样是不是更明白"先天之精"以及"天癸"

的科学意义了？精氨酸是构成精子头的主要成分，并能提高精子活动能力。精氨酸含量很高的有海参、葵花子、冻豆腐、山药、芝麻、花生仁、泥鳅等。锌是精子代谢必须的元素，并能增强精子的活力，而牡蛎中锌含量居众物之冠。如果这样科学地分析，是否就可以解释为什么中医强调以上食物"补肾"：刘安为何炼豆腐，张仲景为何强调牡蛎的作用。

精液中其他的"液"，就是"精浆"。精浆由前列腺、精囊腺和尿道球腺分泌产生。精浆里含有果糖和蛋白质，是精子的营养物质，另外还含有前列腺素和一些酶类物质。附睾中的精子通过输精管传输，输精管中流体中的果糖相当于火箭的燃料，可以重复再生。

精子要想与卵子结合，必须在穿过子宫颈时开始"获能"，直到当到达输卵管峡部时，获能过程才完成。获能后期的精子发生"超激活"，即出现强烈鞭打样运动，头、尾的摆动幅度显著加大，运动方向也变得灵活多变，使精子得以穿越输卵管峡部。同时精子头产生类似膨胀的顶体反应，顶体先膨胀破裂，实现受精。这个过程说明女子排卵期阴道液体突然清澈，这个恐怕才是为精子"赋能"而"超激活"的"天癸水"（而不是没有能量的月经）。如果从精子赋能角度理解古人所谓的"房中术"，排除纵欲的歪门邪道，《素女经》是否可能为早期《黄帝内经》的一部分？寻找三焦部分会阐述，下焦、天癸与炼精化气的逆向修仙高度相关，而《黄帝内经》散失的恰恰是这一部分，留下缺口、迷惑与难题，让后人去剖解。

根据对"精"的理解，《素问》中的"肾藏"也就呼之欲出了。

首先我们看一下现代生理解剖对肾脏的描述：

肾位于腰部，左右各一。基本功能是生成尿液排出毒素，像"血筛子"。肾脏的基本单位叫肾单位，两侧肾脏约有 240 万个肾单位。每个肾单位各自都能产生尿液，当血液流经肾小球相当于"滤过器"，一部分血浆（约 1/5），除大分子的蛋白质外，都能透过毛细血管壁和肾小囊的脏层而进入囊腔，此滤过液叫原尿。进入肾小管的原尿流过小管系统时约 99% 的水和身体所需物质被重吸收回血液；而物剩下的浓缩液就是尿，约占原尿的 1%。正常人一天尿量为 1000 ~ 2000 毫升，比重在 1.003 ~ 1.030 之间。比重过高过低、尿量过多过少均与肾功能不全有关。肾脏对体内的各种离子（电解质）具有调节作用，能维持体内电解质和酸碱平衡。像钠离子（Na^+）的调节特点是多吃多排、少吃少排、不吃不排；对钾离子（K^+）是多吃多排、少吃少排、不吃照排。肾脏调节体内水分，保持内环境（电解质、渗透压、酸碱度）稳定的功能称作"调节器"或"稳压器"。肾脏分泌的肾素可使血压升高，同时肾脏分泌的前列腺素又具有使血压下降的功能，促进尿排钠，减少血管的阻力，扩张血管降压的作用。肾脏可分泌促红细胞生成素，作用于骨髓造血系统，促进原始红细胞的分化和成熟，促进骨髓红细胞释放到血中。贫血的程度与肾衰程度成正比。

可以看出，在《黄帝内经》中"肾脏"与生理肾脏描述的功能基本一致。如"主水""水者，循津液而流也，肾为水脏，主津液。""膀胱相表里""肾者，胃之关也。关门不利，故聚水而从其类也"等。

《黄帝内经》"肾藏"的功能比肾脏多的部分，都与"精"，特别是先天之精有关。与现代医学区别在生殖（天癸之本）、寿命（天年决定于先天之精）、主骨髓（造血部分类似）以及最难理解的"肾者，作强之官，伎巧出焉。"（《素问·灵兰秘典论》）其他已述，以下详细剖析"作强，伎巧。"

通行解释勉强也说得过去，即因为肾藏主生骨与骨髓，所以决定人体架构与运动；但这似乎有点低估了肾藏，而且表述完全可以用"作形"更准确。有强就有弱，强弱的配合才能产生运动技巧，因此此解释不准确。即使按身体运动技巧而言，平衡最重要。"肾，主骨，其华在发，开窍于耳及二阴。""肾开窍于耳"，更适合描述为"耳为技巧之佐使"。因为耳中有决定平衡的3个"半规管"。人体失衡时，半规管便产生平衡脉冲，通过平衡中枢激发相应的反射动作，使人体恢复平衡。恰巧是三个且又互相垂直因为在三度空间之内，少于三个不够用，多于三个不需要。很多人备受"耳鸣"的困扰，那是因为人耳因为平衡技巧对"气流""水流"的细微声音过于敏感。

"强"的本义是米虫。如《玉篇》云："米中蠹。"又如《尔雅·释虫》云："强，虫名也。"米虫很像男性的生殖器，生殖器最好地体现了刚柔。"肾开窍于二阴"应该指的是人的生殖繁衍能力。男性的胡子和女人的长发都体现性感，"其华在发"。肾主水，水至柔反而能作强。《道德经》："天下之至柔，驰骋天下之至坚。""天下柔弱莫过于水，而攻坚强者莫之能胜，以其无以易之。弱之胜强，柔之胜刚，天下莫不知，莫能行。"这可以视为一种哲学解释。老子也说过"自胜者强"，而"胜人者"叫"力"而已。肾藏的强与虚取决于是否"自胜"。肾虚都是因为耗"力"而不"强"。所耗的"力"也包括工于心计，此"伎巧"出了，就是耗费先天之精。所以"肾者，作强之官，伎巧出焉。"要正反两方面来理解。能否守精决定"作"与"强"，"伎巧"多少决定先天之精的"出"与"藏"。

因为《黄帝内经》兼顾养国课题，因此另外一种可能是"作"为"祚"的通假。祚强，指国祚强盛；伎巧，指治国安邦之才。诸葛亮有一段名言："夫治国犹于治身，治身之道，务在养神；治国之道，务在举贤。是以养神求生，举贤求安。"对此的解读就是诸葛亮认为"举贤"等同于养神守精。"贤"等同于"精"，是国家生命的根本，是国家强大的种子。

《素问》还指出："肾者主水，受五藏六腑之精而藏之。故五藏盛乃能泻。""肾者主蛰，封藏之本，精之处也。"肾不仅藏蓄五藏之精，而且通过调节"精"调节藏腑的不平衡，随时补充各藏的不足。故肾精充足，肾精内蓄，还可应时而调失衡。如"冬藏于精，春不病温"就是指春天阳气升发时，精气易耗，而冬精则可补充春日匮乏。肾气充沛，则封固有权；肾气破损，封藏失固，则精微下泄，五藏皆失所藏。"肾者主蛰，封藏之本，精之处也。"甲骨文中肾＝月＋又臣。这个"又臣"之官的"又"就是指用手抓住"精"与"贤"。

后天之精，源于清气和水谷，化生于肺和脾胃，是人出生后维持藏生存的来源。后天之精也是脏腑之精，清气和水谷化生后藏于五脏，其余者输藏于肾以备用。后天之精，更多体现为藏生命的能量，可以多化、多存、多用。从饮食、呼吸中提取出来的"精"都叫后天之精，第一个来源是脾胃，第二个来源是肺。此脾胃并不是指解剖的脾胃，而是指脾脏、足太阴脾经和足阳明胃。人体的生理消化系统包括胃、大肠、小肠，营养吸收在大、小肠中完成，胃不是吸收而是分解食物的器官。脾取饮食之精，不从大小肠入手，而从胃入手，两者所取不同。脾藏所取不是消化后的维生素、矿物质、微量元素等，而是"精"。古印度《奥义书》中也谈到了类似中医气化理念："上气流行腹中者，分化纳于腹中水分、食物，而别出菁华。"此"菁华"就是精。最好的地气之精就是中药中带"精"字的东西。例如地精，人参也；黄精，一名仙人馀粮。"玉"是石之精，这是古人佩玉润身的依据。

现代人热衷于"补肾"，实际上按照《素问》所说，"肾精"是补不了的，如果以"干细胞"为媒介，至少干细胞仍然实现不了定向注入，全身注入后果也不明确。因此所谓"补肾精"，仍然要从脾胃入手。著名的"六味地黄丸"来源就是张仲景的"肾气丸"，只是减掉了桂枝与附子。熟地黄、山萸肉、干山药、泽泻、牡丹皮、白茯苓，这个组合一看就是健脾祛湿的。结论：

《素问》的语言，既科学又精准形象，而且典雅优美（刻在玉版上，只能一字明义），不好好读真是可惜。《素问》中描述的肾＝肾藏（无形）＋肾脏（形）。脏部分功能描述与科学一致，如主水、胃之关、与膀胱相表里（口胃入而膀胱出，控制尿、电解质、血压）等；主骨髓（造血红细胞、造精子的干细胞）等。差别在无形的"藏"，关键在"先天之精"与"天癸"。如果简化理解，精可以认为是"干细胞"。精字本意是指从米中挑出最好的米，就是细胞中的干细胞。胎儿干细胞最多，成人用干细胞造精子等，越用越少，最后在骨髓，修仙就是把造精过程逆化回到干细胞而返老还童，打通任督二脉实际上是恢复了骨髓与胸腺中退化为脂肪的干细胞。中医说肾虚病人打激素会导致精尽而亡，"新冠"重症说患者死于"炎症瀑布"，实际上"细胞因子风暴"就是 1993 年 Ferrara 在骨髓移植过程发现的。

人的天年 120 由先天之精定量决定，人的生殖轮回生命周期（男 64女 49）也由先天之精通过"天癸"决定。"癸"的甲骨文是丆或十字架。《素问》用字典雅，天癸指精子与卵子。癸水决不是庸俗化看到的月经，而是排卵之日的突然变清澈的液体（月经，古人叫月事及"潮"，既优美形象，还揭示了受阴阳的阴即月亮控制水循环周期及强度，不同步就紊乱）。《素问》不能回避性，仍然用大米延伸，"米中虫"即强，也象形寓意男性生殖器，可刚可柔。以"泄"代表过程，几次提到"醉以入房"（及汗后当风）提示防范最容易肾虚的生活方式。精子是人体最小的细胞，本身很无力。受精过程离不开女性"葵水"的赋能及顶体反应（类似种子泡水膨胀），没有赋能激活，精就动不了。你还认为葵水是月经水吗？这个过程设计是不是"天"？

"后天之精"的第二个来源是肺。《黄帝内经》六节藏象论明确："五气入鼻，藏于心肺，上使五色修明，音声能彰。"肺从空气取的宇宙之精，进入藏象系统后与来自脾胃的后天之精结合，最后形成了"宗气"或叫"大气"，是藏系统的推动力。如果肺气虚弱，则宗气生成不足，少气不足以息，语言低微，身倦乏力，脉沉微等。肺与经络直接从空间（天）吸取的精称为"阳精"；脾胃从地球产物（地）吸收再转化的精统称为"阴精"，其实都是一样的。采集阴精和阳精与地形、气候有关，因而直接影响人的寿命长短。地势平坦、气候炎热地区的人寿命短，而地势较高、气候寒冷地区的人寿命长（如新疆）。长寿地区基本纬度偏高，且地处山谷盆地。因为藏风聚气，世界文明最早发生发育的地区都是多水盆地。《圣经》描述的伊甸园就像四川盆地；最早的中原就是伊洛盆地与关中盆地。

黄帝、老子、庄子都认为"气"是宇宙万物的本原物质，就是星际粒子。《黄帝内经》中的气无形可见，像"雾露"般的无固定形状却可通过物质运动形式表现，是无形有征的能量运动。而且气周期性地运动不息、与生命始终。天有天气，地有地气，人有人气；人既有浩然正气，也有阴阳怪气、歪风邪气；少年时朝气蓬勃，中年时血气方刚，上了年纪老气横秋，垂暮则死气沉沉；高兴时喜气洋洋，难受时唉声叹气，愤恨时怒气冲天。

《素问·气交变大论》："善言气者，必彰于物。"人活一口气，气停止运动，便是生命终结，"气止则化绝。"神与精也靠化"气"来生长发育形体。《素问·五常致大论》"根于中者，命曰神机，神去则机息；根于外者，命曰气立，气止则化绝。""气始而生化，气散而有形，气布而繁育，气终而象变，其致一也。"这一段解释得非常清楚：气的性质接近于"神"，只是神在内而气在外，都看不见，都同时与生死相伴。从逻辑上讲，神与气就是先天之精所化，后天之精所养。天之气、地之气最终都来自天。后天之气来自后天之精，只有脾胃与肺两个渠道得自于天。气的最大特点是每时每刻穿行不停，一停则为病。这个特点恰恰是精没有的，互相有转化关系，《素问》中称为"肾气"。《黄帝八十一难经》解释为"肾间动气"，就是肾精化气。

《黄帝内经》中的《素问》基本将人体可用的"气"定义为"阳气"，包括荣气与卫气，荣气能量负责推动津液循环，最后形成"阴气"即形体；卫气作为卫兵抵抗防御外邪，包括六淫等。与阳气对应的"阴气"在《素问》中主要指"形体"，没有《灵枢》与后世那么多神神道道。《素问·痹论》："阴气者，静则神藏，躁则消亡。"《素问·阴阳应象大论》："年四十，而阴气自半也，起居衰矣。""阴气"都是指形体。老子解释过："重为轻根，静为躁君。是以，君子终日行不离辎重。虽有环官，燕处则昭若。若何万乘之王而以身轻于天下？轻则失根，躁则失君。"都是指"阴气"这个躁动的形体（出于欲望）而伤神耗精，实际就是耗费"阳气"。《素问》认为，人体阳气主要有三大作用：一是生化作用，人体靠阳气生化气血、精血津液；二是宣化作用，人体的气血、津液主要精微要靠阳气输送、散布；三是卫外作用，阳气有防御和卫外作用，即抵御疾病。《素问》将阳气功能高度地概括为"若天与日""精则养神，柔则养筋"，离开了阳气的气化作用，人的新陈代谢就不能进行，人就只有等死了。阳气好比热能，形体的正常运转，全靠它来推动。阳气推动，可以从潮汐理解，其原动力来源于日月。"得阳者生，失阳者亡。"《素问·生气通天论》是对"阳气"最好的阐述。本篇的本义也正是细化上一篇《上古天真论》指出的养生大法"法于阴阳，和于术数，饮食有节，起居有常，不妄作劳。"就是使阴阳平衡。

《素问·生气通天论》摘要：

> 黄帝曰：夫自古通天者，生之本，本于阴阳。
>
> 天地之间，六合之内，其气九州、九窍、五脏、十二节，皆通乎天气。

其生五，其气三，数犯此者，则邪气伤人，此寿命之本也。

苍天之气，清静则志意治，顺之则阳气固，虽有贼邪，弗能害也，此因时之序。

故圣人传精神，服天气而通神明。失之则内闭九窍，外壅肌肉，卫气解散，此谓自伤，气之削也。

阳气者，若天与日，失其所，则折寿而不彰。故天运当以日光明。是故阳因而上，卫外者也。

阳气者，烦劳则张，精绝。辟积于夏，使人煎厥。目盲不可以视，耳闭不可能听，溃溃乎若坏都，汨汨乎不可止。

阳气者，大怒则形气绝，而血菀于上，使人薄厥。有伤于筋，纵，其若不容。汗出偏沮，使人偏枯。汗出见湿，乃生痤痱。高粱之变，足生大丁，受如持虚。劳汗当风，寒薄为皶，郁乃痤。

阳气者，精则养神，柔则养筋。开阖不得，寒气从之，乃生大偻。陷脉为瘘，留连肉腠，俞气化薄，传为善畏，及为惊骇。营气不从，逆于肉理，乃生痈肿。魄汗未尽，形弱而气烁，穴俞以闭，发为风疟。故风者，百病之始也，清静则肉腠闭拒，虽有大风苛毒，弗之能害，此因时之序也。故病久则传化，上下不并，良医弗为。

故阳畜积病死，而阳气当隔。隔者当泻，不亟正治，粗乃败之。

故阳气者，一日而主外。平旦人气生，日中而阳气隆，日西而阳气已虚，气门乃闭。是故暮而收拒，无扰筋骨，无见雾露，反此三时，形乃困薄。

岐伯曰：阴者，藏精而起亟也，阳者，卫外而为固也。阴不胜其阳，则脉流薄疾，并乃狂。阳不胜其阴，则五脏气争，九窍不通。是以圣人陈阴阳，筋脉和同，骨髓坚固，气血皆从。如是则内外调和，邪不能害，耳目聪明，气立如故。

风客淫气，精乃亡，邪伤肝也。因而饱食，筋脉横解，肠澼为痔。因而大饮，则气逆。因而强力，肾气乃伤，高骨乃坏。

凡阴阳之要，阳密乃固，两者不和，若春无秋，若冬无夏。因而和之，是谓圣度。故阳强不能密，阴气乃绝。阴平阳秘，精神乃治；阴阳离决，精气乃绝。

　　四时之气，更伤五脏。阴之所生，本在五味；阴之五宫，伤在五味。是故谨和五味，骨正筋柔，气血以流，腠理以密，如是则骨气以精。谨道如法，长有天命。

　　《素问·生气通天论》阐述得非常明确："阳气""皆通乎天气"，都来自天。阳气的能量与比喻就"若天与日"，决定寿命。阳气向外发散"卫外者也"。那么什么会消耗阳气？"阳气者，烦劳则张，精绝"，因为欲望身心躁动"则张"，张就是耗散。此处也明确把阳气耗散等同于"精绝"。什么伤害阳气？第一是情志，如"阳气者，大怒则形气绝"；第二是风淫六气；第三是五味。如何养阳气？顺应四时以及一日早晚的天之阳气周期，与之适应同步；并做到动静合宜，阳气与阴形平衡。"凡阴阳之要，阳密乃固，两者不和，若春无秋，若冬无夏。因而和之，是谓圣度。故阳强不能密，阴气乃绝。阴平阳秘，精神乃治；阴阳离决，精气乃绝。"

　　《素问·阴阳应象大论》阐述"气"升降循环如自然界的水气创造生机，没有循环的水就是死水。天地之气的循环不畅，就会出现干旱和洪灾。同样，人体阴阳之气的平衡打破，就会疾病缠身。"故清阳为天，浊阴为地；地气上为云，天气下为雨；雨出地气，云出天气。故清阳出上窍，浊阴出下窍；清阳发腠理，浊阴走五藏；清阳实四支，浊阴归六府。故喜怒伤气，寒暑伤形。暴怒伤阴，暴喜伤阳。厥气上行，满脉去形。喜怒不节，寒暑过度，生乃不固。故重阴必阳，重阳必阴。"

　　导致人不能尽天年的表面原因是"阳气"不足，实际上是因为阳气消耗过多，消耗之处就是"阴气"，就是形体的欲望与躁动。气虚就是阳气不足，与阴气无关。气虚同现代医学概念"亚健康"极为相似。养生就是养阳气，任何人阳气旺盛，都百病不侵。历代名医治病养生的玄机就是固护阳气，无不是调动阳气。宋代窦才强调"阳精若壮千年寿，阴气如强必毙伤"，他发明了艾灸关元，久而久之，便会觉得小腹丹田处时常像有一团太阳那样温暖。现代人阴盛阳衰，首先是口腹之欲造成的，食物精美而丰富，最容易耗阳气滋养阴气形体，体型都富态了（《素问》中叫"膏粱"），

"气胜形者寿，形胜气者夭。"其次，现代人生活节奏混乱，借助人类外环境改造技术，空调、电扇、电灯、暖气等发明完全无视"太阳"，"六淫邪气"风、寒、暑、湿、燥、火时时刻刻都在伤害阳气。人抵御外邪的能力就是阳气，又叫"卫阳"或"卫气"。日积月累地卫阳不固、腠理不密，自然就会导致各种疑难杂病、重病或慢性病缠身。阳气有升降出入的规律，春天阳气始发，夏天发至极限，秋天收敛，冬天潜藏。若以一天来看，白天相当春夏，夜晚相当秋冬，生物钟实际上就是根据阳气规律来运转的。作息紊乱伤阳气、过度劳累加速阳气耗损，当人进行剧烈运动时，阳气就会向外发散："阳气者，烦劳则张。"尤其是傍晚、夜晚或秋冬季节阳气潜藏的时候，要避免进行剧烈运动。阳气春天生发，逐渐往体表走；夏天阳气最盛，人体内的阳气基本都散发到体表，留在体内的阳气就少，抵御疾病的能力就随之减弱，此时寒凉就容易被伤。因为冬天时阳气闭藏，此时过度运动或剧烈运动，会使阳气往外宣泄，如冬泳等。肾阳不足者往往肾气功能失常，容易导致小便紊乱或者生殖功能异常，如男性的阳痿、女性的月经不调。

体内湿气是现代人的通病，使我们的阳气比古人更虚。湿是无孔不入的，湿邪总与别的邪气狼狈为奸。湿气遇寒则成为寒湿，人会感觉又湿又冷。湿气遇热则成为湿热，人会感觉又湿又热；湿气遇风则成为风湿，驱风很容易，但一旦成了风湿，就是慢性病。湿为阴邪遏制阳气，湿气除掉了，阳气自然生出来。"阴平"的"有氧运动"，是去湿气的好办法。《黄帝内经》为了保护阳气与先天之精，反对多度"形体"运动，但并不是杜绝运动，而是"阴平阳秘"地运动，"阴平"可以简单理解为走路、慢跑、骑自行车等"有氧运动"，即在运动过程中，人体吸入的氧气与需求相等，达到生理上的平衡状态。特点是强度低，有节奏，持续时间较长。这种锻炼，阳气助力健康的"阴气"，耗掉不健康的"阴气"，比如氧气反而能充分氧化糖分、脂肪，增强和改善心肺功能，预防骨质疏松（保肾精）。无氧运动是指肌肉在"缺氧"的状态下高速剧烈的运动。负荷强度大，而且疲劳消除的时间也长，加速的代谢需要消耗更多的能量（阳气）。运动员等的消耗反而又需要再消耗阳气与肾精来转化"阴气"的形体肌肉，都对健康有损。

《灵枢》将气技术化划分。气存五藏，称五藏之气，行经络称经络之气，经络之气又分营气、卫气。营气行于脉内，一日夜五十周；卫气行于脉外，一日夜也是五十周。当十二经络充满时，其气又可溢向奇经八脉。就营卫之气来说，《灵枢》将营气定为阴气。前文已述，这是与《素问》不一致的。

张仲景从实践角度基本将看不见的阳气与看得见的必须联合循环的津液等同，伤寒论中津液就代表着阳气。依据的正是《素问》的原理"阴为阳宅、阴中求阳"，因为津液是人体阳气作用的唯一媒介，离开这个媒介，阳气也就没用了。"气能生水，阳能生阴，神能生精。""气能生精"的"精"就是中医补肾的最高追求。"气能生水"不是一般的水（H_2O），而是阳气赋能的水，即津液。津液源源不断供给的状态就是阴阳合和的标志。对健康起作用的是津液而不是"H_2O"，不正确地大量喝水导致本就不足的阳气持续减少，气化更加不利，造成体内水液潴留，更加加重了水寒土湿，结果导致脾虚湿寒。张仲景非常重视健脾胃、去湿寒，原理正是来自《素问·太阴阳明论》的"阳明者表也，五脏六腑之海也，亦为之行气于三阳。脏腑各因其经而受气于阳明，故为胃行其津液。"太阴即足太阴脾，阳明即足阳明胃，本篇讨论脾与胃的关系，故篇名《太阴阳明论》。"汗吐下"三法都伤人津液，伤人阳气，吐尤其伤人胃气，因此《伤寒杂病论》也强调补气。张仲景常用的"苓桂剂"专门治疗"阳虚阴盛"的慢性消耗性疾病。茯苓祛湿，貌似和病人津液不足相反，但是如果不先排水湿，人体阳气生津就不能恢复。津液有结在肌肉中，即阳气当"卫气"时被"结气"，桂枝正是起到解结通卫气的作用；芍药的作用是推血除瘀，腹部布满静脉网，因血液流动缓慢时最易淤结；干姜的作用是振奋胃肠生成能量供应全身；附子偏于生成热能，甘草直补津液；大枣跳过脾胃消化阶段直接提供能量，枣有维生素王之美称。国外临床研究：连续吃大枣的患者，健康恢复比单纯吃维生素药剂的患者快3倍以上。枣所含有的环磷酸腺苷是人体细胞能量代谢的必需成分，能够增强肌力。

精与气的转化在《素问》中没有详细描述，而《黄帝八十一难经》中将"肾间动气"描述为转化中心。实际上通读《素问》，除了"肾气"描述先天之精可以化气外，后天之精与后天之气似乎无法区分，只好叫"精气"。"气"是无形的，而"精"只有它的一部分表现为干细胞时才是有形的，因此无形的气可以认为分别来自先天之精与后天之精的转化。气或阳气只有生命形成后才对人是有意义的存在，因此对人而言，"人之气"都是后天的。除了依靠先天之精转化，人可以后天"服气"，与"服精"似乎也没有区别。在精气一定要区分时，笔者倾向于将后天之精看成从无数的天之气与地之气中精选出来对人有利的星际粒子。换句话说，先天之精转化的气 + 后天之精 = 阳气；后天之精 = 先天之精转化部分 + 后天之气。如果没有先天之精，则精等同于气。

后天之"气"也只有两个渠道被人体吸收：脾从五谷；肺从虚空。《素问·刺志论》说："谷入多而气少，此谓反也。谷不入而气多，此谓反也。脉盛血少，此谓反也。""反者，道之动。"古代强化"食气"正是从脾与肺入手。"辟谷"术并不是指完全不吃东西，只是不吃五谷而已，健脾的茯苓、葛根，生津的梨还是道士们的必备。最早记录辟谷的马王堆《却谷食气篇》也记载了辟谷之人吃"石韦"。蕨类植物石韦，其性味甘、苦、微寒，入肺、膀胱经，有利水通淋、清肺泄热等作用。鞣制过的皮子称作"韦"。著名道教思想家陶弘景曰："蔓延石上，生叶如皮，故名石韦。"肺是人体治理和调节全身水液的枢纽，被誉为"水之上源"，而膀胱是津液之海。"辟谷"服气与脾脏从五谷吸收地气本质是一样的，都是直接或间接获得星际粒子。《素问》就是"辟谷"养生之祖，"辟谷"吃的茯苓、黄精、石韦之类是提升脾藏与肺藏吸收气的能力的中药，"辟谷"必须多喝山泉水，也是因为水能"聚气"。

现代科学统计的地球上最长寿生物基本都是大海里"气"最多环境的产物，如海洋圆蛤类的寿命超过 400 年，"明"蚌的寿命为 507 岁；鲨鱼一般可以活 200 ~ 400 年；鲸鱼、龟能存活 100 年以上；鳗鱼最长寿的为 106 岁等。现在能理解张仲景选药的科学性了吧？甚至为何中国人吃鲨鱼翅与鲍鱼汁，不就是将其视为延年益寿的中药吗？海水中还有永生生物"水螅"和"灯塔水母"，通过干细胞逆向生长，实际上灯塔水母可以描述为一种"水螅"聚合体。干细胞是一种具有增殖、自我修复、大量制造及分化后代能力的细胞。再生和更新，对治疗人体坏死或病变的组织，对抗老化都是深具意义。因为干细胞"返老还童"的能力，显然有类似"精"的道理，然而为何是水螅这种低级的水生生物？蛤类、鲨鱼、鲸鱼、龟、鳗鱼怎么解释？如果是因为生长缓慢，那就是承认了中医对乌龟的模仿。自古而今，包括西方国家的"术士"也以长寿领域最为多见，因为这个领域需求量很大，且是有效需求，但真实效果却很难衡量，符合这两个特征的领域历来就是骗子的最爱，"长生不死"领域首当其冲。年龄分类一直在变，但实际上从科学上"年龄"很难测定。抗衰老研究领域的主攻方向就是如何测量衰老，这也是目前绝大多数基因检测公司的生存之道：一边服务一边收集基因数据，然后通过分析数据来寻找规律。按照科学实验与统计的方法进行长寿研究有个巨大的难点，就是必须等到研究对象去世才能得出实验结果或统计结论。没人有这个耐心。

《大戴礼记·易本命》记述："食肉者勇敢而悍，食谷者智慧而巧，食气者神明而寿，不食者不死而神。若要长生，肠中常清；若要不死，肠中无屎。"古代正史中记载了众多的"辟谷"案例，不一一举例。

现代医学研究表明，营养摄入控制是延缓细胞衰老的途径之一，其原理可能是降低体内胰岛素水平从而解除了对细胞自噬的抑制作用，而后者是细胞内清除随时间积累的受损蛋白质或衰老细胞器从而维持稳态的重要机制。美国、德国、日本都有专门的"辟谷"研究中心与康复医院。饥饿疗法是目前唯一确信能够延缓衰老的办法，其他所有方法都不确定，有待进一步研究。2017年《柳叶刀》（Lancet）杂志刊登了一篇论文，文中研究人员表示发现饥饿疗法能够治愈九成的Ⅱ型糖尿病，甚至已经患病 6 年的患者都能治好。饥饿疗法甚至可以让癌细胞对化疗药物更敏感。但是西方科学家把"辟谷"机械地理解为"饥饿疗法"是错误的。人人想长寿，却没有人愿意按《素问》的建议放弃享乐欲望。现代人均预期寿命的提升大部分源于婴幼儿死亡率的快速下降，以及传染病防治和外科手术技术的飞速提高，人类的绝对寿命实际上并没有增加多少。

可以说，目前全世界唯一能自圆其说并能实行的长生理论就是《素问》以"气"为基点的"精气神"。

《黄庭经》所谓的"上药三品，神与气精"，修习气功、炼丹就是修仙，源于《黄帝内经》的"精气神"学说与经络穴位。仙，是一种境界，能做到了悟生死、天人合一的人就是仙。内丹功法以精气神为修炼对象，分为三个阶段：炼精化气称小周天；炼气化神称大周天；炼神化虚，乃炼元神。《养生秘旨·炼精化气》记述："夫炼精化气，乃逆行法也。欲知仙凡之隔，当知顺逆之分。经曰：顺则成人，逆则成仙是也。顺行则致一身之气化而为精，是以阳变阴，乃成人之道也。""逆行法"的意思是神在天，天播撒气，气成精为人；人要反着来，逆行上天为神。这个说法已经与喀巴拉没有区别了。只不过喀巴拉把神与精气都叫"光"，人的灵魂是散落在地上的小小光。南怀瑾也专门以"光"来解释"神"，应该是引用自喀巴拉。他用"光""热""力"来作比喻，指出"精"是生命的"热"，"气"是"力"，"神"便是"光"。人的生命如果失去"光""热""力"的功能，那便是死亡的象征。

推测：炼丹修仙的理论依据就是"三焦"、三大命门以及三脉。因为"绝地通天"，人与神已经分开，人的胚胎所得的先天之精只是定量，只够尽天年，既不能长生也上不了天。"脾藏"转化的食物之精也只是用于转化为阳气。因此，只有"三焦"是"腑"，"胞中"是"奇恒之腑"，都生于地，才能在地中修炼，这个气才能补充天癸，打通人体上中下。修炼的中心，是控制三焦系统的"心"。"八卦炉中逃大圣，五行山下定心猿。"《西游记》的作者吴承恩是心学泰州学派的弟子，他的本来目的是为心学修炼出一本案例教材：一块石头立志成为"大圣"，历经修炼特别最后一关打死心猿假美猴王后成为"佛"。泰州学派认为人人可以成为舜尧。

四、重新认识津、液、血、脉

除了精气神，《黄帝内经》中还有对津、液、血、脉等的论述。《黄帝内经》基于本源"气"，发展出"气血"，再衍生出"精、气、津、液、血、脉"，体系完备。

《素问》中提到的阴阳是理论的基石，而气血就是身体的基石。调阴阳，即调气血。气血以顺是健康，气血不行，则是诸病之源。《黄帝内经》论诸病之源也多从荣卫气血，如"肉苛""疟""痹""霍乱""四厥""胀"等。"天地者，万物之上下也；阴阳者，血气之男女也。""是以圣人陈阴阳，筋脉和同，骨髓坚固，气血皆从。"因此诊脉重在判断气血之源的情况。表里脏腑功能是否正常，均由脉之血气之象而反映。"故《针》有悬布天下者五，黔首共余食，莫知也。一曰治神，二曰知养身，三曰知毒药为真，四曰制砭石小大，五曰知脏腑血气之诊。五法具立，各有所先。"治神也关键在于血气。"故养神者，必先知形之肥瘦，荣卫血气之盛衰。血气者，人之神，不可不谨养。"

我们常说"气血"不足，比如通过手指的甲印来判断，十指有八个月牙称小太阳，说明气血充足，甲印越大越好身体越好；月牙很少或小属于寒型甲印，表示身体阳虚，阳气不能通达四肢末端。寒邪入侵使气血运行缓慢，恶性肿瘤病人寒型甲印占了80%。除甲印外，牙根的颜色也是一个表现，贫血的人刷牙出血，而且越是大病，越是阳虚，牙根暴露越多，牙龈颜色越灰暗。气虚的人一般脸色白，没光泽，体力差，动辄自汗、气喘；少言懒语，对待生活中的问题态度是多一事不如少一事；怕冷怕风，很容易感冒；容易腹胀，因为因脾不易运化食物，同时大便不成形。现代人普遍"气虚"。"寒则热之、虚则补之"，滥用抗生素、解热镇痛药、降糖药、降压药、降脂药、止痛药等，苦寒泻邪的同时也必伤阳气，泻完邪，病人的阳气也没了。

万病不治求之于脾肾，求之于肾就是求阳气（脾藏也是吸收阳气）。《素问·生气通天论》："阳气者，若天与日，失其所，则折寿而不彰。"阳气更多指先天之精所化之气，都是"正气"。"正气存内，邪不可干"的正气 = 先天之精化气 + 正营气 + 卫气，这里说的正气指的是生命力（自愈力）。肿瘤等所有的"阴成形"，多属阳虚而生。《黄帝内经》说："积之始生，得寒乃生。"只有三阴体质的人才可能会生肿瘤（少阴肾虚、厥阴阴虚肝旺、太阴脾虚），三阴体质的最明显特征是阳气不足。细胞增殖、形体增长，就是"阳化气，阴成形"，而阳气不足才会导致细胞与部分形体发育异常、增殖失控，就容易导致肿瘤发生。由此可知，肿瘤发生的本质是因为身体阳气不足，彻底改变阳虚体质肿瘤才能治好。癌细胞本身每天都在产生，但并不是每个人都会得癌症，阳气不足的内环境导致它恶性增生。

《论语》记载，孔子的两个学生宰予、颜回早死，他们的死都和气血有关。因为"宰予昼寝"，子曰："朽木不可雕也，粪土之墙不可圬也！于予与何诛？""子曰：始吾于人也，听其言而信其行；今吾于人也，听其言而观其行。于予与改是。"肝藏血，开窍于目。"一天之计在于晨"，眼睛是消耗气血最大的器官之一，也就是眼睛需要肝阳生发消耗大量的阴血才能睁开；午休闭目养神，养的就是肝藏阴血。"一身之际在于肝"，肝阳生发是一身卫气之根。肾精不能滋养肝阳，水不涵木，肝血供给就有问题。少阴病肾虚导致肝血不足，《伤寒杂病论》简洁地定义为"少阴之为病，脉微细，但欲寐是也。""但欲寐"是少阴经病特有症状，宰予其实得了肝血不足的少阴经病，病因是纵欲享乐之类的行为消耗了过多先天之精。老子讲"不知常，妄作凶"，贪婪和放纵等同于自杀。孔子如果是老子或者张仲景，就会不发火，发火也是"不知常，妄作凶"，因为补不了先天之精（强调补肾的都是骗子）。张仲景的办法是从太阴经相表里太阳经层面去做：足太阳膀胱腑，与肾互为表里，用桂枝汤和核桃之类，且不可多出汗（津液）。《黄帝内经》中也记载了"血枯"（有病胸胁支满者，妨于食，先唾血，四支清，目眩。此得之年少时，有所大脱血；若醉入房中，气竭肝伤），用雀卵配合饮以鲍鱼汁来治，利肠中及伤肝。

孔子的学生医学知识似乎都很贫瘠，四圣之一的曾子生活环境很脏乱，"捉襟见肘""啮指痛心"指的就是他。颜回是孔子最得意的门生，孔子对颜回称赞最多，赞其好学仁人。孔子对他的早逝极为悲痛，不禁哀叹说："噫！天丧予！天丧予！"颜回的早死可能是由于长期严重的营养不良导致的。颜回的一生，大多时间都追随孔子奔走于六国，归鲁后亦未入仕，而是穷居陋巷。颜回随孔子在陈、蔡期间绝粮七天，子贡费了许多周折才买回一石米。颜回与子路在破屋墙下做饭，有灰尘掉进饭中，颜回便取出来自己吃了。"一箪食，一瓢饮，在陋巷，人不堪其忧，回也不改其乐。"颜回的病根在胃。胃阳明是所有脏腑津液运输动力的源泉，阳明总督一身阳气的化生。"阳明居中，主土也。万物所归，无所复传。"张仲景可谓是处处在盯着病人的脾胃做功课。胃其实就似一口锅，用来腐熟食物，需要火候，腐熟食物需要消耗阳气。"有一分胃气就有一分生气"。广东人煲粥是因为长时间的煮代替了部分胃腐熟水谷的能量，对于脾胃虚弱的人就节约了宝贵的胃阳气。颜回喝冷水，吃垃圾，并且还有一顿没一顿，孔子表扬的恰恰是他的"病"。

《灵枢》把气血的"气"再分成与血同行的营气以及在血脉外的卫气，两气同出一源，皆水谷精气所化生。营行脉中营养周身，卫行脉外捍卫躯体。《灵枢》的贡献一是把气与五脏六腑详细联通，把脉诊与针灸可以操作；二是提出精、气、血、津、液、血、脉，具为气血之变。也就是说，精、气、津、液、血、脉皆为气，是气的不同体现，体系因此完备：

> 余闻人有精、气、津、液、血、脉，余意以为一气耳，今乃辨为六名。
>
> 两神相抟，合而成形，常先身生，是谓精。上焦开发，宣五谷味，熏肤，充身，泽毛，若雾露之溉，是谓气。腠理发泄，汗出溱溱，是谓津。谷入气满，淖泽注于骨，骨属屈伸，补益脑髓。泄泽，皮肤润泽，是谓液。中焦受气取汁，变化而赤，是谓血。雍遏营气，令无所避，是谓脉。
>
> 此气血之变。分而为六。其中脉，是雍遏营气之气。有所雍遏，营气始能留行于脉内。

理解"营卫"的关键点有两个：

1. 《素问》中没有"营卫"，只有"荣卫"的概念。"营"只是对"荣"的另一种不一定准确的描述。"荣"很清楚，指灌溉滋养这棵树；"卫"是指既要保持与外界环境的交换，又要保护与外环境危险隔离的能力。笔者认为"荣卫"更准确。

2. "荣卫""营卫"都必须与"津液"关联。《灵枢》把"津液"与"气"在脾胃吸收环节分离，又在循环过程混为一谈，应该是错误的。按《灵枢·邪客》中所说："五谷入于胃也，其糟粕、津液、宗气，分为三隧。"显然除了被脾分配的"气"以及被六腑排泄的糟粕(宗气为气之本，还是气)，"津液"非常接近于胃所消化得到的营养素，只是古人无法区分蛋白质、维生素、微量元素之类，鉴于它们都溶解于水，以"津液"= 营养素 +H_2O 统一划分。如果"津液"= 营养素（水谷精微）+H_2O，那么"气"应该就是推动"津液"循环的动力（根本动力是肾间动气）。所谓"荣气"或"营气"是推动"津液"在体内运行循环滋养，而"卫气"则控制外环境与内环境的交换，载体就是"津液"（后世再分为"津"）。

"脉"的本义就是心血管系统。它的古字表示为從（派）+ 血，就是"派血"。

《素问》对"脉"的描述："夫脉者，血之腑也。""心藏血脉之气也""心主身之血脉""按其脉，知其病。"所谓"气血"运行于脉，就是指"荣气"和血，即"阳气"推动力 + 氧气 + 微量元素 + 血。心藏的形脏指形脏（或心包）是"主"循环的泵。

《灵枢·经脉》中论述："黄帝曰：人始生，先成精，精成而脑髓生，骨为干，脉为营，筋为刚，肉为墙，皮肤坚而毛发长，谷入于胃，脉道以通，血气乃行。"既然"脉为营"，"营气"就是平衡氧气与二氧化碳的"气"。现代解剖发现，血管之间，包括动脉与动脉、静脉与静脉、动脉与静脉，都有联络血管（血管吻合）；而毛细血管极细（直径 6 ~ 9 微米），极广泛分布（总面积可达 6 平方千米），具有极强的通透性，说明"脉"网确实更像一个不封闭的漫延式的河流沟渠网。在手指、足趾、鼻、唇等处末端，小动脉与小静脉进行联通"吻合"，促进循环，这应该就是《灵枢》中经络系统的起源之一（管内还包裹着血管神经束）。《灵枢》中的"脉"与生理血管不完全相同，差别是"气化"，针灸治病的重点不是血而是"气"，特别是"卫气"，类似山谷中流动于河道之外空间的气流。《素问》中的"脉"就是"血之腑"，更类同于现代血管。笛六个音孔，吹气并配合六指按动，便演化出各种音色和曲谱；血液在血管里流动，在经过桡骨动脉时，也和吹气在笛腔原理一样。脉诊的原理就是类似气流通过笛子有节奏旋律，那么气血通过任何凹凸之处也会有不同的旋律与节奏以及强度，如同水流和气流不同组合状态流过山谷产生的波动一样。《素问》按上、中、下挑了 9 个明显部位，而后世简化到"尺寸之间"，即搭脉。《黄帝内经》奠定脉学基础；《素问》提出《三部九候论》；《灵枢》有尺肤诊法、人迎、寸口诊法等；《黄帝八十一难经》开始独取寸口，寸关尺部位，三指距离而已，王叔和搞出了 28 脉。"经脉者，所以决生死，处百病，调虚实，不可不通者。"不过，脉诊本质上是因为古代没有足够检测技术，现代应该不必再费力强化。

心主脉、肝主血，眼睛能"脉脉含情"是因为肝血开窍于眼，按密度来说眼睛是消耗肝血最多的器官，"久视伤血"，眼睛本身内部全是"房水"，人体通过不停地眨眼来供津液。

津液，是机体一切正常水液的总称，包括各脏腑组织器官的内在体液及其正常的分泌物，如胃液、肠液和涕、泪等。成年人血液只占体重的 7% ~ 8%，更多的是其他"津液"。《素问》不分"津液"；《灵枢》把它区分为津与液。《素问·调经论》："人有精气津液。"《素问·逆调论》："肾者水脏，主津液。"《素问·汤液胶醴论》："津液充郭。"《灵枢》及后世很多人认为，清稀流动性较大，布散于体表、肌肉和孔窍，并能渗注于血脉，起滋润作用的，称为津；较稠厚，流动性较小，灌注于骨节、脏腑、脑、髓等组织（奇恒之腑），起濡养作用的，称为液。而《素问·宣明五气篇》说："五藏化液：心为汗，肺为涕，肝为泪，脾为涎，肾为唾，是谓五液。"显然互相冲突。

《说文解字》：津，水渡也。《尚书·禹贡》中"孟津"的津和《论语·微子》中"问津"中的津都是渡口，而甲骨文中的"津"就是用船摆渡的象形。所以"津"在人体的作用更突出为摆渡营养素与垃圾，即使骨髓等腔体的"津液"也是要摆渡与流动的。因此根据黏稠度与流动速度的划分反而不"科学"。《灵枢》应该是为了突出"卫气"，即控制内外环境的交换，同时突出其中的表皮 12 部经络以及穴位。前文已述张仲景把津液与阳气合一，阳气是一个抽象概念，"津液"更接近科学。

"流水不腐，户枢不蠹。"人体正常情况下是时时在得病，又时时在解病，所以呈现出无病的状态。所谓人体自带的自我恢复能力首先就是阳气能推动完成"津液"的生成与流动，既能"荣"又能"卫"。满足以下三个条件，人就可以保持健康状态：1.脾胃功能健全，能保证津液的充足供应；2.津液能够顺畅到达病所；3.到达病所的津液质量达到修复机体的要求（损伤的程度不同，要求的质量不同）。

张仲景非常重视津液，几乎把它与阳气等同。《伤寒杂病论》中把津液缺乏或者阳气气虚从临床实践角度分成几种情况分类诊治，可以帮助加强对津液的理解。

口干舌燥：渴是身体缺少津液的信号，向外界索要生成津液的原材料水，也说明身体肾藏脾胃等还有制造津液的能力。口干等同于津伤，是医生观察出来的，渴＝津伤＋里热，是病人自己感觉到的。咽是津液的敏感器，咽燥表明津液不足或虚竭，而且虚寒生津能力不足，因此不能再发汗。消渴的消字本义是枯水期中大河逐步变小河，喝水只能消减渴意，喝水止不了渴。

项强、四肢重：颈与项不同，颈指两侧，项指头后。头项需要的津液不少，且离心脏最远，故全身性肌肉津液不足时，头项部最先表现出来。四肢因阳气不足或津液不能到达而乏力，感到沉重。淤血结实非常严重时，津液因血瘀的闭结没能上行到肌表，热无出路上逼头脑就会"发狂"。

恶寒：恶寒是肌表能量不足的信号，以此寻求外部保护，能量越不足，信号越强烈。太阳病的恶寒，如伤风感冒，同脾胃能生成津液能量，所以发汗即可。另一种恶寒是因脾胃生成能量不足，没有足够的津液提供给肌表，叫太阴病的恶寒。即便是改善了外环境对肌表保护也帮助不大，因而身体发出恶寒的信号也不强烈。

大惊：心脏的肌肉消耗津液是最大的，最需要津液滋养。津液损失太过，心肌津液严重缺乏，心肌悸动，故表现为大惊。

《素问·太阴阳明论》表现津液的功能："四支皆禀气于胃，而不得至经，必因于脾，乃得禀也。今脾病不能为胃行其津液，四支不得禀水谷气，气日以衰，脉道不利，筋骨肌肉，皆无气以生，故不用焉。""五藏六府之津液，尽上渗于目，心悲气并则心系急，心系急则肺举，肺举则液上溢；夫心系与肺不能常举，乍上乍下，故欬而泣矣！"

津液的生成、输布、排泄平衡，依赖于气和许多脏腑协调平衡，以肺、脾、肾为主。《素问·经脉别论》说："饮入于胃，游溢精气，上输于脾，脾气散精，上归于肺，通调水道，下输膀胱，水精四布，五经并行。"脾负责津液的输布，"为胃行其津液"，一方面降津液"以灌四旁"和全身；另一方面则将津液"上输于肺"，肺再"通调水道"。通过肺的宣发作用，将津液输布于全身体表进行营养和滋润：津液通过代谢化为汗液而排出体外；津液通过肺的肃降向下输送到肾和膀胱，化为尿液而排出体外。此外，肺在呼气中也排出了大量的水分。所以，肺宣发肃降，通调水道。

《素问·逆调论》说："肾者水脏，主津液。"肾主宰作用主要体现在肾所藏的精气原动力，也是气化原动力。如果心脏是血液的泵，那么"肾藏"就是全身的津液的主泵。通过肾的气化（类似提供电流电能），升清降浊："清者"蒸腾上升向全身布散，"浊者"下降为尿注入膀胱。尿液排泄量调节着全身津液的平衡。所以《素问·水热穴论》说："肾者，胃之关也。关门不利，故聚水而从其类也。"在后文三焦部分会引用《黄帝八十一难经》的解释"肾间动气"，重在下焦。"下焦者，别回肠，注于膀胱，而渗入焉。故水谷者，常并居于胃中，成糟粕而俱下于大肠，而成下焦，渗而俱下，济泌别汁，循下焦而渗入膀胱焉。""膀胱者，州都之官，津液藏焉，气化则能出矣。"膀胱是津液之腑，被下焦阳气充足气化，才能"出"津液。所以，是藏税纳贡的"州都之官"。《黄帝内经》中说"肾者牝藏""心为牡脏"。"牝"字的意义，《道德经》中表述为"大国者下流。天下之交。天下之牝，牝常以静胜牡，以静为下。""牝"就是上善若水。

《素问·水热穴论》：

黄帝问曰：少阴何以主肾，肾何以主水？

岐伯对曰：肾者，至阴也；至阴者，盛水也。肺者，太阴也；少阴者，冬脉也。故其本在肾，其末在肺，皆积水也。

帝曰：肾何以能聚水而生病？

岐伯曰：肾者，胃之关也。关门不利，故聚水而从其类也。上下溢于皮肤，故为胕肿。胕肿者，聚水而生病也。

帝曰：诸水皆生于肾乎？

岐伯曰：肾者，牝藏也，地气上者，属于肾，而生水液也，故曰至阴。勇而劳甚，则肾汗出，肾汗出逢于风，内不得入于脏腑，外不得越于皮肤，客于玄府，行于皮里，传为胕肿，本之于肾，名曰风水。所谓玄府者，汗空也。

"津液"本身并不神秘，不是指 H_2O，是 H_2O^+ 的概念。内湿相关的概念均与津液的代谢障碍有关，包括水、痰与饮。湿属于内生五邪之一，是水液代谢异常的产物。饮食入胃之后分化，宣则为气，出则为汗，逆则为泪，下则为尿，行者为津，留者为液。病理情况下，寒则聚沫为痛，结则为水。湿为水液不动成浸渍状，无形而有征。因为津不得输布，脾转输津液，故脾主湿。《素问·六元正纪大论》："湿胜则濡泄，甚则水闭胕肿"，说湿气太盛显现于外而变为水病成肿（水可见）。《素问·水热穴论》主要讨论水病的病因、病机和水病、热病的治疗穴位，故名"水热穴论"。文中"其本在肾，其末在肺，皆积水也"和"肾者胃之关也。关门不利，故聚水而从其类也。"是对水病病机的高度概括。《黄帝内经》中论述肾和尿的排泄是没有直接关系的，然而除了《水热穴论》，《素问·逆调论》也说"肾者水脏，主津液。"水液由脾所制、肾所主、肺所宣降。水生于肾，为水液泛溢的结果。

《灵枢·九针论》的五液，更属于"津"的内容，而且都是指向外排泄。尿与汗肯定是津的一部分，"腠理发泄，汗出溱溱，是谓津。"这部分津是由阳气蒸腾津液所得，因此汗出会消耗心的阳气。汗的代谢《素问·阴阳别论》："阴搏阳别，谓之有子；阴阳虚，肠澼死；阳加于阴谓之汗；阴虚阳搏谓之崩。"

《素问·脉要精微论》："阳气有余为身热无汗；阴气有余为多汗身寒；阴阳有余则无汗而寒。"当阳气有余时，实际上是没有能用在津液循环上，自然内热同时卫气不能催动出汗，因此无汗而身热；当阴气有余时，实际上是"形"有余如虚胖，阳气耗费身寒，同时卫气不足以控制皮肤腠里而多虚汗，因此多汗身寒；阴阳有余既虚胖又无津液，无汗而寒。《素问·金匮真言论》："夫精者，身之本也。故藏于精者，春不病温。夏暑汗不出者，秋成风疟，此平人脉法也。"阴阳平衡时阳气的卫气藏于皮下，腠理开时汗出。腠理开而汗出同时，卫气也会随汗出而外散耗损，所以不可大汗当风。天暑衣厚都是外热而腠理开，外有热而非内有热。夏暑汗出而散热，将冬季藏精所带来的残留物一并清理，有利正常代谢。如果夏暑汗不出，形成湿热留于体内，到秋季发风疟。

阳气与精以及津液的辩证关系，庄子在《刻意》中解释得最到位，本篇的意思就是修炼心神而养生养国。庄子说："平易则恬淡矣。平易恬淡，则忧患不能入，邪气不能袭。""平易近人"原来就是诸葛亮追求的"淡泊宁静"，就是"正气内存，邪不可干"。因为"形劳而不休则弊，精用而不已则劳，劳则竭。"所以要"平易"。但是庄子没有把"平易""虚无恬淡，乃合天德"机械表述为躺着等死，而是以流水为喻表达为津液循环转态、生生不息，"水之性，不杂则清，莫动则平；郁闭而不流，亦不能清，天德之象也。故曰：纯粹而不杂，静一而不变，淡而无为，动而以天行，此养神之道也。"在本篇结尾庄子解释了"纯粹而不杂，静一而不变"的境界就是《素问》的"素"等同于真人。"纯素之道，唯神是守。守而勿失，与神为一。一之精通，合于天伦。故素也者，谓其无所与杂也；纯也者，谓其不亏其神也。能体纯素，谓之真人。"

另外一种常见病"上火"也与津液直接相关。人体的散热体系，通过下丘脑控制平衡，通过皮肤、汗腺、呼吸、排便等的无感辐射、有感挥发等方式进行热传递，体内各种津液对热量的吸收和排放是体温恒定的最重要因素。人体内部有病灶，也会主动升温消灭病毒，也需要津液流动排出体外，排不出就会"热中"（发烧与流汗也是排热的方式；寒战不仅靠肌肉产生热量，而且收缩血管控制流速影响温度）。所以当人体津液亏损，会出现产热散热平衡的失调，出现各种发热病，相对的热量过多引起的"内火（热）"称为"虚火（热）"。《素问·脉要精微论》："粗大者，阴不足阳有余，为热中也。"热中也叫内热，"火热内生"。顾名思义，内火（热）是和内寒相反的由于新陈代谢过于旺盛、产热过多所致疾病。《素问》有消瘅、消中、消渴、风消、膈消、肺消之说，消之证不同，皆以燥热太甚，都归之火。

《素问·腹中论》："帝曰：夫子数言热中，消中，不可服高粱、芳草、石药，石药发癫，芳草发狂。夫热中，消中者，皆富贵人也，今禁高粱，是不合其心，禁芳草、石药，是病不愈，愿闻其说。岐伯曰：夫芳草之气美，石药之气悍，二者其气急疾坚劲，故非缓心和人，不可以服此二者。帝曰：不可以服此二者，何以然？岐伯曰：夫热气慓悍，药气亦然，二者相遇，恐内伤脾。脾者土也，而恶木，服此药者，至甲乙日更论。（"石药发癫，芳草发狂"中的芳草指香草，石药指矿物类药物，魏晋上层人士喜服。）

热过多，分绝对和相对。绝对过多指代谢过旺，导致产热量超过正常的散热能力所致，是实热，所谓阳气消耗过旺了，可以用些下火的绿豆汤、西瓜皮或硫磺解毒丸等，相对简单。而津液循环散热能力下降导致的相对过多，其实是"虚火（热）"。现代社会要去火的"实热"很少，几乎都是"虚火（热）"（原来基础往往偏寒）。"虚火（热）"主要症状是自觉发热，测体温往往不高或轻微升高（常在38℃左右，不超过39℃），症状往往在午后或夜间明显，劳累后加重。还可见手足心发烫、心烦失眠、口干目涩、咽干咽痛、骨蒸潮热、两颧潮红等症状。感染发热性疾病的后期，体内的津液在"实火（热）"和外来的六淫邪气中的"火（热）邪"煎熬下会大量减少，从而出现"虚火（热）"的症状。此外，对发热性疾病的治疗不当，比如说过度发汗，也会使体内阴液损伤，而导致"虚火（热）"。有虚火就不能再去火，只能补养津液，低热才能逐步好转，补津液离不了健脾。现在"去火"很流行，然而"虚火（热）"，清火只会让火更旺，永远清不完。人人都在清火，永远在清火，因为它根本不是实火，是虚火。

阳虚于下，阴火上炎，上火就是火在上，寒在下。虚火上炎于头面，出现头面耳眼口鼻喉的各种火热症状，如痤疮、咽喉肿痛、扁桃体炎、面红、眼红、耳中生疮、牙龈炎、口腔溃疡等。"十个胖子九个虚"，虚的就是阳气：肥胖症也是一种虚火，身体某部位肥大，必然是这一部位的阳气不足以推动津液循环，于是导致垃圾废物聚积。如果用泻法来治，肯定是越泻越虚，越虚越胖。

《素问·通评虚实论》："消瘅者，三消之总称，谓内热消中而肌肤消瘦也。"若饮水多而小便多，名曰消渴；若饮食多，不甚渴，小便数而消瘦者，名曰消中；若渴而饮水不绝，腿消瘦而小便有脂液者，名曰肾消。《素问·奇病论》之消渴，即上消；《素问·脉要精微论》瘅为消中；《灵枢·师传篇》胃中热则消谷令人善饥，即中消；《灵枢·邪气脏腑病形篇》的消瘅，肝肾在下，即下消。

"消渴"的意思是觉得渴，可是喝了水也不能解渴。喝水为何不能"消渴"？因为喝的水是要靠阳气推动津液循环到缺少水的部位来起作用，起作用的是津液而不是 H_2O。津液不足的病人阳气不足，大量喝水导致本就不足的阳气负担加重，循环更加不利，造成体内水液潴留，与寒气结合就会成为"寒湿"；水寒不能生木，就造成肝藏受损。前文已述，糖尿病初期以及痛风的现代医学病理虽然不完全清晰，但是都归类到与肝脏相关的血糖及嘌呤代谢障碍，其本质也是寒湿在前造成的。糖尿病的治疗应从脾肾入手，即从"祛湿"和"补充阳气"入手。祛湿是为了健脾，是治本；而补阳气保肾藏是为了防止向重症末期转化，是治未病。前文说过，肾藏不可能直接补，仍然要从脾胃入手。如果没有胃消化脾吸收"阳气"，正气不可能与邪气抗争。《灵枢·五变篇》说："五脏皆柔弱者，善病消瘅"，"治宜滋肾水养津液"。归根结底就是要健脾，并且不再耗费阳气（肾精）。和"痛风"一样，现代医学对糖尿病的认识还很"不知"。目前只能说到与胰岛素抵抗血糖有关，与肝脏的血糖存储以及向血管投放也有关。在不能找到真正病因的时候，只能采用降血糖药物，结合合理膳食、合理运动等进行控制，即所谓"五驾马车"疗法。实际上"血糖"就是葡萄糖，本身是人体的主要能量的燃料。当糖尿病初期四肢发冷的时候明明是缺少能量输送到末端，但怎么会"多"了呢？这个血糖高实际上正是人体对"少"的自动反应，原因不是吸收不足，而是输送不到位，身体只能把脂肪、肌肉蛋白自我分解掉补充所需，因此消瘦。因此要解决的是输送即脾藏的运化问题，也就是津液的循环问题。那么只有两个办法：一是健脾胃生成津液；二是提升阳气促进津液循环到位。合理膳食解决了原料，最终还要靠合理运动健脾才能吸收"气"生成津液。如果阳气总不足，特别是上了激素，当然会消耗先天之精而肾亏，这就是糖尿病晚期的各种并发症的基础原因。痛风与糖尿病类似，是因为嘌呤不能有效用到肌肉上。笔者观察，两种疾病都基于脾虚，伤于肾亏；一般事业型更强的人群偏痛风，娱乐心偏强的偏糖尿病。

《素问·刺禁论》中道"刺关节中液出，不得屈伸"。我们以关节为例来理解一下腔体内的"液"（如果一定要分的话）。

生理解剖的关节囊的壁有两层：外层为纤维层，内层为滑膜层。纤维层是连结骨的骨膜，厚而坚韧，由致密结缔组织构成，含有丰富的血管和神经。负重较大的关节都较厚而紧张，形成韧带；灵活的关节则较薄而松弛。《素问·痿论》有"阳明者五脏六腑之海，主润宗筋，宗筋主束骨而利机关也。冲脉者，经脉之海也，主灌渗豁谷，与阳明合于宗筋。总宗筋之会，会于气街，而阳明为之长"的论述中"宗筋"就是"结缔组织"。滑膜层薄而柔润，由疏松结缔组织构成，衬在纤维层内面，周缘附着在关节软骨的边缘。它朝向关节腔的内面光亮，同时向关节腔分泌滑液，滑液黏稠而透明，是一种滑润剂。滑膜表面可形成绒毛或皱襞突入关节腔内。关节腔是密闭腔隙，腔内有少量滑液，呈负压。渗入关节腔内的液体即"液"。液者，所以灌精濡空窍者也。"谷入气满，淖泽注于骨，骨属屈伸，泄泽补益脑髓，皮肤润泽，是谓液。"骨髓就是内注的液，脑髓是骨髓之海。因此，液并非只有"濡空窍"即"润滑剂"的功能，它还灌注精气，更还有液压的功能。人能屈伸靠溪谷液压操纵筋丛，"刺关节中液出，不得屈伸。"《黄帝内经》谈液时引出了"骨属"，讲"骨属屈伸"的运动功能与"液"关系紧密的，液脱就会屈伸不利，类似液压机械臂的操作，通过液压产生的伸屈力远远大于肌肉。太极拳等内家拳就是以柔养筋，是气入骨髓而不是锻炼肌肉。武当派的混元抟气桩所谓内力雄厚，实际也是内经说的"柔能养筋"，津液为柔，筋为刚，源自老子所说"戴营魄抱一，能毋离乎？抟气至柔，能婴儿乎？""抟气致柔"就是内经中的"津液，气化则能出"，阳气能致柔，"柔"乃液。

骨髓是人体内的造血组织，位于长骨的髓腔及所有骨松质内。成年人的骨髓分两种：红骨髓和黄骨髓。红骨髓能制造红细胞、血小板和各种白细胞。血小板有止血作用；白细胞能杀灭与抑制各种病原体；某些淋巴细胞能制造抗体；因此骨髓不但能造血，还是重要的免疫组织。成人的黄骨髓含有很多脂肪细胞，呈黄色，且不能产生血细胞。人出生时，全身骨髓腔内充满红骨髓，随着年龄的增长，骨髓中的脂肪细胞增多，红骨髓被黄骨髓取代，最后只有扁平骨松质骨中有红骨髓。严重缺血时，部分黄骨髓可转变为红骨髓，恢复造血功能。此种变化目前没有确信的解释。如果结合后文三焦的"胸腺"，可以发现"任督"二脉与骨髓以及胸腺干细胞有重叠。

《黄帝内经》在骨髓利用"液"和"气"造血的观念与现代生理解剖一致。但是《黄帝内经》强调"肝藏"主血、生血、藏血，肝主血海。关键是"主"，也就是骨髓造血的控制来自肝"藏"，肝脏调节血量也是由肝"藏"控制（藏血与现代生理解剖一致）。在正常生理情况下，人体各部的总血液量相对恒定，动则血运于诸经，静则血归于肝。肝藏贮藏血液和调节血量叫"血海"。《素问·六节脏象论》说肝主生血："其充在筋，以生血气。"肝藏障碍可出现两种情况：一是肝血不足，两目干涩昏花、月经量少、四肢无力而筋失所养，则肢体麻木，屈伸不利等；二是血液妄行，如吐血、衄血、月经过多、崩漏。"男以肾为根，女以肝为本"，女人肝血不足，就会面色晦暗、神情倦怠，成为"黄脸婆"。理解肝藏的"主"，离不开肾藏的"精"与"肾间动气"。《素问·平人气象论》："藏真下于肾，肾藏骨髓之气也。"从进化角度来讲，人体为什么放弃先天具备的全部红骨髓？孩子与成人黄骨髓的变化，决定于"肾藏骨髓之气"。孩子"五藏未定"，肾藏的"先天之精"化为干细胞，通过红骨髓造血；成人通过脾藏吸收的后天之精以及气，转给肝藏"主血"，暂停部分红骨髓是为了节约"先天之精"。因为大病或者激素作用，重新启动黄骨髓转变为红骨髓，必须提前耗用先天之精。

只要把"津"理解成运行于血脉中的大量 H_2O 和少量各种营养元素，制造车间是六腑；把"液"理解成关节、骨髓等里面不太流动且稠的少量 H_2O 和大量营养元素。再结合"豀谷"（溪谷），就会发现，中医对人体的解剖与现代生理解剖非常一致，双方的差别主要在"卫气"。《灵枢》描述胃之上中焦所出营卫之气与冲脉的元气都交汇于溪谷。营气会溪谷，调和津液而为赤血，就是西医认为的骨髓造血。《素问·评热病论》："人所以汗出者，皆生于谷。"出水为溪，无水有风为谷。想象一下山谷中的小溪，泉为膀胱，河道为脉，"营气"理解成溶解于水的矿物质，那么"卫气"代表了山谷中中空的部分，其实不空，因为有风（诗经《谷风》）。卫气之流清除了山谷内的雾霾，卫气不足，雾霾滞留在山谷，溪水也会被污染。

《素问·气穴论》：

> 帝曰：善。愿闻溪谷之会也。
>
> 岐伯曰：肉之大会为谷，肉之小会为溪，肉分之间，溪谷之会。以行荣卫，以会大气。邪盛气壅，脉热肉败，荣卫不行，必将为脓，内销骨髓，外破大䐃。留于节凑（凑：聚合。），必将为败。积寒留舍，荣卫不居，卷肉缩筋，肋肘不得伸。内为骨痹，外为不仁，命曰不足，大寒留于溪谷也。溪谷三百六十五穴会。亦应一岁。其小痹淫溢，循脉往来，微针所及，与法相同。帝乃避左右而起，再拜曰：今日发蒙解惑，藏之金匮，不敢复出。乃藏之金兰之室，署曰：气穴所在。
>
> 岐伯曰：孙络之脉别经者，其血盛而当泻者，亦三百六十五脉，并注于络，传注十二络脉，非独十四络脉也，内解泻于中者十脉。

肌肉附着于骨骼，骨与骨之"会"在节，大骨节小骨节之间，即大会小会之所，就是"溪与谷"。也就是说《黄帝内经》中的卫气活动场所就在肌肉与皮肤腠理之间（可以想象为空腔，理想状态下，如果这些部位的垃圾都被卫气排出体外，这个人会很精瘦清秀）。而前文已述，《黄帝内经》中的脉基本与血管一致，因此经络脉系，包括孙络、溪谷、三百六十五穴会，以及溪谷与孙络的空间位置关系等，应当与现代解剖学局部的肌肉、筋膜、神经、血管系统基本对应。20 世纪 80 年代澳大利亚学者 Taylor 等通过显微解剖、造影灌注、放射成像等综合手段，系统研究皮肤供给血管的形态、分布、联络等，提出了血管区（angiosome）理论，为显微外科皮瓣切取手术提供了基础支持。其论文描述：直接的皮穿支在深筋膜紧系于骨或肌间隔，或大的肌内间隔之处的附近穿出其外层。（深筋膜的）这些固定的线形或面状区域也和人体皮肤的固定区域相对应。这些区域在瘦的、肌肉发达的个体身上更容易看到，表现为围绕着肌肉周边的沟槽（grooves）和谷地（valleys），这 2 个词，可以直译为溪谷（不详述）。

　　"肉分之间，溪谷之会。以行荣卫，以会大气。"可以理解为，津液流动的是"溪"；卫气流动的是"谷"；荣气只在脉内流动。卫气在外流动以致流出人体，可以理解成溪水流出山谷也带动山谷中的清新空气流动而出，如果山谷口的皮肤腠理开关不严密，外部的水气、湿气、寒气以及各种"风"会趁虚倒灌。荣气与卫气交接的地方，应当有一条看不见的通道流动着看不见的"阳气"，而阳气在荣卫交界处分为两部分，一部分进入脉（溪流）叫荣气，一部分在脉外（山谷）叫卫气。交接处"会"是"枢纽"，即穴位，而针灸就是调节山谷中的卫气流动，泄掉倒灌的外部邪气，引导卫气回来，这是"补"。如果枢纽处卫气不流动，针灸也泄掉多余过密的卫气堵塞，促成重新均匀流动，这应该就是针灸的原理。因此，灸热的针还要特别针对寒气入侵，反之暑热之气入侵则不能热针。

　　1950 年，日本京都大学生物学教授中谷义雄博士，用 9 伏直流电刺激皮肤，发现经络有低电阻（良导）性，经穴部位比非经穴部位电阻值低，而且相差很多倍。这个发现是具有划时代意义的，为经络的科学化研究打开了大门。

　　　　《素问·皮部论》："凡十二经络脉者，皮之部也。是故百病之始生也，必先于皮毛。邪中之则腠理开，开则入客于络脉，留而不去，传入于经，留而不去，传入于腑，廪于肠胃。"

　　络脉之气散布在"皮部"，皮部是经脉活动反映于体表的部位。皮部即是按十二经脉的外行线为依据，将皮肤划分成的十二个区域。它从体表反映藏腑、经络的病变；反之，皮部治疗于"半刺""毛刺""扬刺"等亦可调整脏腑、经络的平衡。十四经脉各有大的分支，称为十二别络和十五络脉等，还有许多小的分支，称为三百六十五络，各自再分出若干小络，称之为孙络。直行曰经，横行曰络；络脉的络就是本经别出旁支联络于他经。十五络脉具有沟通表里经脉之间的联系，统率浮络、孙络，灌渗气血以濡养全身。内脏和外界联系，依赖于皮部小络，外信息由小络传递于络脉，由络脉传于经脉，再由经脉传入内藏，人体才能根据信息来调整适应外界变化；藏腑通过此传递线路，将不需要或多余的气散发到外界，再从外界吸收需要的气，来保持平衡。

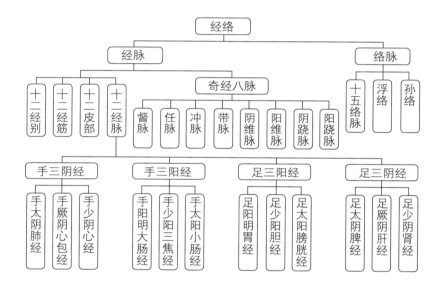

五、五藏六腑的再认识

理解了"精、气、神"，才能真正理解《黄帝内经》的五藏结构。五藏结构是人体藏生命的基础结构，很像一棵树，参考在"地"上进行的长生修仙活动：气功、炼丹以及拙火定，就能顺着"精""天癸""命门"找到"三焦"，是一个穴位以及分布式生理激素与管道系统对应的阴阳。下面详细描绘五藏结构并找到三焦。

《素问·六节藏象论》既描述了九脏也描述了五藏结构，并指出脏腑居于体内，而形象表现于外，从外而知内。

帝曰：藏象如何？岐伯曰：心者生之本，神之变也，其华在面，其充在血脉，为阳中之太阳，通于夏气。肺者气之本，魄之所处，其华在毛，其充在皮，为阳中之太阴，通于秋气。肾者，主蛰，封藏之本，精之处也，其华在发，其充在骨，为阴中之少阴，通于冬气。肝者，罢极之本，魂之居也，其华在爪，其充在筋，以生血气，其味酸，其色苍，此为阳中之少阴，通于春气。脾、胃、大肠、小肠、三焦、膀胱者，仓廪之本，营之居也，名曰器，能化糟粕，转味而入出者也，其华在唇四白，其充在肌，其味甘，其色黄，此至阴之类，通于土气。

人体搭建就像盖房子，先以先天之精打下基础，再以骨骼建立躯干承重结构，再以筋束缚关节，脉以流通血液，肌肉以充实饱满，最后用皮毛包裹封闭外围并装饰。人体结构从内到外，先天之境生五藏，五藏从内到外，肾生骨，肝生筋，心生脉，脾生肉，肺生皮。所以中医强调"保精"与"治本"。先天之精越用越少，会导致房倒屋塌。"治本"就是要调和五藏，骨病要从肾入手；筋病从肝入手，比如抽筋，可能是因为肝血不足不能养筋。

身体结构也很像一棵树，在很多修行里都把它当一棵树，道家张三丰著有《无根树》，喀巴拉修炼一棵倒着的生命之树，他们阐述的修炼方式似乎都与《黄帝内经》藏生命哲学同源。犹太教的神秘主义系统叫喀巴拉，也是共济会的哲学。喀巴拉生命之树用来描述通往"神"的路径，以及神从无中创造世界的方式。他们认为这就是圣经《旧约》中描述的位于伊甸园中央的那棵树。

公元前 800 年前后的印度《奥义书》中关于人体的认识与《黄帝内经》很一致，甚至表述的方式都相同（差异只是翻译文字）。《奥义书》记载："惟太阳为生命，惟太阴为原质。凡此一切有形体者，皆原质也。故原质即形体。""阴阳合精气，人类由神生。"印度古人也认为，眼中世界是虚假的，是由气构成的。气千变万化，但其实都是一种根本之气的分化，即"诸气皆臻于一也"（庄子的解释）。人的本质就是气（生命气息），《奥义书》和《黄帝内经》一样将气（生命气息）归纳为两种：一是指体内真气；二是指肉体内的"内自我""神我"，可以将其理解为"真灵"。《奥义书》

是瑜伽的经典，主要提倡修炼人体内的真气，"生命之气息，即诸体之真元"（元气）。这部书与《黄帝内经》一样也记载了很多经络，各种脉"如辐共车毂，诸脉心内敛"，也是描述了一个轮状辐射结构。最重要的脉有两条：苏寿门那脉和喜多脉（心脉），走向与任、督二脉很相似。喜多脉（心脉）唯一通头顶，上升达永生，余皆生死引。（长生不死修"心脉"）佛教密宗"拙火定"，依据的"三脉七轮"也基本一样。"七轮"很类似《黄帝内经》的"背窬"和命门。海底轮、生殖轮、脐轮、心轮、喉轮、眉间轮、顶轮的修炼，既类似打通任督，结构也像喀巴拉修炼的那棵树，也是从底层向上练。拙火定最重要的树根，在左、中、右三脉的最低交会点脊柱骨尾端海底轮处，它是宇宙能量或"灵热"的储存库。这股能量一旦被唤醒，就会产生灵热，沿中脉上升经过各脉轮，最后与顶轮的大自在结合产生神秘的体验，如"火光三昧"。最高境界成就"无碍"虹身（喀巴拉叫"光"，道家叫"羽化"），"无碍"指世界上的东西无法阻挡这个灵光，无牵无挂就是摆脱了万有引力吧。这种境界和华严经成佛、道家成仙、喀巴拉与上帝归一差不多，还真是"不二法门"。

《黄帝内经》这棵树的中心主干是五藏，枝枝叶叶、花花果果是生理组织，而树根就是先天之精或它的来源"神"。《五常致大论》说："所谓中根也，根于外者亦五，放生化之别，有五气，五味，五色，五类，五宜也。帝曰：何谓也？岐伯曰：根于中者，命曰神机，神去则机息；根于外者，命曰气立，气止则化绝。"

肝生枝干就是筋，开花就是手指和脚趾（肝之合筋也，其荣爪也），手指和脚趾的指甲是筋之余气所生，所以看指甲就知道肝脏好不好（月白），在上部结了两个果就是双眼（肝开窍于目）。如果肝病了，筋、爪甲、眼就会有表现；如果筋、爪甲、眼睛病了，那病根可能就在肝上。心生枝干是脉，开花是脸色（心之合脉也，其荣色也），结果是舌头（心开窍于舌）。肺生枝干是皮，开花是毛（肺之合皮也，其荣毛也），结果是鼻子（肺开窍于鼻）。肾生枝干是骨，开花是发（肾之合骨也，其荣发也），过早地骨质增生、头发早白就是因为伤了肾，结果就体现于耳（肾开窍于耳），肾虚就会耳鸣；色欲伤肾精，肾主骨，色为刮骨钢刀。脾生枝干是肉，开花是唇（脾之合肉也，其荣唇也），结果就是口（脾开窍于口）。所以当口唇、肉出现病态，病根在脾。这个树枝－花－果与树干的联系，就是"望"的原理。当然，一切都可以归结到树根：先天之精。"补肾"就是妄图补先天之精，这绝无可能。只有少消耗或者在地上修炼心控制三焦并炼丹才行。

除了以上有形的组织，五藏还生成眼睛看不见但其他感官能发觉的性情（植物也有性情，只是研究少）。每个人都是性情中人，都有喜、怒、思、悲、恐的情绪。肝主怒，心主喜，脾主思，肺主悲，肾主恐。中医概念的致病有三个因素，一是外邪：风、寒、暑、湿、燥、火。（《素问·阴阳应象大论》）"风寒暑湿燥热，不当其位，是天之邪气也。风气入肝，寒气入肾，暑热之气入心，湿气入脾，燥气入肺，是害人之五藏也。"二是饮食、劳倦过度的内伤；三是七情志病。生气是慢性病最主要的根源之一，也是肿瘤发生发展的重要病因，据说性格忧郁的人患癌症的概率比性格开朗的人要高十五倍。《素问·举痛论》：

> 九气不同，何病之生？岐伯曰：怒则气逆，甚则呕血及飧泄，故气上矣。喜则气和志达，荣卫通利，故气缓矣。悲则心系急，肺布叶举，而上焦不通，荣卫不散，热气在中，故气消矣。恐则精却，却则上焦闭，闭则气还，还则下焦胀，故气不行矣。寒则腠理闭，气不行，故气收矣。炅则腠理开，荣卫通，汗大泄，故气泄。惊则心无所倚，神无所归，虑无所定，故气乱矣。劳则喘息汗出，外内皆越，故气耗矣。思则心有所存，神有所归，正气留而不行，故气结矣。

情志过极都会造成气机逆乱，气行不畅易致"瘀血"，也会影响"津液"的代谢与输布。情志过极不是"精神病"，《黄帝内经》以及《伤寒杂病论》都没有精神病的概念，只有疯癫之证，也不是指"脑子坏了"，其实是"脾胃坏了"。《伤寒杂病论》条文中提到的情志病症状，谵语郑声、烦躁不得眠、日晡所发潮热、独语如见鬼状等，其实都和脾胃相关。精神病大致分两种，"实则阳明，虚则太阴"。一种是狂躁型的"登高而歌，弃衣而走"

的阳明实证（胃病）；另一种是"捻衣摸床，独语如见鬼状"的太阴虚证（脾虚寒）。"太阳病不解，热结膀胱，其人如狂，血自下，下者愈。其外不解者，尚未可攻，当先解其外（脉经：属桂枝汤证）；外解已，但少腹急结者，乃可攻之，宜桃核承气汤。"少腹部是先天元神所在，有热就会扰乱神智，血排下热随之而愈。

"百病生于气，怒则气上，喜则气缓，悲则气消，恐则气下"。周瑜被气得吐血，因为怒则气上，气为血之帅，血随气行往上走，从口中吐出；范进中举大喜伤心，喜则气缓，心跳变缓而晕倒；湘妃痛哭而死，大悲伤肺，悲则气消，肺气不足哭断气。大恐伤肾，恐则气下，恐气下走吓尿了裤子。中医特别重视情志过度的病，心病还需心药医。对证下药，不一定都是草药，还有可能是"笑药""怒药"等这些情志药。《黄帝内经》说："怒伤肝，悲胜怒；喜伤心，恐胜喜；思伤脾，怒胜思；悲伤肺，喜胜悲；恐伤肾，思胜恐。"性情本自然，但都不可过度，"生病起于过用，此为常也"（《素问·经脉别论》）。不怒、不喜、不思、不悲、不恐，五藏调和皆顺其性则健康无病。方以智总结："东西圣人千百其法，不过欲人性其情而已。性其情者，不为情所累而已。"

《素问·经脉别论》说："凡人之惊恐恚劳动静，皆为变也。是以夜行则喘出于肾，淫气病肺。有所堕恐，喘出于肝，淫气害脾。有所惊恐，喘出于肺，淫气伤心。度水跌仆，喘出于肾与骨。当是之时，勇者气行则已，怯者则着而为病也。"不仅提到情志致病，还特别强调"勇怯"，勇者气行则已，怯者则着而为疾。面对疾病，拥有一颗勇敢无畏的心，也是战胜病魔的要素。

《素问·金匮真言论》把五音与五藏和五志（思、忧、怒、喜、恐）联系在一起，如宫调悠扬沉静、淳厚庄重，有如"土"般宽厚结实，可入脾；商调高亢悲壮、铿锵雄伟，具有"金"之特性，可入肺；角调朝气蓬勃、生机盎然，具有"木"之特性，可入肝；微调热烈欢快、活泼轻松，具有"火"之特性，可入心；羽调凄切哀怨，苍凉柔润，如行云流水，具有"水"之特性，可入肾。《吕氏春秋·古乐》曰："昔陶唐之时……民气郁阏而滞着，筋骨瑟缩不达，故作舞以宣导之。"原始歌舞实际就是音乐情志疗法。《乐记》是我国最早的音乐专著，把五音（角、徵、宫、商、羽）理论确定下来。古人以琴道修身养性，而且不同的曲目针对不同的五藏与情志。《乐记》云："乐者乐也，琴瑟乐心；感物后动，审乐修德；乐以治心，血气以平。"

琴棋书画，琴居首位。君子"操筑"弹琴修身养性。班固："琴者，禁也。所以禁止于邪，以正人心也。""琴"的五弦象征五行，到后来增加文王、武王的二弦。十二徽分别象征十二月。古琴的"泛音""按音""散音"三种音色，分别象征天、地、人之和合，所以傅兑、箕子、孔子、诸葛亮等都是琴师。"桓谭罢官"是个著名故事，桓谭以"优美"而非"规矩"为标准，在宫中弹奏民间琴曲，刘秀感到新鲜，大为赞赏；但很不幸他碰上了著名的"正人君子"大司空宋弘，这个人就是力谏刘秀"好德如好色""糟糠之妻不下堂"的人。宋弘本来推荐了桓谭，因为反对他给皇帝演奏"靡靡之音"，特地正襟危坐地把桓谭训斥一通，桓谭就被罢了官。有亡国之音，就有亡人之音。

"悲则伤肺"，但不止伤肺，形神一体、不可分割。《素问·针解》说："人声应音，人阴阳合气应律。"人体内的生理节奏"节律"与音乐可以共振。人的五声发平声韵时，与五音相应；发上声或去声（阴阳合气）时，则与六腑相应。音乐通过旋律、节奏、强度等声波振动刺激人体共振，人体内的细胞都在"微振"，而大脑皮层细胞"微振"更加活跃。音乐对内分泌系统作用通过对大脑皮层的高级神经的调节来实现：情绪压抑时，自主神经系统就会出现失衡，导致内分泌失调，胃肠消化酶减少，胃肠蠕动变缓，食欲受影响，营养跟不上而肠胃功能紊乱；此时如果听兴奋的乐曲，使人体共振产生安全、舒适、愉悦和陶醉感，中枢神经立即会对自主神经系统以及内分泌系统下达指令产生消化酶，从而调动胃肠功能恢复。"心"之感受可以调理人的情志。因为"心"的关联（心包以及心血），音乐调整情绪心态对于心血管疾病更为重要。

"心"是五藏和六腑的主宰。鬼谷子说："上暗不治，下乱不寤，楗而反之"。《素问·灵兰秘典论》：

　　黄帝问曰：愿闻十二藏之相使，贵贱何如？岐伯对曰：悉乎哉问也，请遂言之。心者，君主之官也，神明出焉。肺者，相傅之官，治节出焉。肝者，将军之官，谋虑出焉。胆者，中正之官，决断出焉。膻中者，臣使之官，喜乐出焉。脾胃者，仓廪之官，五味出焉。大肠者，传道之官，变化出焉。小肠者，受盛之官，化物出焉。肾者，作强之官，伎巧出焉。三焦者，决渎之官，水道出焉。膀胱者，州都之官，津液藏焉，气化则能出矣。凡此十二官者，不得相失也。故主明则下安，以此养生则寿，殁世不殆，以为天下则大昌。主不明则十二官危，使道闭塞而不通，形乃大伤，以此养生则殃，以为天下者，其宗大危，戒之戒之。

"心者，生之本，神之变也"（《素问·六节藏象论》）。"心神"，心就是神的另一种形式。

中医从李时珍开始才有了"脑为元神之府"的说法，是说神生于脑，却藏于心。这个说法是错误的，与《黄帝内经》不符。中医体系"胸中"与"心中"的位置一样，"心"之中在胸中部位。之所以区分就是因为"心"是看不见的，《素问》《伤寒杂病论》凡是用词"心""心中"都必与情志有关。一切精神意识举动都反应于心，而不反应于脑。受惊恐则心悸不安，而脑无动悸；极度悲伤则心如刀绞，而脑无反应；事不如愿，烦心而不烦脑，揪心而不揪脑。《素问·五藏生成》明确："诸脉者皆属于目，诸髓者皆属于脑，诸筋者皆属于节，诸血者皆属于心，诸气者皆属于肺，此四支八溪之朝夕也。"脑为奇恒之腑，五藏才出神。《素问·脉要精微论》表述："五藏者，中之守也。中盛脏满，气胜伤恐者，声如从室中言，是中气之湿也。言而微，终日乃复言者，此夺气也。衣被不敛，言语善恶，不避亲疏者，此神明之乱也。""头者，精明之腑，头倾视深，精神将夺矣。""精明"指目，也指人体的精气活动。脏腑经络之精气会聚于头，所以是精明之腑，通过"头倾视深"，就能发现"精神将夺"。"肾主骨升髓，脑为髓之海。头者精明之府"这才是中医对脑的正确定位。脑为眼睛等五官所在，是五藏活动的表现，观察眼睛五官状态，可以测知精气神的盛衰，这就是望诊。《素问·移精变气论》说："欲知其要，则色脉是矣。

色以应日，脉以应月。常求其要，则其要也。夫色之变化，以应四时之脉，此上帝之所贵，以合于神明也。所以远死而近生。生道以长，命曰圣王。"

《素问·脉要精微论》描述具体的望"色"：

> 夫精明五色者，气之华也。（精明见于目，五色显于面，皆五气之华。）赤欲如白裹朱，不欲如赭；（白裹朱，隐然红润而不露也。赭色赤而紫。此火色之善恶。）白欲如鹅羽，不欲如盐；（鹅羽白而明，盐色白而暗，此金色之善恶。）青欲如苍璧之泽，不欲如蓝；（苍璧之泽，青而明润，蓝色青而沉晦，此木色之善恶。）黄欲如罗裹雄黄，不欲如黄土；（罗裹雄黄，光泽而隐，黄土之色，沉滞无神，此土色之善恶。）黑欲如重漆色，不欲如地苍。（重漆之色，光彩而润，地之苍黑，枯暗如尘，此水色之善恶。）五色精微象见矣，其寿不久也。（凶兆既见寿不远）夫精明者，所以视万物，别白黑，审短长。以长为短，以白为黑，如是则精衰矣。是故声合五音，色合五行，脉合阴阳。

中医"望"诊依据的就是"心，主血脉，其华在面，开窍于舌""心之合脉也，其荣色也。""肝，主筋，其华在爪，开窍于目。""脾，主身之肌肉，其华在唇四白，开窍于口。"

面部显露于外，最易直接观察，可以面部的色泽、荣枯和表情来判断"心主血脉"和"心主神明"之盛衰。面部皮肤较薄，血管灵敏，皮下分布着灵敏的表情肌（属骨络肌）。当心功能异常引起的"血脉"和"神明"的改变，也就很容易反映于面部色泽、表情、眼神的活动上。当心功能正常时，气血充足，目光有神，面色红润，表情自然；当心血不足时，面色淡白，表情淡漠；心血瘀阻时，面色晦暗青紫，面容憔悴；情绪激动时，就"上脸"，面部呈现红或白，眼直视而瞳开大。

《黄帝内经》中比较有歧义或者没说清的是"舌头""嘴唇"与"额头"（印堂发亮）。首先应明确"心开窍于舌"，《素问·阴阳应象大论》中说"心主舌""心主脉，在窍为舌。"只有《素问·金匮真言论》提道："南方赤色，入通于心，开窍于耳。"同时也说"中央黄色，入通于脾，开窍于口，藏精于脾，故病在舌本。"（其他都对）在本篇中主要讨论"四时"对五藏的季节性影响与易发疾病。是"五脏应四时，各有收受""八风发邪以为经风，触藏脏，邪气发病"。开窍的主体不是"五藏"，而是四时八风。南方风与中土风"入通于心、脾"不等于心脾本身。原文并没有逻辑毛病，不需要刻意解释为心本开窍于舌，又"寄窍于耳"之说。

五藏之神在头部都有反映，而"心神"的"面""荣色"应当更侧重于：印堂发亮、舌头与嘴唇（不是唇四白）。女娲与伏羲都是"蛇人"，"人"字的造型难道不像"蛇信"？心主血脉和主神明。舌瘀等可灵敏地反映心血管的功能状态，舌的触觉、压觉、冷热觉、痛觉和味觉都特别敏锐，是心的"佐使"大脑的好帮手。中脑以下发出的 10 对脑神经中，支配舌的就占了 4 对，这些观点都与现代医学一致。"印堂"也好理解，最有歧义的就是"唇"与"唇四白"。首先"唇四白"不是"唇"，"谓唇四际之白色肉也。"《素问·六节脏象论》："脾、胃……其华在唇四白。"原因是督脉至人中；任脉至承浆；冲脉络唇口；足阳明之脉挟口环唇；手阳明之脉挟口交人中。以上都是指嘴唇的四周而不是唇。

和人类以"火"区分于动物类似，只有人类才有唇红。"唇"是人类特有的标志，这正是灵魂类"心神"的特征。而且物质世界制造不出"唇彩"这种极具生命力的颜色。唇色并非纯红，而是一种无法勾画的魅惑色彩。嘴唇上覆盖有半透明的皱褶薄膜，膜内是丰富的"乳头层"，拥有大量的毛细血管与触感神经。因此，健康的唇是近似于粉红，也只能是近似，无法准确描述。嘴唇具备无可比拟的审美价值，这个"荣色"只能感知，无法数字化。女性天生舌与唇比男性更灵敏，并不是因为女性心血管强于男性（普遍相反），而是女性"耗神"的设计大大少于男性，包括更与世无争，接近养神，同时生殖方面虽然物理消耗大，耗神天癸期却只有 49 年（男 64 年）。所以女性天然更能长寿。甚至古人不剃胡子，观察"唇四白"也更适用于女性。结论：印堂、舌与"唇"是"心神""神明"的体现。

通过研究《周易》发现，甲骨文与金文造字的重要区别就是"心"。金文在很多与人的情志、品性相关的字都加上了"心"，汉字的竖心旁就是这么来的。这个"心"加于人，在文明史上是一个意义极大的分水岭，意味着神从天上回到了人的灵魂。在宗教与政治制度方面，中华文明脱离了商朝对上天的崇拜，回到人本社会。欧洲的文艺复兴、启蒙运动与科学革命也是努力摆脱上帝的束缚，回到人文主义。《周易》时代的辩证法与黑格尔哲学的区别不是唯物主义，而是阴阳对立统一和三螺旋。也可以说近代启蒙运动与科学革命为了摆脱上帝，矫枉过正，放弃了"天"的维度。宗教革命本来说要与上帝直接沟通（不通过天主教会垄断），在自己内心找到"神"，实际却逐步丢弃了"心神"。这一点不仅是西方社会人性扭曲的原点，也正是现代科学、现代医学的迷途。

　　"三螺旋"与黑格尔的物质概念根本不同。现代科学文明是"地"的文明，如果不与"人性"螺旋，很难指导人类，比如西医学只能把人看成"地"的一部分，没有"人性"，如动物一样。西医的精神病没能在生理解剖上找到病因，这个任务以一个分支的形式交给了西方最伟大的心理学家弗洛伊德和荣格，他们研究的正是"人性"（或心灵），试图从"意识"角度探索"人"，包括心理致病，典型如神经官能症（癔症）。癔症的特点就是解剖器官正常，心理感官却真的和生理受伤完全一样的反应，比如腿是好的就走不了路。有意思的是，师徒俩最后分道扬镳，弗洛伊德专门关注研究《圣经》索引，还写了"摩西出埃及"的索引专著，论证出摩西是埃及王子；而荣格更关注《周易》，他是潜意识分析心理学宗师，"情结""内向""外向"等心理概念都是他提出的。荣格最感兴趣的是《易经》与塔罗牌占卜，和周文王周公一样，目的并非算命，而是试图揭开易经占卜准确性的"所以然"，基点是"天、地、人三螺旋"的其中一点，深邃秘密的"人性"，或叫"人心惟危，人心惟微"。超越因果性存在的"同时性原理"就是螺旋互联。他说《周易》彻底主张自知（之明），所以只有深思熟虑的人才喜欢沉思自己的内在。在当时，荣格顶着压力说："想要进入《易经》蕴含的遥远且神秘之心境，其门径绝对不容易找到。欣赏孔子、老子思想的特质，就不能忽略他们伟大的心灵，当然更不能忽视《易经》是他们的灵感。以前我绝不敢公开说，现在可以冒这个险，因为我已八十几岁了，民众善变的意见对我已毫无作用。古老的大师的思想比西方心灵的哲学偏见，对我来说价值更大。""《易经》的精神对某些人明亮如白昼；对另一些人，则晞微如晨光；对于第三者而言，也许就黝暗如黑夜"（上、中、下士闻道）。

弗洛伊德专门研究《圣经》索隐，写了"摩西出埃及"的索隐专著，目的仍然是"人性"。人性不变，历史就一再重演。掌握人性，就能通晓古今，启迪未来。人性都是既有光辉，同时又有阴暗的。修行到无阴暗就是神、圣人、佛、仙。人性弱点首先是贪婪与妒忌，"贪"多一点就是"贫"，女在树下贪果就是"婪"。人类第一宗谋杀就是该隐因妒杀弟，与甲骨文记载的"王亥"丧牛羊于易，少康复国中兴之前的羿贪嫦娥判乱，《吠陀》五子之歌都是大同小异地揭示"妒"与"婪"，防妒防婪为强，抑妒抑婪为智。摩西是埃及王子，为犹太人作主杀人而被流放，抛妻别子带犹太人长征 40 年。早期的怀疑、内部的大型叛乱（死了一小半人）、哥哥亚伦（二把手）的嫉妒（有意促成了金牛崇拜判乱），在一路内战外战终于到达迦南地前夕，摩西与亚伦在同年都死了，"军事负责人"约书亚（与耶稣写法一样）接位，怀疑结局仍是政变但被掩盖。历史文献都是后来掌权者曲笔春秋，按逻辑人性细读才能梳理出所罗门说的"太阳底下无新事"。

西方心理学一词本就来源于希腊文，意思是关于灵魂的科学。和《黄帝内经》类似，灵魂在希腊文中也有气的意思。人的灵魂来到世上，不搞明白就是白活。有几人能明白柏拉图为何求死？随着科学的发展，心理学的对象由灵魂改为心灵，最后又回到了物质性的大脑。以脑科学为基础，到目前的进步似乎只有兴奋剂以及镇静剂，而抑郁症患者跳楼的事情接二连三发生。为了镇住狂暴的患者，他们发明了著名的电击疗法，还有更恐怖的 ECT 冰锥疗法——拿钢针插入患者眼眶捣碎前脑叶。患者们变得极为平静，麻木如同行尸走肉，就算治愈了。笔者单位设立了"清华大学幸福科技实验室"，主要合作对象就是国内外顶尖的心理学家。我观察他们的研究可以简单归纳为：基于脑科技，提高人类生活的质量。这与心学以及"心神"都是两码事，可以认为是三焦、激素、神经与欲望控制的科学（但是大脑并不能控制全部，最多只能控制上焦）。如果西方心理学不回到他的希腊本源"灵魂"，不把它放到健康幸福的最高位置，恐怕自己也"找不到北"。虽然，弗洛伊德与荣格两位大师之后再无像样的突破我仍然耐心等待他们的进步。

关于脑科学，有两点要特别注意：

1. 人对脑有效使用不及十分之一，大量脑细胞被开发空间仍很大。

2. 人的基因中 98% 也是无用的"垃圾"DNA。

按照用进废退的观点，98% 那部分 DNA 应该退化消失。人类已经吃过了"盲肠"与"扁桃体"的亏，就可以明白这部分 DNA 显然不是"无用"，而是因为研究尚浅，不理解其用。人脑与基因共同的焦点是"信息"或"数字"：大脑处理数字并储存半成品，而基因永久保存，这应该是各自 90% 以上"闲置"的逻辑。我们一生的活动，特别是"心"的活动有没有记录备份？如果把人看成是多种生命的联合共生共进化平台，那些海量的"病毒"的 DNA 记录在哪？中间过程在哪处理？区块链科技告诉我们，如果人 = 肉体 + 数字记录，那么如果能把一生的数字记录剖解，再把它写入基因，"数字人"就可以永生。

《素问》对大脑的描述很少。主要有五：

《素问·五脏生成》："诸髓者，皆属于脑。"

《素问·脉要精微论》："头者，精明之府。"而心是"君主之官，神明出焉"。

《素问·五藏别论》："脑、髓、骨、脉、胆、女子胞（子宫），此六者，地气之所生也，皆藏于阴而象于地，故藏而不泻。名曰奇恒之腑。"

《素问·胃空论》："督脉者……与太阳起于自内眦，上额交巅上，入络脑，还出别下项。"脑与肾藏以督脉为通道，实现阴阳升降以保证人体生命活动。

《素问·刺法论》最重要，"不相染者，正气存内，邪气可干，避其毒气，天牝从来，复得其往，气出于脑，即不邪干。气出于脑，即室先想心如日。"

《灵枢》更多强调"脑为髓之海"，并认为大脑是经络总汇之处。督脉和足太阳经直接入络于脑，手少阴、足厥阴、足太阴、足少阳、足阳明的经别从目系和脑相联；足太阳、足少阳、足阳明、手太阳、手少阳的经筋均从目周围的孔窍联系于脑。脑又和脊髓相接，占据人体中轴，通上贯下，联内系外。

"脑为元神之府"是李时珍违背《黄帝内经》的错误说法。所谓"元神"，是道家发明的基于《灵枢》与《黄帝八十一难经》的修仙专用词，也并不完全吻合于《素问》的描述。

《素问》对大脑的 5 个简洁且明确的定位，与现代医学只差在与"心"的关系，其他都已被验证。差别是太上"心"神存在否？《素问》认为大脑是心神活动"神明"的储存备份之"府"，府就是仓库。现代医学认为不存在"心神"，都归于大脑。

"气出于脑"，只能靠"心神"控制，而不是解剖的大脑。《素问·刺法论》中"气出于脑，即不邪干"才是"正气存内，邪气可干"的最正宗定义。这一篇本来就是黄帝与岐伯讨论如何用刺法防疫。毒气（星际粒子、病毒），"天牝从来，复得其往"，从天上来再回到天上去，就是"邪气可干"的打法，所以用如"日"的正气从头顶把邪气逼出去（气出于脑，即室先想心如日）。

《素问·刺法论》摘要：

黄帝问曰：升降不前，气交有变，即成暴郁，余已知之。何如预救生灵，可得却乎？

岐伯稽首再拜对曰：昭乎哉问！臣闻夫子言，既明天元，须穷刺法，可以折郁扶运，补弱全真，写盛蠲余，令除斯苦。

岐伯曰：深乎哉问！明其奥旨，天地迭移，三年化疫，是谓根之可见，必有逃门。

黄帝曰：余闻五疫之至，皆相梁易，无问大小，病状相似，不施救疗，如何可得不相移易者？

岐伯曰：不相染者，正气存内，邪气可干，避其毒气，天牝从来，复得其往，气出于脑，即不邪干。气出于脑，即室先想心如日。欲将入于疫室，先想青气自肝而出，左行于东，化作林木；次想白气自肺而出，右行于西，化作戈甲；次想赤气自心而出，南行于上，化作焰明；次想黑气自肾而出，北行于下，化作水；次想黄气自脾而出，存于中央，化作土。五气护身之毕，以想头上如北斗之煌煌，然后可入于疫室。

又一法，于春分之日，日未出而吐之。又一法，于雨水日后，三浴以药泄汗。

又一法，小金丹方（略）。

黄帝问曰：十二藏之相使，神失位，使神彩之不圆，恐邪干犯，治之可刺？愿闻其要。岐伯稽首再拜曰：悉乎哉问！至理道真宗，此非圣帝，焉穷斯源，是谓气神合道，契符上天。心者，君主之官，神明出焉，可刺手少阴之源。肺者，相傅之官，治节出焉，可刺手太阴之源。肝者，将军之官，谋虑出焉，可刺足厥阴之源。胆者，中正之官，决断出焉，可刺足少阳之源。膻中者，臣使之官，喜乐出焉，可刺心包络所流。脾为谏议之官，知周出焉，可刺脾之源。胃为仓廪之官，五味出焉，可刺胃之源。大肠者，传道之官，变化出焉，可刺大肠之源。小肠者，受盛之官，化物出焉，可刺小肠之源。肾者，作强之官，伎巧出焉，刺其肾之源。三焦者，决渎之官，水道出焉，刺三焦之源。膀胱者，州都之官，津液藏焉，气化则能出矣，刺膀胱之源。凡此十二官者，不得相失也。是故刺法有全神养真之旨，亦法有修真之道，非治疾也。故要修养和神也，道贵常存，补神固根，精气不散，神守不分，然即神守而虽不去，亦能全真，人神不守，非达至真，至真之要，在乎天玄，神守天息，复入本元，命曰归宗。

《素问·刺法论》中明确提道"膻中者，臣使之官，喜乐出焉，可刺心包络所流。"《素问·灵兰秘典论》也专门讨论"十二藏之相使"，也同样定义"膻中者，臣使之官，喜乐出焉。"我们可以发现"臣使之官"就是代"心主"发号施令的官，不就是"大脑"的一部分吗？如指挥运动的"纹状体"。而"喜乐出焉"不就是"丘脑"的功能吗？之所以搞混，是因为《灵枢》把"膻中"定义为胸口的"膻中穴"，实际上《素问》认为此处应该叫"心包络所流"之穴，按照其他官与穴的对应，更不应在胸口。"膻中"是一个器官，胸口只是一层结缔组织而已。心不能直接发出欲望性的喜乐，喜乐是由大脑发出的感觉；胸口更传不出心中的喜乐，所以

"膻中"就是部分大脑。古文五臭指羶、焦、香、腥、腐五种气味。"膻"字的甲骨文＝月＋，指的是羊的臭味或肉变质后的气味。显然与胸口毫无关系。古人洗澡洗脸少，几乎不洗头发不刷牙，哪儿味道最大？头。头中即脑。结论：

心神有一个形脏就是"心包"即心脏；还有一个奇恒之腑的传令官"大脑"："膻中"，即各种骚臭之中。

理解了"大脑"等同于"膻中"，才能理解"正气存内，邪气可干"的第一大方法（其他两法是吐法与小金丹），实际是"祝由"，类似气功，心中默想太阳之气与五藏之气，特别是"次想赤气自心而出，南行于上，化作焰明"，从头顶逼出邪气。

另外，《素问》关于"督脉"的描述与《灵枢》将胸口之穴描述为"气之海"并不矛盾，但不能叫"膻中"。心气郁结，觉得有一股气堵在胸口；此处气息通顺，也就是全身的气息通畅。《黄帝八十一难经》也说"气会三焦外一筋直两乳内也"，不如叫"气会穴"。《素问·阴阳应象大论》说："地气通于嗌。"膻中也可以名叫"嗌"。

《灵兰秘典论》摘要：

心者，君主之官也，神明出焉。

肺者，相傅之官，治节出焉。

肝者，将军之官，谋虑出焉。

胆者，中正之官，决断出焉。

膻中者，臣使之官，喜乐出焉。

脾胃者，仓廪之官，五味出焉。

大肠者，传道之官，变化出焉。

小肠者，受盛之官，化物出焉。

肾者，作强之官，伎巧出焉。

三焦者，决渎之官，水道出焉。

膀胱者，州都之官，津液藏焉，气化则能出矣。

凡此十二官者，不得相失也。

现代医学认为，脑包括大脑、小脑、下丘脑、基底核等，这些脑的主要功能都是进行样本数字分析。人脑通过各种感官接受和处理来自体内和外环境的信息，并根据信息调控内环境的稳定，并指导自身行动。人脑加工处理信息集中到大脑皮层，有很多凹沟与隆回增加面积。各种感官收集信息并将不同类型环境信息都转换成神经电脉冲信号。所有的脑，都是由神经元（神经细胞）、胶质细胞和神经纤维组成。人脑有 140 亿～200 亿个神经细胞，在出生时就已经分化，不可能再分裂繁殖，其数量随年龄增加或有害因素只减少不增加。神经细胞生命力很强，可以与人的寿命同生死，但是脑内大量的胶质细胞是可以分裂繁殖的，神经胶质细胞占脑总体积的 50%。胶质细胞的数量为神经细胞的 10 倍，用以维持神经细胞的良好外环境。胶质细胞支持着神经元的绝缘、屏障、营养、修复和再生。大脑皮层内部，由神经纤维所组成，又叫"髓质"或"白质"。负责神经元间双向传导。神经纤维在传导冲动时，不论距离多长，其冲动的大小、频率和速度始终不变，而且不容易发生疲劳，这一特点称为传导的不衰减性。

从以上现代医学的解剖可以明确看到"诸髓者，皆属于脑""奇恒之腑"的含义。只是《黄帝内经》时代，还不能将汇集于大脑的神经系统从"骨髓"中分离出来，都全部归于"诸髓"（脑各部内的腔隙称脑室，本身充满脑脊液，也与脊椎相连）。神经元细胞的先天性、胶质细胞的绝缘性、神经纤维的永动不衰，不正是"恒"吗？另外，大脑所决定的人的智力也是先天决定，这也是"恒"。可以这么说，以上高等动物也具备的"脑"，还包括指挥运动的"纹状体"，欲望刺激的大脑边缘叶的扣带回、海马结构、梨状叶和隔区等，《黄帝内经》只有解剖技术的差距，没有认识的偏差。神经元等"诸髓者，皆属于脑"，但是生于肾藏的"先天之精"和"髓"是最高级的"津液"。所以《素问》说："肾藏精，精能生髓，髓以养骨。""肾不生髓则髓不能满。"

涉及意识与梦境部分，现代医学认为完全是"丘脑"的功能。丘脑是一个十分特殊的器官，丘脑的唯一功能就是合成发放丘觉，也就是意识。丘觉是想法、是念头，是意识的核心，本质上就是反射活动的核心。丘脑发放丘觉，是"我"的本体器官。但丘脑不是意识活动的场所，意识也不在丘脑中存在。两个大脑联络区是丘觉的活动场所：额叶联络区和后部联络区。额叶联络区活动时清醒，不活动就睡眠。额叶休眠时，如果大脑后部联络区单独活动，就表现为做梦。

如果按丘脑的功能解释，首先人的意识范围是有限的，不能看到暗物质、红外线、紫外线，不能听到超声波、次声波。特异功能现象很难解释，没有感官信息来源的一些特别梦境也永远找不到答案。其次，精神活动更高级的少数人的灵性特征与觉悟智慧，丘脑的物质决定意识也解释不了。盯着爱因斯坦的脑回路研究还不如去发掘 90% 的休眠区。不排除未来医学会搞出大脑改良技术，类似已经发明的电击或者 ×× 药物之类。钱学森曾专门提出研究"思维科学"，思维分为四类：1. 逻辑思维；2. 形象思维；3. 灵感思维（即创造思维）；4. 灵性思维。"到今天，我们对逻辑思维研究得最深；对形象思维只是搞了个开端；对创造思维则尚未起步。""我想'灵感思维'是常人脑思维的最高阶层，集逻辑思维、形象思维之大成，那么'灵性思维'呢？那只能是非常人的高层次思维。这是思维科学的一个发展，很值得深思。"（《钱学森书信选》）逻辑思维、形象思维和灵感思维可以用大脑来研究；灵性思维，即人"心"的高级功能"神明"，物质大脑永远达不到。既然如此，为何不能接受《素问》的观点："心神生神明，而藏于大脑"？为何不能好好地研究"心"呢？

弗洛伊德与荣格对"心"的研究，是从"梦"开始的。《黄帝内经》只有《素问·方盛衰论》《灵枢·淫邪发梦》专门解梦，都认为是病态。《素问》认为"梦"是"五藏气虚"导致，梦境各有不同，也就是都归因于"心"主；《灵枢》把"梦"也归源于"气"，是外邪入内扰乱了营气与卫气，进而搅乱了"魂魄"，《灵枢》认为"腑"也会生梦。

《素问·方盛衰论》摘要：

> 是以少气之厥，令人妄梦，其极至迷。三阳绝，三阴微，是为少气。
> 是以肺气虚，则使人梦见白物，见人斩血借借。得其时则梦见兵战。
> 肾气虚，则使人梦见舟船溺人，得其时则梦伏水中，若有畏恐。
> 肝气虚，则梦见菌香生草，得其时则梦伏树下不敢起。

心气虚，则梦救火阳物，得其时则梦燔灼。

脾气虚，则梦饮食不足，得其时则梦筑垣盖屋。

此皆藏脏气虚，阳气有余，阴气不足，合之五诊，调之阴阳，以在《经脉》。

《灵枢·淫邪发梦》：

黄帝曰：愿闻淫邪泮衍，奈何？

岐伯曰：正邪从外袭内，而未有定舍，反淫于藏，不得定处，与营卫俱行，而与魂魄飞扬，使人卧不得安而喜梦；气淫于腑，则有余于外，不足于内；气淫于脏，则有余于内，不足于外。

黄帝曰：有余不足，有形乎？

岐伯曰：阴气盛，则梦涉大水而恐惧；阳气盛，则梦大火而燔；阴阳俱盛，则梦相杀。上盛则梦飞，下盛则梦堕；甚饥则梦取，甚饱则梦予；肝气盛，则梦怒，肺气盛，则梦恐惧、哭泣、飞扬；心气盛，则梦善笑恐畏；脾气盛，则梦歌、身体重不举；肾气盛，则梦腰脊两解不属。凡此十二盛者，至而泻之，立已。厥气客于心，则梦见丘山烟火；客于肺，则梦飞扬，见金铁之奇物；客于肝，则梦山林树木；客于脾，则梦见丘陵大泽，坏屋风雨；客于肾，则梦临渊，没居水中；客于膀胱，则梦游行；客于胃，则梦饮食；客于大肠，则梦田野；客于小肠，则梦聚邑冲衢；客于胆，则梦斗讼自刳；客于阴器，则梦接内；客于项，则梦斩首；客于胫，则梦行走而不能前，及居深地窌苑中；客于股肱，则梦礼节拜起；客于胞，则梦溲便。凡此十五不足者，至而补之立已也。

《灵枢》的这种说法显然不正确。因为梦虽然是心中所想，但不一定是按上述规律做梦，梦就是唯心想象的。比如梦游（睡行症），六腑与生理解剖都可以很健康，只有"心神"能解释其原因。睡中起坐或行走而不自知，能自行返回继续睡，醒后亦不能回忆；并非意识下的魂魄活动，多无感知。常见于少儿心神志发育不全者，亦可发生在心神不足的成人。

心神与身形合而为人。《周礼·春官·占梦》说"梦有六候"，神之所交也。六候者，一曰正梦，二曰噩梦，三曰思梦，四曰寤梦，五曰喜梦，六曰惧梦。《列子·周穆王》："觉有八征，梦有六候。奚谓八征？一曰故，二曰为，三曰得，四曰丧，五曰哀，六曰乐，七曰生，八曰死。此者八征，形所接也。""觉"为醒的状态（不是睡觉），祖先的"梦有六候""觉有八征"与潜意识、意识很接近。人醒着时，与外物有接触，身形接万物而心有所感，于是有了"八征"。《庄子·齐物论》："其寐也魂交，其觉也形开。"寐为睡，"魂交"产生了六梦，而醒着才能"形开"接通外物。《齐物论》的"庄周梦蝶"只是比喻，中心点是"心"，强调"心"不乱，白天不胡思乱想，夜里也不会魂不守舍、多梦，"形固可使如槁木，而心固可使如死灰"。庄子还用"天籁"之音与"地籁""人籁"对比：人籁就是丝竹乐器要合乎音律；地籁是风刮过地上的穴，要"调调之刁刁"（风调雨顺）。"天籁"之音"夫吹万不同，而使其自己也，咸其自取。"佛祖描述的极乐世界七宝树也是微风习习，妙音不可言。如果类比到"心神"和"五藏分神"，如果心平气和，不就是七宝树吗？

《庄子·至乐》中记载了庄子"援髑髅，枕而卧。夜半，髑髅见梦"对话的故事，读者会认为只是比喻与想象。然而笔者确实在五台山发生了类似的经历，梦见自己躺在老和尚的坟上与骷髅聊天，聊的都是佛学内容，聊到通透自己就非常愉悦地"飞"了起来，看到了无比美丽的星辰。当时笔者完全未读过一本佛经，无法做到用"头脑"所思所想，也不知道"髑髅见梦"的典故。笔者一直把这个经历作为悬疑待解。

《周易》中《无妄卦》确实记载了"周公解梦"。周公名"旦"，每天一大早就赶过来为周武王解梦。武王晚上与岳父姜子牙密谋商周革命而高度紧张夜夜惊梦，早上周公再来帮他安神。武王在打败商纣王一年后就英年早逝了，留下幼子成王，安排周公摄政。《逸周书》也记载了周文王梦见跑去纣王的宫殿种树，拔了商朝的树，种上周家树苗。周公的母亲也是"巫师"，明确解梦："革命"必胜。在《周易》与《黄帝内经》时代，解梦属于最高级神职人员的技术，而《黄帝内经》并不解梦，只强调多梦是心神不宁的表现，是一种病态。《无妄卦》也是强调纣王"无妄"的乱作为是在加速灭亡，看似让周人不劳而获的客观逻辑。对商纣王而言，就叫"无妄之灾"。周公给武王解梦，也是强调"厚德载物、自强不息"必胜，无须多虑。《黄帝内经》归梦于心神；《周易》归梦于"德"与客观；弗洛伊德却归梦于"力比多"，从定义看似是"先天之精"，描述却狭窄到了"精子"，可能是错误地学习了"精气神"。荣格必然与他分道扬镳。

六、三焦就是内分泌系统

《素问·金匮真言论》："人身之藏府中阴阳。则藏者为阴，府者为阳。肝心脾肺肾五脏，皆为阴。胆胃大肠小肠膀胱三焦六府，皆为阳。所以欲知阴中之阴阳中之阳者，何也？为冬病在阴，夏病在阳，春病在阴，秋病在阳，皆视其所在，为施针石也。故背为阳，阳中之阳，心也；背为阳，阳中之阴，肺也；腹为阴，阴中之阴，肾也；腹为阴，阴中之阳，肝也；腹为阴，阴中之至阴，脾也。此皆阴阳表里，内外雌雄，相输应也，故以应天之阴阳也。"

除了五藏，《黄帝内经》认为人有六腑：大肠、小肠、胆、膀胱、胃、三焦。前面五项都可以从生理解剖学上证实和对应，而三焦腑目前找不到。阴阳、藏象、五藏与四脏＋六腑部分，这些可以解释中西医对生命结构的认识差异，甚至可以认为《黄帝内经》更超前、更完善、结构更完整。然而，《黄帝内经》明明说三焦是"腑"，就应当属于生理解剖系统，如果东拉西扯何以为信？《黄帝内经》有句名言"知其要者，一言而终。不知其要，流散无穷。"而且出现了两次（《素问·六元正纪大论》《素问·至真要大论》）。本文试图解决这一几千年的难题，解决问题的思路与逻辑如下：

1. 依据原著，对后世解读不予采信只参考（因为没讲清楚）；原著中首先依据《素问》，其次《灵枢》。因为《灵枢》不能确定是原著（许多矛盾正是来自《灵枢》），与《易经》原经文以及上古文件如《山海经》遗存比对，与类似《黄帝内经》系统的古印度学说比对。

2. 坚信《素问》关于"六腑"之一的定义，坚持《黄帝内经》系统论、整体论，以拾遗补缺的方式将藏＋象生命结构填充完整闭合（《黄帝内经》

原文必有遗失）。

3. 结合现代解剖进展，推测三焦组织的可能性。现有生理解剖结构本身并不完美，不断地有"新"组织、"新"器官又被发现。

按照阴阳、藏＋象的生命哲学，"9 脏"以及五藏六腑的结构要么少了一"藏"，要么多了一腑。在《素问》中不仅明确有三焦腑，而且《灵枢》及临床都有验证的三焦病，因此必有六腑的三焦。三焦胀为胀病之一，《灵枢·胀论》："三焦胀者，气满于皮肤中，轻轻然而不坚。"三焦不通老病缠身。中老年人有多种疾病的主要原因是"三焦不通"，是中老年人常见病、慢性病、久治不愈顽固病的总病根。出现高血压、高血脂、风湿骨病、颈椎病、腰肌劳损、腰部酸痛、椎间盘突出、女性产后风、老寒腰、便秘、前列腺、女性更年期综合征以及妇科炎症等。

以上三焦病显然都涉及"老"，而《黄帝内经》中关于老的决定性因素描述是"精"与"天癸"。因此"三焦"必与"精""天癸"相关。癸字读作 guǐ，甲骨文和金文字形，像兵器二戣（kuí）交叉，应该寓意其力量与阴阳交合。《尔雅·释天》太岁在癸曰昭阳。月在癸曰极，常用"癸水"指月经。实际上《黄帝内经》没有"精子""精液"的概念，"天癸"就是代表男女有生殖能力的精子和卵子，在古人看到的是精液和女性排卵期的清澈液体或另一种表现月经。$8 \times 8=64$，$7 \times 7=49$，就是男女最长的生殖寿命。

《素问·上古天真论》说："女子七岁，肾气盛，齿更发长。二七而天癸至，任脉通，太冲脉盛，月事以时下，故有子。三七，肾气平均，故真牙生而长极。四七，筋骨坚，发长极，身体盛壮。五七，阳明脉衰，面始焦，发始堕。六七，三阳脉衰于上，面皆焦，发始白。七七，任脉虚，太冲脉衰少，天癸竭，地道不通（因任脉阴，督脉阳，故任脉为地道），故形坏而无子也。丈夫八岁，肾气实，发长齿更。二八，肾气盛，天癸至，精气溢泻，阴阳和（因天癸为真阴阳，故天癸至则阴阳和），故能有子。三八，肾气平均，筋骨劲强，故真牙生而长极。四八，筋骨隆盛，肌肉满壮。五八，肾气衰，发堕齿槁。

六八，阳气衰竭于上，面焦，发鬓颁白。七八，肝气衰，筋不能动。八八，天癸竭，精少，肾脏衰，形体皆极则齿发去。"

"天癸"当然来自天，要么是"先天之精"的一部分，也藏在肾藏中，按照先天密码按时"动气"而至；要么就是来自"后天之精"。基于饮食营养中激素导致男女性成熟提前或滞后的认识，应当是"后天之精"。基于必有六腑，则五藏之外，必有与三焦腑对应的另外一个无形的但主导性的"藏"一类的藏生命结构体。《素问·金匮真言论》说："胆胃大肠小肠膀胱三焦六府皆为阳。"前文已述，藏生命 = 五藏 + 经络。因此与三焦对应的必在经络中（这可能是《灵枢》多次阐述三焦的原因）。生理解剖结构的四肢对应经络线与小穴位；胸腹部才有五藏六腑，因此三焦对应的是"背腧"，即在腰背脊椎中的"大穴位"。巧的是《灵枢·背腧》正是论五藏之腧在背，"天癸"也正"藏"在此处中心"命门"。

　　　　黄帝问于岐伯曰：愿闻五脏之腧，出于背者。岐伯曰：胸中大腧，在杼骨之端，肺腧在三焦之间，心腧在五焦之间，膈腧在七焦之间，肝腧在九焦之间，脾腧在十一焦之间，肾腧在十四焦之间，皆挟脊相去三寸所，则欲得而验之，按其处，应在中而痛解，乃其腧也。灸之则可，刺之则不可。气盛则泻之，虚则补之。以火补者，毋吹其火，须自灭也；以火泻者，疾吹其火，传其艾，须其火灭也。

《黄帝内经》中的"焦"只有两处，一处三焦，一处在此"背腧"。焦，在此指脊椎棘突。五藏居于腹中，其脉气俱出于背之足太阳经，是为五藏之俞。五藏之气输注于背部的五个俞穴对应；五脏之俞串珠于背部，自成一体。但是缺了一个最重要的"俞"："命门。"体前肚脐眼为神阙，而后正对命门，神阙与命门乃性命之门。瑜伽理论中，脐轮是身体元气的中心，也是热和火的中心，它的位置是在肚脐部位（丹田），但在练调息瑜伽时，通常总是体会到它在身躯的背面（即命门），而不是在前面（丹田）。道家内丹修炼也是如此。

《素问·刺禁论》讲针刺的禁忌要害点：

> 黄帝问曰：愿闻禁数？
>
> 岐伯对曰：脏有要害，不可不察。肝生于左，肺藏于右，心部于表，肾治于里，脾为之使，胃为之市。膈肓之上，中有父母，七节之傍，中有小心，从之有福，逆之有咎。

"膈肓之上，中有父母，七节之傍，中有小心"与五藏并列，而且"从之有福，逆之有咎"很重要。在哪？是什么？经络人体而言，上为黄庭应心性，下为气穴应肾命，黄庭和气穴乃性命所居。神阙和命门连线以及黄庭和气穴连线中点就是"小心"（从尾闾骨向上数第七节之正中的脊柱骨内腔中），是真正中宫，其所藏为性命之本天癸。天癸上输为黄庭，下输气穴就是《黄帝八十一难经》理解的肾间动气（肾气、元精），左右是《黄帝八十一难经》想象的双肾。《素问》说的肾气，《黄帝八十一难经》解释是"肾间动气"，是元精；肾间动气是卫气的总来源。肾气旺，卫气固，机体不易感外邪等。神阙命门连线和黄庭气穴连线交叉，是不是就是"葵"字的甲骨文与金文（《黄帝内经》时代文字）？"炼精化气"秘法说："此炼精化气之法，人实难明其义。譬精犹水泽也，能以法运精使升，不犹地气腾其水泽为云雾乎？气升作甘津降下中黄，不犹云腾化作甘津以敷九野乎？精出于肾，止聚于一处，到此复上泥丸，降下中黄，则散于一身四大矣。"

三焦对应的气穴、命门居中，则少阳（胆、三焦）、阳明（胃、大肠）、太阳（膀胱、小肠）皆居于所有三阳腑全躯干中下部；而太阴（肺、脾）、少阴（心、肾）、厥阴（肝、心包）所有三阴之脏全居于人躯干上中部。肝上胆下、心上小肠下、脾上胃下、心包上气穴下、肺上大肠下、肾上膀胱下三阴三阳的表里相配也很清晰明显。最中间的肝胆、脾胃左右上下交叉联络，这又是一个"葵"字。这样的藏＋象生命结构很神奇，也验证了《黄帝内经》《伤寒杂病论》的三阴三阳理论。

《素问·灵兰秘典论》："至道在微，变化无穷，孰知其原；窘乎哉，消者瞿瞿，孰知其要；闵闵之当，孰者为良。恍惚之数，生于毫厘，毫厘之数，起于度量，千之万之，可以益大，推之大之，其形乃制。"

什么东西"毫厘之数，起于度量，千之万之，可以益大，推之大之，其形乃制"？《黄帝内经》描述的天癸来去提示三焦系统与各种激素尤其是性激素相关。脑垂体、甲状腺；肾上腺、胸腺、胰岛；性腺，上、中、下三部就是"三焦"。其中胰腺分泌的胰汁与胆汁一起流入肠道消化脂肪、肉类等，功用属于"脾藏"的消化体系，而胰岛素直接入血管属于三焦的激素体系。腺体分为内分泌腺，外分泌腺，"三焦"是内分泌腺体。内分泌腺一般就是一团细胞没有特殊外形，要染色后才能区分，所以命名为"三"，既表示不确定多数，也表示不太清晰的外形。内分泌腺分泌的是激素，调节人体代谢，只在人体血液中传递而不会流出体外，外分泌则是指像汗腺、泪腺等通过导管排出体外的分泌物（外分泌腺多具导管）。

把三焦搞清楚了，自然也能把胰腺与脾藏理解得更清晰。很多中医研究者认为脾藏的形器是胰腺，依据是《素问·太阴阳明论》说"脾与胃以膜相连"。《素问·玉机真脏论》："脾脉者，土也，孤脏以灌四旁者也。"而胰腺居于腹中，确实"与胃以膜相连"，分泌的胰汁与胰岛素与肉类消化以及血糖运化直接相关。实际上《素问》说"脾藏"是"孤脏"就已经明确它和其他 4 藏不一样，只有藏没有脏（9 藏＋脏更明确），脾藏的形器就是《素问·太阴阳明论》说的胃等"六腑"，阳六腑对阴脾藏，6 对 1，当然"孤"。《黄帝内经》中还有 2 个"孤"，一是《素问·逆调论》说："肝，一阳也；心，二阳也；肾，孤脏也。一水不能胜二火。"这里的肾水与肝、心二火也是 1 对 2，有孤军作战的意思，故名。还有就是《灵枢·本输》把三焦定义为"孤府"，"三焦者，中渎之府也，水道出焉，属膀胱，是孤之府也。"本人也不太理解《灵枢》要表达什么。其实，从《素问·太阴阳明论》篇名与内容就知道是从"经络"角度而不是脏器角度谈"脾与胃以膜相连"。原文是黄帝问问题"帝曰：脾与胃以膜相连耳，而能为之行其津液何也？"首先学生发问不一定就是答案；其次岐伯的答案回避了相连，大谈经络："岐伯曰：足太阴者三阴也，其脉贯胃属脾络嗌，故太阴为之行气于三阴。阳明者表也，五藏六腑之海也，亦为之行气于三阳。藏府各因其经而受气于阳明，故为胃行其津液。"结论：

脾就是脾；胰腺属于三焦，是脾藏的六腑之一的三焦的之一。

在《素问》中没有"胰"字，说明产生《黄帝内经》的时代还没有"华夷之变"，比《周易》更早。商周时代才把东部射箭的部落叫"夷"（象形人背着弓箭），《明夷卦》就是以射箭比喻如何收服东夷少数民族（商纣王与周公东征，征伐的都是东夷）。肥皂发明前，先人就知道动物胰脏可去油污，所以管肥皂叫"胰子"。原因是胰腺有强烈的消化酶可将肉食完全分解，消化酶所到之处组织全部被消化。胰液通过胰管进入肠道，若胰管堵塞，消化酶外溢，周围的一切均被破坏，人体组织被当作食物消化，这就是"急性胰腺炎"。如果对"华夷之变"历史有了解，就明白祖先命名的含义了。秦国军队为虎狼之师，其祖先即东夷人飞廉恶来，迁徙到甘肃庆阳附近，迅速"发作"后，确实消化了周天子的文明组织（包括周朝也是被秦消灭）；五胡乱华也是又一次"急性胰腺炎"。胰岛细胞簇团，分泌胰岛素，存在形态像分布的"小岛"，所以叫"胰岛"（这也是内迁夷人的存在状态）。胰岛素分泌过多，特别容易发胖，导致腿粗、胳膊粗或是腰粗，"喝水都发胖"，减肥也反弹。胰岛素分泌不足，糖尿病伴随而来，血糖无法让组织细胞利用，消瘦、血管硬化、免疫功能低下、冠心病、高血压、白内障、组织感染，噩梦从此开始。胰腺"隐居"长在腹腔最深处，隐藏太深，一旦严重到发展成胰腺癌，5 年生存率几乎为 0，被称为"癌王"。苹果公司 CEO 乔布斯因患胰腺癌 56 岁就去世了。哈佛教授研究称，大麻或能对抗胰腺癌。

另一个角度"三焦"的"焦"如果看其象形的话，就是"香蕉"的形状，胰腺、男性性腺、胸腺、甲状腺都是这个形状，甲状腺是两个香蕉而已。"胸腺"在婴幼儿期几乎纵贯整个胸腹部，也是"焦"的形状，成年后越来越退化。胸腺与免疫功能紧密相关，是 T 细胞分化、发育、成熟的场所，称为"免疫活性细胞的 T 细胞培训中心"。胸腺腺体呈扁平椭圆形，胎儿时期胸腺横径大于长径，出生后变得狭长。胚胎后期及初生时，人胸腺约 15

克，青春期 30 ~ 40 克。此后胸腺逐渐退化，淋巴细胞减少，脂肪组织增多，至老年退回至约 15 克。整个淋巴器官的发育和机体免疫力都必需有 T 淋巴细胞，胸腺于胎儿时负责建立全身免疫系统，成年后也主管免疫系统。如果胸腺功能下降，就意味着免疫能力下降，容易生病。八大腺体中只有脑垂体不太像"焦"，它大如豌豆，形状也像一颗豌豆。脑垂体控制腺体分泌激素等，被称为是八大腺体的总司令。祖先写字太难，要刻在玉版、甲骨、青铜器（金）上，字数越少越好，往往选一个字都要尽可能多的表达更多信息。这也是今人理解祖先文字含义的一个重要逻辑。

　　胸腺这个三焦，过去医学对它认识甚少，甚至认为它是无关紧要的退化器官。20 世纪 60 年代才发现它是免疫系统的中枢。胸腺分泌的胸腺素，使骨髓产生的干细胞转变成 T 细胞，具有杀灭病原微生物能力。1974 年 Goldstein 等发现胸腺素免疫活性中心是一个五肽片段，被称作胸腺五肽。胸腺五肽是通过以下途径实现免疫调节作用：1. 诱导和促进 T 细胞分化、增殖和成熟；2. 调节 T 细胞亚群的比例，对免疫功能亢进和低下的进行双向调节；3. 增强红细胞的免疫功能；4. 增强巨噬细胞的吞噬功能；5. 提高自然杀伤（NK）细胞能力；6. 提高白介素 –2（IL–2）的产生水平与受体表达水平；7. 增强外周血单核细胞 γ – 干扰素的产生水平与受体表达水平；8. 增强血清中超氧化物歧化酶（SOD）活性。正是因为它强大的免疫调节作用，胸腺五肽对免疫相关的恶性肿瘤、慢性肝炎、手术严重感染、糖尿病、更年期综合征、麻风等皮肤病、艾滋病等都有疗效。随着免疫学理论和技术的发展，近年发现，免疫系统还具有监视和杀灭体内出现的癌变细胞以及衰老细胞的功能，即"免疫监视"和"免疫自稳"。胸腺的 NK 细胞专杀癌细胞，人到老年，NK 数量减少，肿瘤才能发展成病变。衰老是由于人体内 T 细胞减少免疫力逐渐降低导致的结果，"胸腺"也因此被喻为人的"寿命时钟"。当 T 淋巴细胞充分发育，迁移到周围淋巴器官后，胸腺重要性逐渐减低。胸腺是人体最早开始衰老的器官，大多数人的免疫功能在 50 岁以后逐渐降低，60 岁以后胸腺实质慢慢变成为脂肪体。除了年龄自然增长，饥饿、炎症、发热、射线、肿瘤、激素等刺激也会伤害胸腺，使之提前退化。

　　根据现代医学对胸腺的描述，我们很容易想到打通任督二脉中的"任脉"，特别是《灵枢·海论》说的："膻中者，为气之海。"膻中（应叫胸中，真正膻中是大脑）位居胸腺的部位，三焦与胸腺相络，免疫也正是卫气的表现形式之一。膻中是任脉、足太阴脾经、足少阴肾经、手太阳小肠经、手少阳经三焦经的交会穴，也是宗气聚会之处。"气会膻中"，就是说膻中可调节人体全身的气机，阻挡邪气、宣发正气。很多论文证实按摩或针灸此处能提高免疫能力、延年益寿；而前文已经论述"肾精"与干细胞高度关联，胸腺正是将骨髓干细胞化成"卫气"（包括免疫系统）。因此猜想打通任督二脉是不是就是指恢复骨髓干细胞与胸腺干细胞的组织与活力呢？正是因为胸腺决定免疫、决定衰老，因此打通任督（后文论述应是冲脉）可以恢复干细胞功能，延缓衰老。

　　任脉的下端是性腺。任脉病，主要表现为泌尿生殖系统疾病及关联疾病。《素问·骨空论》："任脉为病，男子内结七疝，女子带下瘕聚。"胸腺萎缩，性腺就会萎缩，比如女性，如果乳房是花，卵巢就是根，乳腺增生很可能会得子宫肌瘤。老实说，笔者对《黄帝内经》中任脉与"冲脉"的区别也不太看得懂。而且，显然《灵枢》与《素问》对"冲脉"的描述差别很大。本文还是依据《素问》理解。

　　　　《素问·骨空论》：冲脉者，起于气街，并少阴之经，侠脐上行，至胸中而散。

　　　　《素问·举痛论》："冲脉起于关元，随腹直上。"

　　　　《灵枢·海论》："冲脉者，为十二经之海，其输上在于大杼，下出于巨虚之上下廉。"

　　　　《灵枢·逆顺肥瘦》："夫冲脉者……其上者，出于颃颡，渗诸阳，灌诸精；其下者，注少阴之大络，出于气街，循阴股内廉，入腘中，伏行骭骨内，下至内踝之后属而别；其下者，并于少阴之经，渗三阴；其前者，伏行出跗属，下循跗，入大指间，渗诸络而温肌肉。"

　　　　《灵枢·动输》："冲脉者，十二经之海也，与少阴之大络，起于肾下，出于气街，循阴股内廉，邪入腘中，循胫骨内廉，并少阴之经，下入内踝之后。入足下；其别者，邪入踝，出属跗上，入大指之间，注诸络，以温足胫。此脉之常动者也。”

《灵枢·五音五味》："皆起于胞中，上循背里，为经络之海。"

《素问·骨空论》摘要：

任脉者，起于中极之下，以上毛际，循腹里，上关元，至咽喉，上颐循面入目。

冲脉者，起于气街，并少阴之经，侠脐上行，至胸中而散。

任脉为病，男子内结七疝，女子带下瘕聚。

冲脉为病，逆气里急。

督脉为病，脊强反折。

腰痛不可以转摇，急引阴卵，刺八髎与痛上，八髎在腰尻分间。

"冲脉者，起于气街，并少阴之经，侠脐上行，至胸中而散。"更像是对性腺－胸腺的描述。《素问·上古天真论》说："太冲脉盛，月事以时下""太冲脉衰少，天癸竭，地道不通。"这里说的"太冲脉"，显然是指冲脉。此处"冲脉为病，逆气里急"的"逆气"，《素问·逆调论》解释为"人有逆气，不得卧而息有音者，有不得卧而息无音者。"就是"不得卧"；《素问·五常政大论》解释"里急"是自觉腹内拘急，疼痛不舒，便意急迫。都不太对得上，不排除是笔误混杂。

《灵枢·动输》说："营卫之行也，上下相贯，如环之无端……相输如环。如环无端，莫知其纪，终而复始。"另一种可能是，所谓任脉督阴、督脉督阳，"舌抵上腭"即可"搭鹊桥"构成一个"圆圈"。因此任督不如理解成一个脉，都督"阳气"之脉；而冲脉才是都督"阴气"即形体之脉。阳气为气，形体以"血"为本，因此冲脉就是性腺－胸腺的无形调控线路。凡人体精液、血、津液皆归任脉所主，才能叫"阴脉之海"与"血海"。《灵枢·五音五味》："血气盛而充肤热肉；血独盛则澹渗皮肤，生毫毛。今妇人之生，有余于气，不足于血，以其数脱血也。冲任之脉，不荣口唇，故须不生焉。"说明冲脉与生殖关系密切，其病有月经不调、崩漏、不育等。中医临床常称肝为冲脉之本，正是基于"血"，而胸腺作为免疫之本，直接影响"肝藏"的左形脏脾脏（前文已述），正是最大的免疫器官。傅青主正是以"血"为中心，以冲脉为战场成为妇科第一人。《傅青主女科》说："血海太热则血崩，寒湿搏结冲任则病痛经。"他认为："调经之法，不在先治其水，而在先治其血。""不损天然之气血，便是调经之大法。"他的完带汤为女科第一方。《素问·骨空论》中，刺激"八髎在腰尻分间"，治"腰痛"，也是通过阳气作用于对应的性腺。八髎区域，在阳关和会阳之间，对应胞宫或性腺，因此八髎是更高一级调节一身的气血的总开关，胞宫或性腺健康了，妇科问题自然消失。

"冲"的古字就是三焦中性腺－胸腺的象形，贯穿全身，总领诸经气血的要冲。因此在古文中表示要道：大路，冲要之地：如《诗·大雅·皇矣》"与尔临冲"；《道德经》中"大盈若冲，其用不穷。"盈指满月，冲指缺月，与阴血能够联系；《诗·豳风》"凿冰冲冲"与《诗·小雅》"俸革冲冲"，理解为类似血液的流动。

《黄帝八十一难经》努力解释"三焦"的疑难：三焦无形是错误的，但功能是接近准确的，至少指认了"性腺"。三焦的定位是通行元气，而元气是生命的原动力。《黄帝八十一难经》把《素问》的"肾气"具体化明确诠释为"肾间动气"，就是动元气；而命门之用就是"肾间动气"。《黄帝八十一难经》："肾两者，非皆肾也。其左者为肾，右者为命门。命门者，诸精神之所舍，原气之所系，男子以藏精，女子以系胞。""脐下肾间动气者，人之生命也，十二经之根本也。""下焦者……其治在脐下一寸。"可见《黄帝八十一难经》在三焦中把肾间动气的下焦视为主，而上焦与中焦为元气之"别使"。下焦主要指"性腺"，即男性的睾丸和女性的卵巢，可分泌性激素。卵巢的功能还要产生卵子以及让子宫发育。

"焦"本身香甜，但也会欲火焚身。在《山海经》《洗髓经》《华严经》都有"沃焦"的概念，都与上"水"下"火"有关，都是浇灭情欲之火修仙超度的关键。"三焦"的取名应当与"沃焦"同期、同源、同义。《山海经》

记载，后羿射下九日落在沃焦山。《山海经佚文》说："沃焦，在碧海之东，有石阔四万里，居百川之下，故又名尾闾。""尾闾"本身就是督脉重要穴位，位于尾骨尖端与肛门连线的中点处。在丹修中，尾闾关又名九窍，乃洗髓之法，上天之路。有意思的是，在佛教《华严经》中也有"沃焦"，沃焦山为大海底下广大如山的吸水石，其下为地狱之火，故此石经常焦热（欲火）。而沃焦石之海乃众生受苦之处。佛教用沃焦比喻凡人情欲无穷无尽，欲火焚身；在华严经中，释迦牟尼别号"度沃焦"，只有佛能超度此苦之人。

《素问》命名三焦，十分精准绝妙：焦 = 上三鸟 + 下火。古文中"三"有时指三，有时泛指不确定的多数，焦字三个鸟指的就是不确定多数。如果实指3，上为垂体、甲状腺，中为肾上腺、胸腺、胰岛，下为性腺；焦急、焦虑、憔悴都和它们相关。命门有多处，如肾间动气处，或脐后，或山根处，都是系心之处，拴住心猿意马。《素问》强调的节欲可不是舍不得精子、精液，而是舍不得耗费心神和纵欲导致的透支先天之精。《黄帝八十一难经》所言"心主与三焦为表里，俱有名而无形"，理解到了心神对激素刺激的欲望的调控。但后世不知《黄帝内经》里"心主"为何，"心主"不是心包（心脏），也不是大脑，只有按照伟大的心灵、强大的内心角度理解，并按照区块链式中心的描述，可以居无定所，也无处不在。类比的就是老子说的"太上"，毛泽东说的"我心即宇宙"。"有名而无形"就是"太上，下不知有之。"也就是说"心主"就是神级别的"心"。人的身心，"身"的主要功能是"感觉"。"心"的主要功能是"知觉"，它是"神"的作用。

《道德经》第四章说："道冲，而用之或不盈；渊兮，似万物之宗。挫其锐，解其纷，和其光，同其尘。湛兮似或存，吾不知谁之子，象帝之先。"如果从《黄帝内经》角度来理解，"道冲，而用之或不盈；渊兮，似万物之宗。"不就是指宇宙星际粒子吗？"挫其锐，解其纷"不就是清心寡欲修身养性（也可以叫炼丹）吗？"和其光，同其尘"，不就是静修内观脱胎换骨真我空无吗？"湛兮其若存"不就是《金刚经》说的"无人相，无我相，无众生相"吗？"吾不知谁之子，象帝之先"是回到了宇宙本源，那就是宇宙智慧。

《黄帝内经》原著《素问》之所以对三焦的描述很少，应该是遗失了或者因为涉及永生（修仙）被故意拿掉了。《灵枢》对三焦的描述也很不清晰，很难整理出头绪，但当我们复原了《素问》原文应该有的描述之后，再看《灵枢》，基本也吻合。《灵枢》中说："上焦出于胃上口，并咽以上贯膈而布胸中。""中焦亦并胃中，出上焦之后，此所受气者，泌糟粕，蒸津液。""下焦者，别回肠，注于膀胱而渗入焉。"应该说，中焦、下焦的部位范围是对的，上焦的部位漏掉了脑垂体（包括生长激素等），指出了甲状腺（不是食道）。甲状腺就位于"喉结"下方 2 ～ 3 厘米处，是人体最大的内分泌腺，甲状腺控制使用能量代谢、生长速率、制造蛋白质、调节身体对其他荷尔蒙的敏感性。所以《灵枢·决气》说："上焦开发，宣五谷味，熏肤充身泽毛，若雾露之溉，是谓气。""中焦受气，取汁变化而赤，是谓血。"指的是肾上腺激素、胆汁、胰岛素等，下焦更清晰。三焦对应内分泌系统的腺体，通过激素调用全身的元气。特别是下焦产生的雄激素、雌激素的减少影响到其他系统的运作，使男性、女性身体所有器官功能下降，这完全吻合于《素问·上古天真论》中对"天癸"的描述。《素问·六节藏象论》说："脾、胃、大肠、小肠、三焦、膀胱者，仓廪之本，营之居也，名曰器，能化糟粕，转味而入出者也。"指出三焦参与水谷精化为营气以及传化糟粕的过程，靠的就是激素调节。《素问·阴阳应象大论》说："壮火之气衰，少火之气壮；壮火食气，气食少火；壮火散气，少火生气。"激素量的控制很精微，量大壮火食气，比如甲亢、色情狂之类；少火生气，即温火。这个"气"是"肾间动气"，来自元精。《素问·灵兰秘典论》说："三焦者，决渎之官，水道出焉。""决渎之官"就是控制阀门，最有效办法唯有调心使"阴平阳泌"。

《灵枢·本输》说："三焦者，中渎之腑，水道出焉，属膀胱，是孤之腑也。""渎"是控制闸门；水道是各种管、膜、间质，运行水液；"属膀胱"是错误认识，没有理解三焦是全身性分布式组织，可能因此才叫"孤之腑"，也许表达既自成一体，又范围广大。

《灵枢·决气》说："上焦开发，宣五谷味，熏肤、充身、泽毛，若雾露之溉。"《灵枢·营卫生会》又概括为"上焦如雾"。"如雾"的灌溉比细雨还细密，熏肤、充身、泽毛指代谢供应全身组织，功能接近脑垂体与甲状腺。脑垂体激素（生长激素）促使儿童的骨骼和软组织生长；促甲状腺激素通过刺激甲状腺来调整新陈代谢；促肾上腺皮质激素使肾上腺释放多种维持生命的激素。甲状腺控制身体新陈代谢，调整身体的热量和能量，促进消化及成长；甲状旁腺控制血液中的钙含量，负责骨骼成长。

《灵枢·营卫生会》说："中焦……此所受气者，泌糟粕，蒸津液，化其精微，上注于肺脉，乃化而为血，以奉生身。""中焦如沤"，沤是指泡化掉水谷。中焦在丹田、胞中区域，肾上腺、胰消化酶、胰岛素、胆汁等把水谷以及肉类"化而为血，以奉生身"。肾上腺素能使心跳加速，血管扩张，使肌肉陡增获能，处置危险或急迫的事件。

《灵枢·营卫生会》说："下焦者，别回肠，注于膀胱而渗入焉。故水谷者，常并居于胃中，成糟粕而俱下于大肠，而成下焦。渗而俱下，济泌别汁，循下焦而渗入膀胱焉。"就是说下焦有排泄小便的作用。

认识到三焦首先是与命门、气穴及天癸对应的激素腺体。再从"水道"角度将它完善，就是各种淋巴管、胆管、输精管之类的管、各种肠系膜以及全身间质。

根据现代医学解剖的进展，在身体中贯穿各组织器官的"脉"，除了血管网，还有胆管、淋巴管、输精管、输卵管、输尿管等各种管；全身器官的各种包膜（脑膜、胸膜、心膜、血管膜、肺膜、胃膜、肝膜、腹膜、肠膜、骨膜、横膈膜、纵膈膜等）；还包括"间质"。它们与腺体连为一个水道大系统（外水道、内水道）。

所以，可以说站在《素问》角度来看，除了血管以外的各种"管"都属于"三焦"的网络部分，而《灵枢》只是把血管与三焦管网混在一起，并理解为互通。从全身津液一体角度，似乎也有道理，但是给后世理解制造了混乱。

三焦与淋巴系统密切相关。胸腹腔的淋巴干和淋巴导管可以沟通全身津液，类似水道出焉，因此也是水液运行的通道，如卵巢皮质内有丰富的淋巴管互相连接成网。淋巴毛细管围绕在卵泡的外膜和黄体的周围，内膜和颗粒层往往缺乏。在髓质内，淋巴毛细管集合成较大的淋巴管出卵巢门，注入腰淋巴结。

肠系膜早被发现，但之前解剖书都将肠系膜视为一系列零散的薄膜组织，不同的肠管对应不同的肠系膜。最新研究发现，肠系膜是一个连续性的器官，但解剖学无法确定肠系膜应该属于人体的哪个系统；因为肠系膜在消化系统、内分泌系统、心血管系统、免疫系统等系统中都有重要作用。现在可以确定属于分布式全身性的三焦。

美国的研究人员在《科学报告》杂志上发表文章称他们在皮肤表层下方首次发现一个以前从未发现的新器官，而且可能是一个最大独立器官（孤之腑）。这个器官被称为"间质"，这是一个极其微小、充满液体并穿透结缔组织的通道网络，周围被动脉、静脉和肌肉间的筋膜包裹。人体含有70%以上的水分，这些水分通过"间质"快速流通，连接动脉、静脉、肌肉筋膜，肠道和肺等五脏六腑及泌尿系统等所有器官和组织，被研究人员称为"液体流动的高速公路"。人体液体一大半在细胞中，一部分在心脏、血管、淋巴结和淋巴管中，剩余的则在间质中。

七、从《灵枢》回归《素问》

《素问》最早描绘了人体的经络体系，《灵枢》再把它细化、技术化。"人活一口气"，气在经络行，只有活人自己才能感受到经络的存在，解剖尸体根本找不到经络。人体经络体系是"内联脏腑，外络肢节，沟通表里，贯穿上下"的网络体系，使人成为一个有机的整体；没有经络，人就是一堆零部件。目前已被"科学"证明，本文不再详述。

经络是客观的，但不要将其神秘化。

首先，不要"神话"。宇宙智慧（天或上帝只是称谓）是没有人格化倾向的，不会因为谁祭祀多就把他选为上帝的子民，都一视同仁；这是《易经》天的哲学与《圣经》上帝哲学的根本差异，所以老子才解释为："天地不仁以万物为刍狗。"这句话的意思不是天把人当狗，而是人、狗以及万物在宇宙智慧的统治下没有人格化、感情化的倾向。地球万物都一样地可以接受星际粒子，都必须遵守天地运行的规律。因此，万物皆有灵，动物、植物一样也有直接接受"天之气"的经络系统，只是"人"把它们忽略不研究而已。笔者就有一位老友，几大中医世家的长孙，他不是医生，但受家学影响，他能够找到甲鱼的经络，并用针灸的方法为甲鱼"麻醉"（类似尼克松访华所见神奇的针灸麻醉手术），再让甲鱼无痛苦地被做成清炖甲鱼汤，他的理论是甲鱼无恐惧、悲哀、怨恨（情志），因而汤十分鲜美。

其次，经络不要机械化理解。后世在经络理论里，有一个人体十二经络时辰运行的时间表，规定各个时辰人应该注意什么。关键点是睡觉，特别是 1~3 时，肝经主，肝在加紧排毒，应熟睡。11~13 时，心经主供血，全身动员，但肝脏进入休息状态，感到疲惫，午休补心之类。人是动态的平衡系统，并不是精密的手表，而且各地各人有各自不一样的平衡，《素问》通篇都在讲"平衡"，而不是"手表"。达芬奇睡眠法是分段睡觉，总共深度睡眠 4 小时足够；波罗的海居民以及因纽特人一年只有阴阳两季；非洲热带、东南亚雨林只有雨季旱季，他们没有四时十二时辰，但也要遵守他们的"天地阴阳平衡"。这才是《易经》和《黄帝内经》的本质逻辑。至多在中原地区，四时十二时辰分明，在"地"环境还没有出现电灯、空调的条件下，对于不用披星戴月辛苦劳作的上层闲人（或贤人），可以这样保养自己。按照三螺旋理论，当"地"的环境变化后，"人"也会互动重新平衡，唯一不变的只有天。现代医学对睡眠与觉醒的机制还不太清楚，但多数都归因于神经系统的活动，或者激素与体液的调节。《黄帝内经》睡眠理论有三，即"阴阳理论""营卫理论""五脏理论"，而五脏理论为核心，强调睡眠（寐）与清醒（寤）由心神所主宰，神静则寐，神动则寤。睡眠以精为根基，精盛体壮才能寤起神情充沛、寐息深沉酣畅，如《灵枢·营卫生会》述少壮之人"昼精而夜眠"、老人"昼不精不夜眠"。卫气周期性运动，当卫气回到五藏人就睡；卫气进入体表就醒来，卫气出不去，就醒不来；邪气居于脏腑，卫气回不去，所以睡不着。

《灵枢·大惑论》："帝曰：病而不得卧者，何气使然？岐伯曰：卫气不得入于阴，常留于阳。留于阳则阳气满，阳气满则阳跷盛，不得入于阴则阴气虚，故目不瞑也。黄帝曰：病目而不得视者，何气使然？岐伯曰：卫气留于阴，不得行于阳。留于阴则阴气盛，阴气盛则阴跷满，不得入于阳则阳气虚，故目闭也。黄帝曰：人之多卧者，何气使然？岐伯曰：此人肠胃大而皮肤湿，而分肉不解焉。肠胃大则卫气留久，皮肤湿则分肉不解，其行迟。夫卫气者，昼日常行于阳，夜行于阴，故阳气尽则卧，阴气尽则寤。故肠胃大，则卫气行留久；皮肤湿，分肉不解，则行迟。留于阴也久，其气不清，则欲瞑，故多卧矣。其肠胃小，皮肤滑以缓，分肉解利，卫气之留于阳也久，故少瞑焉。黄帝曰：其非常经也，卒然多卧者，何气使然？岐伯曰：邪气留于上焦，上焦闭而不通，已食若饮汤，卫气留久于阴而不行，故卒然多卧焉。黄帝曰：善。治此诸邪，奈何？岐伯曰：先其藏府，诛其小过，后调其气，盛者泻之，虚者补之，必先明知其形志之苦乐，定乃取之。"

西医学关于睡眠有抑制扩散学说、中枢学说和睡眠物质学说。巴甫洛夫以大脑的兴奋与抑制论述觉醒与睡眠，提出睡眠是人体的抑制扩散状态；之后神经生理学家们从动物实验认识了睡眠中枢；再后来又有对激素和神经递质的系统研究，以及在 20 世纪 80 年代，睡眠研究者从尿中提取出引发睡意的睡眠因子或睡素，这种睡眠因子又能增强人的免疫功能。人在生病时，睡眠因子分泌增加故睡眠量也随之增加，使人体白细胞增加，吞噬细胞活跃，免疫功能和肝脏解毒功能增强，体内代谢速度加快，从而提高机体的抗病能力，故有人称睡眠是治病良药。

最后，注意《素问》与《灵枢》在经脉理论上有分歧。《黄帝内经》中多次提到十二经脉（是 12 对，阴阳共 24 条），只有《灵枢》两次提到二十八脉。《灵枢·五十营》："人经脉上下、左右、前后二十八脉"；《灵枢·玉版》："经脉二十八会。"《灵枢》中的二十八，应该是加上了任脉、督脉、冲脉、带脉，然而《素问》并没有忽略任、督、冲、带脉，《素问·气府论》《痿论》都有提及。另外，《素问》对任脉、督脉、冲脉的运行路线表述与《灵枢》都不同。《素问》明确冲脉是经脉之海；《灵枢》有称任脉、冲脉为经络之海（专业研究很多，不详述）。

《灵枢》注重针灸治病（技术派），而《素问》明确治病在阴阳平衡，针灸如同按摩可以"养生"。《素问·刺法论》中说："是故刺法有全神养真之旨，亦法有修真之道，非治疾也，故要修养和神也。道贵常存，补神固根，精气不散，神守不分。"刺法可以令人精神不散，是圣人养生的方法。《素问·玉机真藏论》"可按若刺耳"，而且还"可按、可药、可浴"。《素问·调经论》"按摩勿释，著针勿斥"。原来黄帝始终认为"刺法"和"按""药""浴"是差不多、都有用的技术。

结合前文多处指出的《灵枢》与《素问》的差别，可以得出结论：《灵枢》侧重经络与针灸，是经络针灸的经典，但有很多不合逻辑之处，显示编者并未明"道"，更像是黄帝批评指正的雷公。

《素问·著至教论》：

> 黄帝坐明堂，召雷公而问之曰：子知医之道乎？雷公对曰：诵而未能解，解而未能别，别而未能明，明而未能彰，足以治群僚，不足治侯王。愿得受树天之度，四时阴阳合之，别星辰与日月光，以彰经术，后世益明，上通神农，著至教疑于二皇。帝曰：善。无失之，此皆阴阳表里上下雌雄相输应也，而道上知天文，下知地理，中知人事，可以长久，以教众庶，亦不疑殆，医道论篇，可传后世，可以为宝。雷公曰：请受道，讽诵用解。帝曰：子不闻《阴阳传》乎？曰：不知。曰：夫三阳天为业，上下无常，合而病至，偏害阴阳。雷公曰；三阳莫当，请闻其解。帝曰：三阳独至者，是三阳并至，并至如风雨，上为巅疾，下为漏病。外无期，内无正，不中经纪，诊无上下，以书别。雷公曰：臣治疏愈，说意而已。帝曰：三阳者，至阳也，积并则为惊，病起疾风，至如霹雳，九窍皆塞，阳气滂溢，干嗌喉塞。并于阴，则上下无常，薄为肠澼？此谓三阳直心，坐不得起，卧者便身全，三阳之病。且以知天下，何以别阴阳，应四时，合之五行。雷公曰：阳言不别，阴言不理，请起受解，以为至道。帝曰：子若受传，不知合至道以惑师教，语子至道之要。病伤五藏，筋骨以消，子言不明不别，是世主学尽矣。肾且绝，惋惋日暮，从容不出，人事不殷。

因雷为天之阳气，故称公；所以黄帝用"三阳独至""三阳并至"举例讲阴阳失衡的极端情况。三阳并至就是《周易》中"三阳开泰"的《泰卦》，然而此卦中周文王记录的正是他自以为"泰"而被商纣王差点灭国自己被俘囚禁羑里的教训。《泰卦》《否卦》是拐点，否中反而开泰。雷公为黄帝的懂医学的近臣，精于针灸，但未理解道，他回答黄帝"阳言不别，阴言不理"，就隐含着阴阳"不合逻辑"的意思。《黄帝内经》中的《著至教论》《示从容论》《疏五过论》《征四失论》等多篇，都是黄帝与雷公讨论教学道与术的内容。

《著至教论》，著是明的意思；至教，至真至确的圣人教诲。"示从容论"黄帝批评了雷公偏执于"脉"诊断，忽略了天地人之道以及拘泥于圣人的教科书，在结尾中自责没有把"道"教会雷公。《疏五过论》针对从医者五种失误，指出原因是"凡此五者，皆受术不通，人事不明也。""圣人之治病也，必知天地阴阳，四时经纪，五脏六腑，雌雄表里。刺灸砭石，毒药所主，从容人事，以明经道，贵贱贫富，各异品理，问年少长勇惧之理审于分部，知病本始，八正九候，诊必副矣。"很有意思的是，此篇结尾总结："上经下经，揆度阴阳，奇恒五中，决以明堂，审于始终，可以横行。""上经下经，揆度阴阳"不是《黄帝内经》，而是《周易》与《道德经》的结构，"奇恒五中，决以明堂，审于始终，可以横行"，正是《周易》的本义。这几篇中，黄帝"燕座""明堂"也都是《周易》的语境，"明堂"是周镐京王宫兼子弟教学基地"辟雍"的大堂专用名；"燕座"而昭告天下，就是老子说的君子不离辎重，"燕然而昭若"。

《征四失论》太精彩，还是看原文：

> 黄帝在明堂，雷公侍坐。
> 黄帝曰：夫子所通书，受事众多矣。试言得失之意，所以得之，所以失之。
> 雷公对曰：循经受业，皆言十全，其时有过失者，请闻其事解也。
> 帝曰：子年少，智未及邪，将言以杂合耶。夫经脉十二、络脉三百六十五，此皆人之所明知，工之所循用也。所以不十全者。精神不专，志意不理，外内相失，故时疑殆。

诊不知阴阳逆从之理，此治之一失矣。

受师不卒，妄作杂术，谬言为道，更名自功，妄用砭石、后遗身咎，此治之二失也。

不适贫富贵贱之居，坐之薄厚，形之寒温，不适饮食之宜，不别人之勇怯，不知比类，足以自乱，不足以自明，此治之三失也。

诊病不问其始，忧患饮食之失节，起居之过度，或伤于毒，不先言此，卒持寸口，何病能中，妄言作名，为粗所穷，此治之四失也。

是以世人之语者，驰千里之外，不明尺寸之论，诊无人事，治数之道，从容之葆。坐持寸口，诊不中五脉，百病所起，始以自怨，遗师其咎，是故治不能循理，弃术于市，妄治时愈，愚心自得。呜呼，窈窈冥冥，孰知其道。道之大者，拟于天地，配于四海，汝不知道之谕，受以明为晦。

《素问》的"素"，金文是指两手编丝织布。古代用葛麻纤维，素丝是本色白色，引申为本来的，质朴、不加修饰的意思；还可以引申为物的基本成分，如色素、毒素、维生素。庄子解释说："故素也者，谓其无所与杂也；纯也者，谓其不亏其神也。能体纯素，谓之真人。"（《庄子·刻意》）意思就是磨砺心志，达道"纯素之道，唯神是守。守而勿失，与神为一。一之精通，合于天伦。"

综上所述，"素问"的意思就是"天、地、人"之问。问阴阳五行、五运六气、天文地理，问对"素衣"百姓的影响。主要的负责人是素女与岐伯：在周之前，应当是类似傅兑的素女；在周得天下之后，为了证明周文王得了"天命"，把"素女"改成"岐伯"，即岐山的西伯。《周易》也是改编自商易《归藏》（名字更像《素问》）《易经》与《素问》都是帝王秘术。

《黄帝内经》中，《素问》与《灵枢》明显不一致的地方，除了经络，还有阴阳以及圣人养生。混乱来自《灵枢》的搅局。

首先是对阴阳的重视程度不同。阴阳是基石，《素问》中提到阴阳一千次以上，以阴阳命名的就好几篇，但是《灵枢》只有 3 处，而且刻意简化、虚化、泛化：

　　简化：《灵枢·经水》："故天为阳，地为阴；腰以上为天，腰以下为地。"

　　虚化：《灵枢·邪气藏府病形》："阴之与阳也，异名同类。"

　　泛化：《灵枢·阴阳系日月》："且夫阴阳者，有名而无形，故数之可十，离之可百，散之可千，推之可万，此之谓也。"

　　其次是对"圣人"的忽略贬低。圣人，是黄帝心目中的标杆，可能就是他自己。《黄帝内经》从修为影响寿命的角度，将人分为四种：远古真人、中古至人、圣人和贤人。远古真人"把握阴阳"，"寿敝天地，无有终时"；中古至人"和于阴阳"，"寿命而强"；贤人"逆从阴阳"，"益寿而有极时"；圣人在《素问》与《灵枢》中的描述不一样，《素问》中的圣人出现至少十多篇，首先是通阴阳，善养生，之后也善治病（不详述）。《灵枢》却很少提到圣人，但有一处即《灵枢·九宫八风》，引用《素问·上古天真论》的上古圣人"皆谓之虚邪贼风，避之有时。"发挥很多，显然刻意渲染了外风的风力，显得圣人很怕风。而《素问》以内调五藏平衡为主，更强调养心。圣人避风，只是把"风"当外邪六淫之一，结合另一处《灵枢·玉版》提到"故圣人自治于未有形也，愚者遭其已成也。"逻辑上似乎在说圣人也特别怕风，但是偷偷自己扎针治好了，之后再大谈阴阳平衡之类。

　　《灵枢·九宫八风》：

　　风从南方来，名曰大弱风。其伤人也，内舍于心，外在于脉，气主热。风从西南方来，名曰谋风。其伤人也，内舍于肾，外在于肌，其气主为弱。风从西方来，名曰刚风。其伤人也，内舍于肺，外在于皮肤，其气主为燥。风从西北方来，名曰折风。其伤人也，内舍于小肠，外在于手太阳脉，脉绝则溢，脉闭则结不通，善暴死。风从北方来，名曰大刚风。其伤人也，内舍于肾，外在于骨与肩背之脊筋，其气生为寒也。风从东北方来，名曰凶风。其伤人也，内舍于大肠，外在于两胁腋骨下及肢节。风从东方来，名曰婴兀风。其伤人也，内舍于肝，外在于筋纽，其气主为身湿。风从东南方来，名曰弱风。其伤人也，内舍于胃，外在肌肉，其气主体重。此八风皆从其虚之乡来，乃能病人。

《灵枢·逆顺肥瘦》中有一句："故匠人不能释尺寸而意短长，废绳墨而起平木也。"这是引用《素问·至真要大论》："帝曰：治寒以热，治热以寒，而方士不能废绳墨而更其道也。有病热者，寒之而热，有病寒者，热之而寒，二者皆在，新病复起，奈何治？岐伯曰：诸寒之而热者取之阴，热之而寒者取之阳，所谓求其属也。"

同一句话，语境倾向明显不同。《灵枢》强调作"匠人"，不能不依靠"绳墨"；而《素问》的语境是不能只看症状指标，要辩证地判断，"逆从阴阳"，基于"道"（原理）。《灵枢》的思维与西医是一致的。《逍遥游》中惠子谓庄子曰"吾有大树人谓之樗。其大本拥肿而不中绳墨，其小枝卷曲而不中规矩。立之涂，匠者不顾。今子之言大而无用众所同去也。"《灵枢》实际上是如同惠子用"绳墨"讥讽庄子"大而无用"。原来中西医的论战始于《黄帝内经》。